Patientorientierte Allgemeinmedizin

Band 2

W0043357

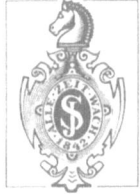

Die Prävention somatischer Fixierung

Eine Aufgabe für den Hausarzt

Redaktion: R. P. T. M. Grol – Psychologe

Unter Mitarbeit von:
J. Th. M. van Eijk – Soziologe
F. J. A. Huygen – Direktor des allgemeinärztlichen Instituts
   der Universität Nijmegen
P. J. R. Mesker – Hausarzt
J. Mesker-Niesten – Hausarzt
G. H. J. van Mierlo – Psychologe
H. G. A. Mokkink – Soziologe
A. J. A. Smits – Psychologe
M. M. L. Beek – Verhaltenswissenschaftler

Übersetzung: K.-J. Dreibholz – Hausarzt

Springer-Verlag
Berlin Heidelberg New York Tokyo

Reihenherausgeber: Prof. Dr. med. Eckart Sturm
Lehrbeauftragter für Allgemeinmedizin an der Universität Göttingen
Jahnstraße 3, D-2819 Thedinghausen

Redaktion: Dr. Richard P. T. M. Grol
Katholieke Universiteit Nijmegen
Faculteit der Geneeskunde en Tandheelkunde
Nijmeegs Universitair Huisartsen Instituut
Sint Annastraat 284, NL-6500 HB Nijmegen

Übersetzung: Dr. Karl-Joachim Dreibholz
Hermann-Löns-Straße 5, D-3030 Walsrode 1

Titel der Originalausgabe: Huisarts en somatische fixatie

CIP-Kurztitelaufnahme der Deutschen Bibliothek. Die Prävention somatischer Fixierung :
e. Aufgabe für d. Hausarzt / unter Mitarb. von: J. Th. M. van Eijk ... Übers.: K.-J. Dreibholz.
[Hrsg.: Eckart Sturm]. – Berlin ; Heidelberg ; New York ; Tokyo : Springer, 1985.
(Patientorientierte Allgemeinmedizin ; Bd. 2)
Einheitssacht.: Huisarts en somatische fixatie ⟨dt.⟩

ISBN 978-3-540-15759-5   ISBN 978-3-642-86345-5 (eBook)
DOI 10.1007/978-3-642-86345-5

NE: Eijk, J. Th. M. van [Mitverf.]; GT; EST

Gesamtherstellung: Appl, Wemding. 2119/3140-543210

Vorwort zur ersten, niederländischen Auflage

Wir wissen schon lange, daß nicht alle Menschen der gleichen Wahrscheinlichkeit unterliegen, krank zu werden – der eine ist fast nie krank, der andere um so häufiger. Es bestand auch schon vor der Einführung der gesetzlichen Krankenversicherung Klarheit darüber, daß der Mensch nicht rein zufällig krank wird. Das Institut für Allgemeinmedizin an der Universität Nijmegen hat sich seit seinen Anfängen intensiv für epidemiologische Fragen interessiert, d.h. für die Faktoren, die die Krankheitsverteilung in der Gesellschaft bestimmen.

Verschiedene Langzeitstudien und die fortlaufende Registrierung der Krankheiten in einer Reihe von Praxen haben eine umfangreiche Datensammlung ergeben, aus der u.a. deutlich zu erkennen ist, daß häufiges Kranksein oder Nichtkranksein kein individuelles Ereignis ist, sondern daß dies in starkem Maße von der sozialen Kleingruppe bestimmt wird, in der der Mensch aufwächst und lebt. Innerhalb dieser Kleingruppe scheinen alle möglichen Wechselwirkungen auf dem Gebiet von Gesundheit und Krankheit abzulaufen. In dem Maße, wie diese Erkenntnis zunahm, wuchs auch das Bedürfnis, hieran etwas zu tun. Sollte es nicht möglich sein, dem Erlernen unerwünschten Verhaltens vorzubeugen und sollte v.a. die Weitergabe von stereotypem Krankheitsverhalten von Generation zu Generation nicht durchbrochen werden können?

1973 floß dem Institut eine ansehnliche Unterstützung aus dem Präventivfonds zu, die uns in die Lage versetzte, über Jahre hin in dieser Richtung zu experimentieren. Anhand der aufgezeichneten Krankheitshäufigkeit und mit Hilfe verhaltenswissenschaftlicher Untersuchungsergebnisse haben wir für den Hausarzt ein System von Hinweiszeichen entworfen, das die frühzeitige Erkennung von Personen und Familien ermöglicht, die eine größere Wahrscheinlichkeit aufweisen, vielfältig krank zu werden.

Es hat den Anschein, daß es dabei nicht nur um das Krankheitsverhalten an sich geht, sondern daß dies auch wiederum zu tun hat mit der ganzen Art und Weise, in der Menschen mit sich selbst, mit anderen und mit allen möglichen Lebensproblemen umgehen.

Wir haben immer wieder versucht, mit Hilfe der Beziehungs- und Familientherapie den Circulus vitiosus aufzubrechen und die Menschen dahin zu bringen, anders miteinander und mit ihren Problemen umzugehen. Weiter wurden Gruppen gebildet, z.B. von Eltern mit Kindern, die häufig krank waren oder eine Behinderung aufwiesen. Dabei ergab sich, daß es möglich ist, Änderungen zum Guten zu bewerkstelligen und daß dies auch von den Betroffenen positiv bewertet wird. Andererseits wurde jedoch auch deutlich, daß es praktisch unmöglich ist, Aktivitäten dieser Art in einem solchen Umfang zu realisieren, daß sie eine merkbare Auswirkung auf die Gesellschaft haben könnten. Gleichzeitig gewann eine andere wichtige Erkenntnis an Boden, nämlich die, daß die Medizin selbst dazu beiträgt, im Grunde gesunde Menschen zu Patienten zu machen und in dieser Rolle zu halten.

Balint hat zu Recht darauf hingewiesen, daß Arzt und Patient gemeinsam die Krankheit machen und daß man dabei von einer gegenseitigen Beeinflussung und oftmals von einem Handel sprechen kann, bis man sich irgendwie einigt. Dabei neigt die Medizin dazu, viel mehr zu versprechen als sie eigentlich halten kann, und dieser Erkenntnis geht der Arzt seinen Patienten – und vielleicht auch sich selbst – gegenüber gern aus dem Wege.

Gerade der Hausarzt nimmt als Vorposten der Medizin in der Gesellschaft auf dem Terrain zwischen Gesundheit und Krankheit eine wichtige Stellung ein, und zwar zwischen Selbst- und Laienhilfe einerseits und professioneller Hilfe andererseits. Bei unseren Untersuchungen ergaben sich dann auch auffallend große und konstante Unterschiede in der Krankheitshäufigkeit, beim Arzneimittelverbrauch, bei Überweisungen und Krankenhausaufnahmen zwischen den unterschiedlichen Praxispopulationen der einzelnen Ärzte. Wir gewannen im Institut nicht nur zunehmend ein wacheres Auge für die wegweisende Rolle beim Krankwerden und Krankbleiben seiner Patienten, sondern wir wurden uns auch der wichtigen strategischen Position des Hausarztes bewußt beim Erreichen eines Wandels im Krankheitsverhalten der Bevölkerung. Jede Allgemeinpraxis umfaßt einige tausend Mitglieder der Bevölkerung, meist aller Stände und Schichten, die eine Vertrauensbeziehung zu ihrem Hausarzt unterhalten, naturgemäß v.a. in Fragen der Gesundheit und Krankheit.

Diese Überlegungen haben dazu geführt, daß wir uns bei der Ausarbeitung unseres Projekts, das den Titel „Prävention der somatischen Fixierung" erhielt, zunehmend auf den Hausarzt selbst konzentriert haben. Nach dem Entwurf und einem Probelauf des Hinweissystems, von dem oben die Rede gewesen ist, haben wir mit der Information der Hausärzte zu der Frage begonnen, wie sie eine Änderung in festgefahrenen und sich festfahrenden Situationen bewirken können. Vor allem wollten wir ihnen dabei helfen zu verhindern, daß ihre Patienten sich unnötig und ungewollt in die Patientenrolle verstricken. Dazu haben wir Trainingsprogramme entwickelt, die wir in der allgemeinärztlichen Weiter- und Fortbildung erprobt haben. Das vorliegende Buch ist ein Resümee der skizzierten Entwicklung und Erfahrungen.

Aus den hier entwickelten theoretischen Konzepten und deren Umsetzung in die Praxis haben wir dann im Laufe der Jahre Lehrziele für die Weiterbildung zum Allgemeinarzt abgeleitet. Weiter haben wir sie benutzt bei der Festlegung von Normen für die Überprüfung des tatsächlichen Vorgehens von Hausärzten. Sie haben mit einen Anstoß geliefert zum Entwurf für ein Programm gegenseitiger Überprüfung bei Hausärzten („medical audit").

Das bisher Gesagte beinhaltet bereits die Zielgruppe dieses Buches. Es ist vorzugsweise bestimmt und geschrieben für den Hausarzt, namentlich für den Kollegen in der Weiterbildung zum Allgemeinarzt, aber auch für jene, die bei dieser Weiterbildung als Lehrer oder Leiter von Seminargruppen tätig sind. Daneben wird das Buch seinen Dienst tun bei der allgemeinärztlichen Fortbildung und im studentischen Unterricht. Weiter kann es vielleicht nützlich sein für den nichtärztlichen Mitarbeiter in der Basisversorgung und im sekundären Gesundheitsbereich.

Um einem unerwünschten Mißverständnis vorzubeugen, wollen wir an dieser Stelle die Überzeugung der Verfasser dieses Buches betonen, daß dem Hausarzt bei der Verhütung überflüssigen Krankseins und bei der Prävention der somatischen Fixierung gerade auf medizinisch-somatischem Gebiet eine sehr wichtige Aufgabe zufällt. Durch fachkundige, angemessene und effiziente somatische Diagnostik und Therapie kann er viel Schlimmes verhüten. Der Hausarzt muß in erster Linie als Arzt Fachmann sein. Wenn er Krankheiten oder Befunde übersieht, Beschwerden oder Symptome falsch deutet oder behandelt, kann dies zur Folge haben, daß seine Patienten unnötig lange krank sind oder bleiben. Die Meinung der Verfasser geht dahin, daß der Hausarzt selbst bis an die Grenzen seines eigenen Wissens und Könnens gehen muß bzw. zu gehen wagen muß, bevor er den Patienten überweist, wenn er vermeiden will, daß der Patient unnötige Risiken eingeht.

Der Hausarzt muß ein vielseitiger, umfassender Helfer sein. Eine Überweisung erfolgt in der Regel zu Spezialisten und Fachleuten auf somatischen, psychischen oder sozialen Gebieten. Es ergibt sich dann immer die Gefahr einer einseitigen Betrachtung und Fixierung – somatischer oder psychosozialer Fixierung. Entsprechend dem Grundkonzept dieses Buches wird der Hausarzt solange wie möglich selbst in Zusammenarbeit mit seinem Patienten eine ausgewogene Lösung der Probleme suchen und nur dann überweisen, wenn sie gemeinsam nicht zu einem Ergebnis kommen.

Dieses Buch ist entstanden aus der Zusammenarbeit von Vertretern verschiedener Fächer: Verhaltenswissenschaftler, Ärzte, Psychologen und Soziologen. Man kann es zu Recht als die Frucht einer multidisziplinären Zusammenarbeit in der und für die gesundheitliche Basisversorgung bezeichnen.

Wir haben dabei natürlich aufgebaut auf den Vorarbeiten anderer, die wir dankbar verwendet haben. Der Inhalt des Buches stellt

den Niederschlag einer Entwicklung dar, die sich im Laufe der Jahre an unserem Institut ergeben hat, in unserem Denken über Krankwerden und Kranksein und der Antwort der Helfer darauf. Eine solche Entwicklung hätte niemals stattfinden können ohne die intensi-
ve Zusammenarbeit und die gegenseitige Inspiration von Hausärzten und den Vertretern der Verhaltenswissenschaften. Dies hat unser
Denken und Handeln verbreitert, vertieft und bereichert. Möge dies
auch für die Leser und Benutzer dieses Buches gelten.

Nijmegen, 1981   F. J. A. Huygen
                                                Direktor des
                                                allgemeinärztlichen Instituts
                                                der Universität Nijmegen

Vorwort zur zweiten, niederländischen Auflage

Seit dem ersten Erscheinen dieses Buches (Anfang 1981) haben in den Niederlanden viele Hausärzte den Inhalt zur Kenntnis genommen, und es sind zahlreiche, meist positive Reaktionen gekommen. Der Inhalt des Buches wurde als Spiegelbild und als brauchbares Instrument für die tägliche Praxis erfahren. Daneben gab es auch kritische Stimmen, unter anderem hinsichtlich der Beschreibung des Begriffes „somatische Fixierung", hinsichtlich der Art, wie in diesem Buch die Hausarzt-Patienten-Beziehung dargestellt wurde und im Hinblick auf die Kapitel über die vier grundlegenden Fertigkeiten und Fähigkeiten des Hausarztes. In dieser zweiten Auflage haben wir versucht, dieser Kritik Rechnung zu tragen.

In erster Linie haben wir einer genaueren und nuancierteren Beschreibung des Begriffes „somatische Fixierung" große Aufmerksamkeit gewidmet. Die theoretischen Kapitel (1–5) entsprechen nun besser dieser Beschreibung. Daher wurden v.a. Kap. 3 und 4 geändert. Im Kap. 5 waren wir bemüht, eine einfachere Kategorisierung der Hinweiszeichen für eine somatische Fixierung zu erstellen.

Wir hatten weiter den Eindruck, daß der Text der Kapitel über die vier grundlegenden Fertigkeiten des Hausarztes (6–9) der Entwicklung der letzten Jahre nicht mehr gerecht wird, namentlich auf dem Gebiet der gegenseitigen Testung. Dies bedeutet, daß die Kapitel über gezieltes und systematisches Vorgehen, somatisches und psychosoziales Vorgehen stark überarbeitet wurden. In das Kapitel über das somatische Vorgehen wurde eine neue Version der ärztlichen Dokumentation aufgenommen.

Nijmegen, 1983 R. P. T. M. Grol

Geleitwort zur deutschen Ausgabe

Dieses Buch ist ein Meilenstein auf dem Wege von einer „Somato-medizin" zur umfassenden Humanmedizin. Jeder Hausarzt sollte es lesen, weil es ihm die wissenschaftliche Begründung für sein patien-tenorientiertes Denken und Handeln liefert. Wer später einmal Hausarzt werden möchte, findet hier die Anleitung, wie er nicht nur Arzt für den Körper, sondern für den ganzen Menschen werden kann. Es ist ein Buch für alle Ärzte, denn jeder kann aus ihm lernen, wie man somatische Fixierung vermeidet.

Seit Morgagnis *De sedibus morborum* und Virchows Organpatho-logie wurde der „Sitz der Krankheiten" in den Körper verlegt. Ge-nerationen von Ärzten werden seither geschult, Krankheiten auf-grund *körperlicher* Befunde zu diagnostizieren und *somatisch* zu be-handeln. Diese Fixierung der Ärzte auf den körperlichen Aspekt von Krankheiten wurde durch die Ergebnisse der psychoanalyti-schen und soziologischen Forschung kaum beeinflußt. Da psycho-soziale Befunde schwerer zu erfassen und zu messen sind als kör-perliche Anomalien, werden sie bei der Krankheitsdiagnostik und -therapie auch heute noch mangelhaft berücksichtigt.

Die Reduzierung der Krankheiten auf ihren somatischen Aspekt wird der Realität nicht gerecht. In Wirklichkeit erlebt der Mensch sein Kranksein nicht nur körperlich, sondern in allen Bereichen sei-nes Daseins, also auch in der psychischen, in der sozialen und v. a. in der menschlichen Dimension. Deshalb kann ein Arzt seinen Patien-ten bei der Bewältigung ihres Krankheitsschicksals nur dann wirk-sam helfen, wenn er auch alle relevanten psychischen und sozialen Befunde erfaßt und sie mit gleicher Wertigkeit in seine Überlegun-gen einbezieht wie die körperlichen Befunde.

Das Gleiche gilt für die wissenschaftliche Medizin; um für Arzt und Patient erfolgversprechende Entscheidungshilfen zu liefern, darf sie sich nicht nur auf die Analyse körperlicher Erscheinungen beschränken, sondern sie muß seelische, soziale und menschliche Phänomene bei ihren Forschungen gleichwertig berücksichtigen. Es ist nicht leicht, die vielfältige und komplexe Lebenswirklichkeit des Menschen, der uns als individuelle Einzelpersönlichkeit gegenüber-tritt, zu erforschen. Aber die Physik und dieses Buch beweisen, daß auch komplexe und heterogene Systeme untersucht und beschrie-ben werden können.

Dieses Buch faßt die Ergebnisse langjähriger verhaltenswissen-

schaftlicher Untersuchungen zusammen. Ausgehend von den vielfältigen Wechselwirkungen zwischen Gesundheit, Krankheit und
dem engsten menschlichen Lebensbereich (der Familie oder der sozialen Kleingruppe) liefert es nicht nur ein theoretisches Konzept,
sondern ganz konkrete Handlungsanweisungen für das Vorgehen
des Hausarztes. Im Gegensatz zum notgedrungen begrenzten Blickfeld des Spezialisten hat der Hausarzt nämlich durch seine Ausrich-
tung auf den ganzen Menschen die Chance und die Pflicht zur Prävention somatischer Fixierung. Weil er einerseits die somatische,
psychische und soziale Dimension überblickt, andererseits aber
auch die individuelle Biographie seiner Patienten kennt, ist er am
besten in der Lage, einer Chronifizierung von Beschwerden und
Krankheitserscheinungen wirksam vorzubeugen.

In diesem Buch werden wertvolle diagnostische Hinweiszeichen
aufgeführt, wann die Gefahr somatischer Fixierung besonders groß
ist, und im ausführlichen zweiten Teil wird beschrieben, wie sie ver-
mindert oder verhindert werden kann. Gerade dieser zweite praxis-
bezogene Teil verdeutlicht die Problematik und ist durch seine konkreten Handlungsanweisungen für jeden Hausarzt sehr wichtig.

Die Autoren leugnen nicht die Bedeutung des Körpers; sie betonen ausdrücklich, daß im somatischen Bereich nicht nur überflüssige Maßnahmen schädlich sind, sondern daß auch unzureichende
Diagnostik und Therapie zur somatischen Fixierung führen können.

Es ist jedoch falsch, alle gesundheitlichen Probleme auf die körperliche Ebene zu reduzieren und ausschließlich somatisch zu behandeln. Dieses Buch beweist, daß der Mensch mehr ist als ein Kör-
perwesen. Nur *der* Arzt kann ihm wirklich helfen, der ihn als *ganzen*
Menschen in allen Dimensionen erfaßt, versteht und behandelt.

Göttingen, im Juli 1985   Eckart Sturm

                                           Professor für Allgemeinmedizin
                                           an der Universität Göttingen

Inhaltsverzeichnis

I. Theorie

Einleitung

> So folgte eine Kur der anderen. Aber schon bald vergaß man die neuroti-
> sche Ursache meiner Krankheit ... Es war ja kaum anders möglich: ich
> brachte meinen behandelnden Ärzten großes Vertrauen entgegen und
> glaubte ihnen bedingungslos, wenn sie meine Schmerzen heute einem Feh-
> ler im Stoffwechsel oder Blutkreislauf zuschrieben und dann wieder der Tu-
> berkulose oder allerhand Infektionen, teils blamabler Art. Weiter muß ich
> bekennen, daß mir jede Behandlung eine Zeitlang Linderung verschaffte,
> was die neueste Diagnose wieder bestätigte. Früher oder später schien diese
> aber doch weniger zuzutreffen, aber niemals ganz falsch zu sein, weil bei mir
> kein Körperteil fehlerlos funktioniert.
>
> Italo Svevo, *Die Bekenntnisse des Zeno* (1923)*

Was somatische Fixierung nicht bedeutet

Bei dem Begriff somatische Fixierung denken viele Hausärzte zu Unrecht an eine
bestimmte Kategorie von Patienten, die häufiger ärztliche Hilfe in Anspruch nimmt
als andere und bei der sie keinen oder kaum einen Rat wissen: Patienten, die für
den Hausarzt ein Problem darstellen und die er deshalb als „lästige Patienten",
„Problempatienten" oder „hysterisch" etikettiert.

Meist hat man festgefahrene Situationen im Auge. Schon seit langem kennt man
jene gleichbleibenden vagen nervös-funktionellen Beschwerden, die nicht abklin-
gen, oder einen dauernden Wechsel der Beschwerden (einmal Kopfschmerzen,
dann Schwindel, dann wiederum Beklemmungen). Die Beschwerden sind häufig
schwer zu fassen und nur schlecht durch objektive Befunde zu erklären. Trotz therapeutischer Bemühungen bestehen sie weiter, und wenn sich einmal ein therapeutischer Erfolg einstellt, dann ist dieser nur von kurzer Dauer. Der Patient ist schnell
wieder da mit denselben oder anderen Beschwerden. Obwohl im Nachhinein unnötig und nicht begründet, verlangt der Patient manchmal abends oder am Wochenende einen dringenden Besuch. Manchmal ist der Hausarzt mit den Problemen
oder der Beziehung oder der psychologischen Spähre vertraut, es führt aber meist
nicht weiter, diese Dinge anzusprechen. Der Patient bleibt in erster Linie auf sein
körperliches Unbehagen fixiert. Er fühlt sich jedoch nicht imstande, *selbst* etwas dagegen zu tun, *andere,* namentlich der Hausarzt, müssen für eine Lösung sorgen.

---

* Anm. des Übersetzers: Diese Passage wurde aus dem Niederländischen übersetzt. Eine
deutsche Übersetzung der Werke Svevos (Original italienisch) erscheint derzeit im Ro-
wohlt-Verlag; Bd. 7 (Titel: *Zeno Cosini)* ist in Vorbereitung

Es ist verständlich, daß ein solcher Patient beim Hausarzt langsam ein Gefühl der Frustration und Ohnmacht erzeugt. Wie sehr er auch als Hausarzt versucht, sein Bestes zu geben, scheint es so, als weigere sich der Patient, sich besser zu fühlen. Nach einiger Zeit wird der Hausarzt bereits unruhig, wenn der Patient nur zur Tür herein kommt. Gelegentlich unternimmt er noch einen Versuch in Richtung eines anderen Zugangs zu den Beschwerden, aber häufig versucht er auch, den Patienten schnellstmöglich wieder hinauszukomplimentieren. Der Patient kommt jedoch immer wieder, und den Hausarzt beschleicht das Gefühl, zunehmend manipuliert zu werden und sich in eine aussichtslose Beziehung zum Patienten zu verstricken.

Wir haben hier ein Bild der Art und Weise skizziert, wie somatische Fixierung häufig von Ärzten interpretiert und erlebt wird. Eine solche Sicht der Dinge ist indessen höchst einseitig und deshalb auch nicht zu gebrauchen, um mit der somatischen Fixierung besser umgehen zu können. Die Aufmerksamkeit richtet sich in erster Linie ausschließlich auf den einzelnen Patienten, und man verschließt die Augen für die Rolle, die andere Menschen und insbesondere der Hausarzt selbst bei dem Vorgang einnehmen, den wir im weiteren Verlauf den Prozeß der somatischen Fixierung nennen. Weiter richtet sich das Interesse u.a. auf vage oder nervös-funktionelle Beschwerden, während sich ein Prozeß der somatischen Fixierung ebensogut bei reellen, somatisch faßbaren Krankheiten oder Befunden entwickeln kann. Schließlich läßt die oben geschilderte Betrachtungsweise keinen Raum für gesellschaftliche Hintergründe, die in vielen Fällen dabei eine große Rolle spielen.

In diesem Buch wird denn auch das Phänomen der somatischen Fixierung aufgefaßt als ein dynamisches Geschehen, das nicht nur intrapersonal, sondern in gleicher Weise in zwischenmenschlichen Beziehungen abläuft: zu Hause, im sozialen Umfeld oder in der Beziehung zu professionellen Helfern, u.a. zum Hausarzt.

Die Definition der somatischen Fixierung

Wir sprechen von somatischer Fixierung, wenn ein Mensch infolge fortwährenden inadäquaten Umgangs mit und inadäquater Reaktion auf Krankheit, Mißempfindungen, Beschwerden oder Probleme mehr als unbedingt nötig von anderen, namentlich von ärztlichen Helfern, abhängig wird oder sich auf dem Weg der Medizin festfährt, und zwar aus sich selbst heraus, durch Einwirkung seines sozialen Umfeldes oder durch Einflüsse seitens der Vertreter des Gesundheitssystems. Diese Umschreibung beinhaltet eine Reihe von wichtigen Elementen, die wir im folgenden kurz erläutern wollen:

Krankheit, Mißempfindungen, Beschwerden oder Probleme

Hiermit meinen wir, daß sich ein Prozeß der somatischen Fixierung nicht nur bei vagen oder nervösen Beschwerden und Störungen abspielen kann. Er kann bei jedweder Art von Unpäßlichkeit im weitesten Sinn, also auch bei morphologisch faßbaren Erkrankungen und Störungen ablaufen.

Fortwährende inadäquate Reaktionsweise

Es geht nicht um eine Momentaufnahme, sondern um ein dynamisches Geschehen mit einer bestimmten Verlaufsrichtung und einer Weiterentwicklung im Laufe der Zeit. Wir sprechen von einem Prozeß, bei dem alle möglichen Faktoren eine Rolle spielen, die sich gegenseitig verstärken, wodurch immer wieder alle Voraussetzungen für eine Genesung zunichte gemacht werden.

Inadäquater Umgang – Inadäquates Reagieren

Inadäquates Reagieren läßt sich auffassen als eine Art des Umgangs mit dem allgemeinen Wohlbefinden, die den realen Gegebenheiten nicht entspricht. Das bedeutet, daß somatische, psychische und soziale Aspekte des Unwohlbefindens nicht gleichgewichtig in die Reaktionsweise des Individuums einfließen. Dies kann sowohl eine Unterschätzung oder Unterbewertung eines oder mehrerer Aspekte beinhalten, also eine ungenügende Reaktion auf bestimmte Punkte, als auch eine Überschätzung oder Überbewertung, eine Überreaktion. Meist ergänzt sich beides: eine Überschätzung bestimmter Aspekte führt zur Unterschätzung anderer und umgekehrt.

Oft wird es sich dabei um eine Überbewertung somatischer Probleme handeln, auf Kosten der Aufmerksamkeit für die nichtsomatische Seite des Unwohlbefindens. Dies kann dazu führen, daß man für Krankheiten, Mißempfindungen oder Schwierigkeiten, die mehr darstellen als reine Somatik, Lösungen im medizinischen Bereich sucht. Es kann aber auch das Umgekehrte einschließen: eine Überbewertung der psychischen oder sozialen Seite. Eine Erkrankung kann fehlgedeutet („es werden wohl die Nerven sein"), übersehen oder nicht ernst genommen werden, was künftig wieder zur Überbewertung der somatischen Seite Anlaß geben kann. Unangemessenes Reagieren kann ebenfalls eine Überbewertung bestimmter somatischer auf Kosten anderer Aspekte beinhalten, etwa dann, wenn man zur Begründung der Beschwerden von selten vorkommenden ernsten Krankheiten ausgeht, anstatt sich um naheliegendere Erklärungen zu bemühen.

In all solchen Fällen ergibt sich als Folge des unangemessenen Umgangs mit Krankheiten, Mißempfindungen, Beschwerden und Problemen, daß die Voraussetzungen für die Genesung schlechter werden.

Der Patient selbst, sein soziales Umfeld oder Vertreter des Gesundheitssystems reagieren unangemessen

Unangemessenes Reagieren kann sowohl von dem Menschen, der sich krank oder nicht wohl fühlt, selbst ausgehen oder von Menschen seines unmittelbaren sozialen Umfeldes, als auch von Vertretern des Gesundheitssystems, die mit den Krankheiten und ihren Folgen zu tun haben (insbesondere den Anteil des Hausarztes wollen wir genauer untersuchen). Unangemessene Reaktionen laufen zwar größtenteils im Individuum selbst ab (z. B. wie man eine Mißempfindung erlebt oder benennt), aber ebenso in der Interaktion mit anderen, die (mittelbar) davon betroffen sind. Deshalb können wir nicht ohne weiteres von „somatisch fixierten Patienten" sprechen. Andere Personen ihrer Umgebung, darunter professionelle Helfer im Gesundheitswesen, können ebenso in den Prozeß der somatischen Fixierung einbezogen sein und ein Teil dieses Prozesses werden. Das soziale Umfeld kann einen Nutzen aus der Krankheit ziehen oder so auf die Beschwerden reagieren, daß die Genesung verzögert wird. Und wenn (somatische, psychische und auch alternative) Hilfsinstanzen des Gesundheitswesens wegen irgendwelcher Beschwerden in Anspruch genommen werden, dann können diese durch ihre Haltung und durch ihre Vorgehensweise den Prozeß der somatischen Fixierung in Gang setzen oder weiter verfestigen.

Der Patient ist mehr als nötig von anderen abhängig, namentlich von (medizinischen) Helfern, oder hat sich auf dem medizinischen Weg festgefahren

Nicht selten tritt eine Entwicklung ein, in deren Verlauf sich der Patient zunehmend weniger imstande fühlt, einen eigenen Anteil zur Besserung der Beschwerden oder zur Lösung von Problemen beizusteuern und deshalb dafür immer wieder andere Menschen, vorzugsweise Vertreter des Gesundheitswesens, nötig zu haben glaubt.

Wenn man die Entwicklung des Gesundheitswesens in den letzten Jahrzehnten betrachtet, dann ist festzustellen, daß dieses in großem Ausmaß zu einer Art „medizinischem Ventil" geworden ist, durch welches einerseits die Probleme der modernen Gesellschaft, andererseits die Probleme des Individuums im Zusammenleben mit seiner Umgebung einen Ausweg finden können. Die Statistiken der Krankenkassen, der Krankenhäuser, der Betriebe und der Rentenversicherung sowie eigene Untersuchungen machen deutlich, daß die ärztliche Inanspruchnahme in den Nachkriegsjahren enorm zugenommen hat. Das Gesundheitswesen hat im gleichen Zeitraum gewaltig expandiert, sieht sich aber in zunehmendem Maße mit der Tatsache konfrontiert, daß die Nachfrage nicht geringer geworden ist, sondern eher zugenommen hat.

Bei allen möglichen Formen von Beschwerden muß man von einer zunehmenden Abhängigkeit sprechen, namentlich vom Medizinsystem. In diesem Licht erscheint das Phänomen der somatischen Fixierung als ein wichtiges gesellschaftliches Problem.

Im Umgang mit diesem Problem kommt dem Hausarzt eine Schlüsselposition zu. An der Basis des Systems, im Kontakt mit dem Hausarzt, fällt zu einem großen Teil die Entscheidung darüber, wie es mit einer Krankheit, mit den Beschwerden oder Problemen des Patienten weitergehen soll. Bei der Entstehung einer unnötigen Abhängigkeit vom Medizinsystem stellt der Hausarzt einen der wichtigsten Bezugspunkte dar. Deshalb wollen wir dem Anteil des Hausarztes am Prozeß der somatischen Fixierung besonderes Augenmerk widmen, und wir werden nicht zuletzt der Frage nachzugehen haben, wie der Hausarzt diesen seinen Anteil minimieren kann.

Zum Inhalt dieses Buches

Das Buch ist in zwei Teile unterteilt: einen theoretischen (Kap. 1-5) und einen mehr praxisorientierten Teil (Kap. 6-11).

Im theoretischen Teil wird besprochen, wie der Prozeß der somatischen Fixierung beginnen und sich weiterentwickeln kann. In Kap. 1 findet sich eine kurze Formulierung unseres theoretischen Grundkonzeptes: ein zyklisches Modell, um die Entstehung von Krankheit zu begreifen, und eine Reihe von Grundbegriffen der System- und Kommunikationstheorie. Von dort aus wird deutlich gemacht, wie der Prozeß der somatischen Fixierung beim Individuum und seinem unmittelbaren sozialen Umfeld seinen Anfang nehmen kann.

Kapitel 2 demonstriert anhand von zwei Fallbeispielen, wie der Hausarzt in diesen Prozeß einbezogen wird.

Kapitel 3 zeigt, wie Hausarzt und Patient, jeder auf seine Weise, ihren Anteil am Prozeß der somatischen Fixierung beisteuern.

Wie sich somatische Fixierung aus der Interaktion zwischen Hausarzt und Patient entwickeln und Gestalt gewinnen kann, wird in Kap. 4 dargelegt.

Der theoretische Teil wird in Kapitel 5 abgeschlossen mit einem Überblick über Hinweiszeichen, die den Hausarzt darauf aufmerksam machen können, daß das Risiko somatischer Fixierung besteht.

Danach führen wir im praxisorientierten Teil eine Reihe von Fertigkeiten auf, die dem Hausarzt helfen können, adäquat auf die Krankheiten, Beschwerden oder Probleme des Patienten zu reagieren, näher darauf einzugehen und den eigenen Anteil an der somatischen Fixierung zu minimieren (s. dazu die Einleitung zu Teil 2).

Der Einfachheit halber haben wir in diesem Buch darauf verzichtet, jeweils von er/sie, ihm/ihr usw. zu sprechen, um zwischen männlichen bzw. weiblichen Ärzten oder Patienten zu unterscheiden; er/ihm usw. soll für beide Geschlechter gelten.

1 Eine Theorie über somatische Fixierung

Ein Modell für das Entstehen von Krankheiten

Um die Theorie des Ablaufs der somatischen Fixierung deutlich zu machen, müssen wir zuerst näher auf die Entstehung von Krankheiten im allgemeinen eingehen.

Wir stellen hierfür ein Modell vor, dessen Bestandteile den neuesten Darstellungen dieser Problematik entnommen sind (weitere Informationen s. Literaturverzeichnis):

Die Entstehung von Krankheiten

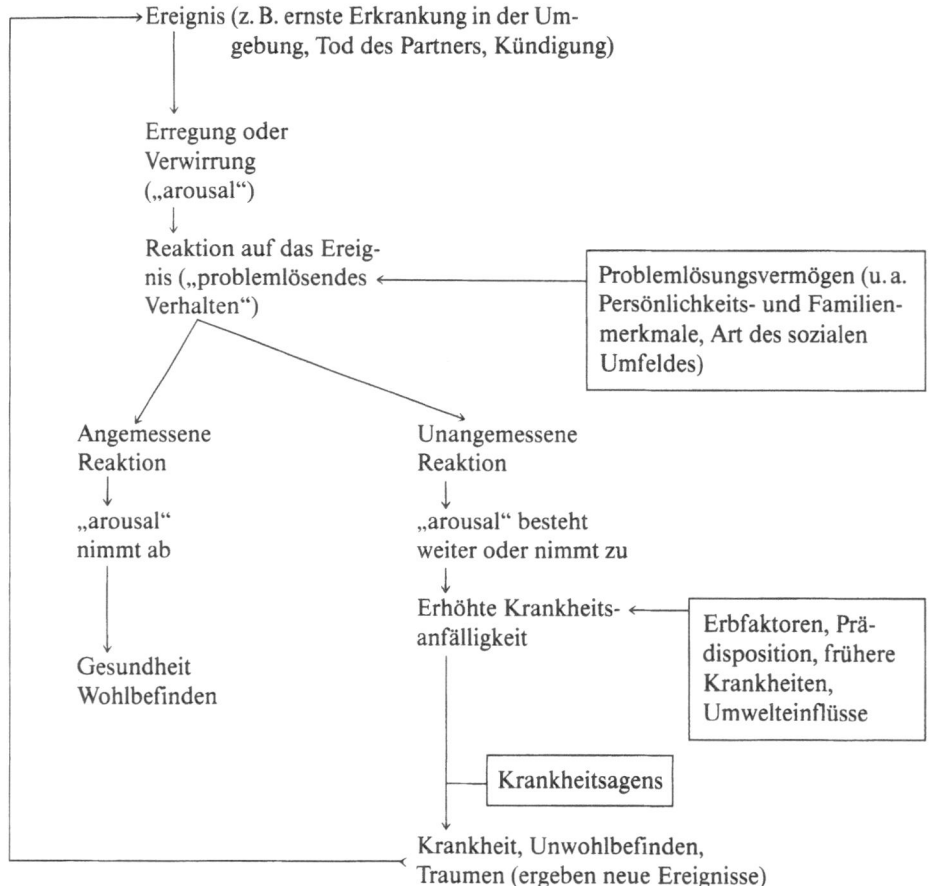

Vorab sei bemerkt, daß unser Modell – wie alle Modelle – die Realität vereinfachend reduziert auf einige Elemente und deren Zusammenhänge. Die Wirklichkeit selbst ist naturgemäß viel komplexer.

Das Modell läßt sich folgendermaßen beschreiben: Angenommen, es tritt ein eingreifendes Ereignis ein, etwa der Verlust des Arbeitsplatzes, eine ernsthafte Krankheit in der Familie oder der Tod eines Partners. Dies erfordert von allen Beteiligten eine angemessene Reaktion. Die Betroffenen geraten dadurch in einen Zustand der Erregung oder der Verwirrung (im angloamerikanischen Schrifttum „arousal" genannt). Dieser Zustand ist außer an äußerlich wahrnehmbaren Verhaltensweisen (wie sich elend fühlen, Ärger oder Panikreaktionen zeigen) für die Betroffenen selbst erkennbar an allen möglichen physiologischen und kognitiv-emotionalen Reaktionen (z. B. Mißempfindungen oder Ängste). Ein solches Ereignis und die damit verbundene Verwirrung erfordert ein angemessenes Reagieren (*problemlösendes Verhalten,* engl. „coping behaviour"). Was nun angemessenes Reagieren genau bedeutet, variiert von Individuum zu Individuum und von Fall zu Fall. In jedem Falle hat das Verhalten den Zweck, die physiologischen und kognitiv-emotionalen Reaktionen auf das Ereignis (insbesondere *wie* dies erlebt und verarbeitet wird) auf ein erträgliches Niveau zu reduzieren; weiter das Ziel der Anpassung an die durch das Ereignis hervorgerufene veränderte Situation (arbeitslos sein, allein sein, mehr Aufgaben tragen usw.); jedenfalls muß erreicht werden, daß das Individuum mit der Situation umgehen kann.

Der gleiche Prozeß läuft ab – wenngleich in abgemilderter Form – bei weniger eingreifenden, mehr alltäglichen Ereignissen (wie etwa Streß am Arbeitsplatz oder im Haushalt, kleine häusliche Auseinandersetzungen oder Konflikte mit Arbeitskollegen oder Erkrankungen der Kinder). Aber auch solche Ereignisse erfordern ein angemessenes Reagieren des Individuums.

Wie ein Mensch mit einer konkreten schwierigen Situation umgeht, hängt mit davon ab, welche Möglichkeiten ihm im allgemeinen zu Gebote stehen, mit belastenden Situationen umzugehen, mit anderen Worten, von seinem *Problemlösungsvermögen* („coping resources"). Dies umfaßt alle möglichen Persönlichkeitsmerkmale wie Intelligenz und Selbstverständnis, aber auch Merkmale des Lebensmilieus sowie die Art und Weise, wie man in diesem Lebensmilieu *gelernt* hat, mit schwierigen Situationen umzugehen.

Es ist z. B. wichtig, wie eine Familie die Folgen eines bestimmten Ereignisses auffängt. Sind die zurückbleibenden Eltern in der Lage, ein neues Gleichgewicht zu finden, wenn das jüngste Kind das Haus verläßt? Genauso wichtig sind die Reaktionen des weiteren sozialen Umfeldes. Findet ein Mensch ausreichend Unterstützung bei Nachbarn, Verwandten, Arbeitskollegen oder Freunden, um einer schwierigen Situation die Stirn zu bieten? Diese Faktoren, die das problemlösende Vermögen mit ausmachen, bestimmen, ob man auf ein Ereignis angemessen reagiert.

Unserem Modell weiter folgend sehen wir, daß, wenn die Art und Weise zu reagieren infolge des Verhaltens oder ungenügender Unterstützung seitens des sozialen Milieus unzureichend ist, Erregung und Verwirrung bzw. „arousal" bestehen bleiben. Es ist auch möglich, daß sich dieser Zustand noch verschlimmert. An einer bestimmten Stelle kann dadurch das physiologische Gleichgewicht so gestört sein, daß daraus eine verstärkte Krankheitsanfälligkeit resultiert. Der betroffene Mensch ist dann, namentlich beim Vorhandensein von Krankheitserregern und bei entsprechender erblicher Disposition, krankheitsanfällig geworden. Ist dann einmal von Krankheit die Rede, dann stellt die Krankheit mit all ihren Folgen für den betroffenen Menschen und seine unmittelbare Umgebung wiederum ein neues Ereignis dar, das wiederum eine angemessene Reaktionsweise erfordert. So schließt sich der Kreis, und so kann der Zyklus von neuem durchlaufen werden.

Der Prozeß der somatischen Fixierung

Der Prozeß der somatischen Fixierung läuft in dem oben beschriebenen Zyklus ab. Wir haben gesehen, daß alltägliche oder eingreifende Ereignisse letztendlich Krankheiten oder körperliche Beschwerden zur Folge haben können, wenn man darauf nicht angemessen reagiert bzw. damit umgeht. Diese Krankheiten oder körperlichen Mißempfindungen erfordern ihrerseits auch wiederum eine angemessene, d. h. der Genesung förderliche Reaktion.

Wenn aber der Betroffene, seine Umgebung oder das Gesundheitssystem nicht angemessen auf die Beschwerden reagieren - z. B. aus einer Überschätzung der körperlichen und einer Unterschätzung der nichtsomatischen Seite -, dann sprechen wir vom Risiko der somatischen Fixierung. Dann richtet sich die Aufmerksamkeit nicht auf die mit den Ereignissen zusammenhängenden Spannungen und auf die Art des Umgangs damit, sondern ausschließlich auf die Beschwerden selbst. Ein solches Vorgehen kann zur Folge haben, daß die Beschwerden bestehen bleiben oder sich gar verschlimmern.

Wenn jemand z. B. um den Verlust des Partners trauert, dann besteht die große Wahrscheinlichkeit, dabei körperliche Mißempfindungen zu verspüren. Diese können dann ihrerseits so großen Raum einnehmen und so viel Aufmerksamkeit auf sich ziehen, daß die Trauerarbeit dadurch erheblich behindert wird. Wir haben dann eine Situation, die neue somatische Reaktionen herausfordert oder bestehende verstärken kann. Auf diese Weise dreht man sich weiter im Kreis: Der Prozeß der somatischen Fixierung ist gekennzeichnet durch einen fortwährenden Rundlauf in diesem Zyklus [Beschwerden - unangemessenes Reagieren darauf - (neue) Beschwerden - usw.] und durch das Unvermögen, den Zyklus zu durchbrechen. Mit anderen Worten, es handelt sich um einen sich selbst verschlimmernden Prozeß, oder mehr noch, um eine sich abwärts bewegende Spirale, bei der der Patient zunehmend in die Patientenrolle gerät. In einem solchen zyklischen Ablauf fehlen Anfang und Ende, und man kann meist auch nicht ohne weiteres sagen, mit welchen Problemen oder Spannungen alles seinen Anfang genommen hat. In dem zyklischen Modell kann der Prozeß der somatischen Fixierung an jeder Stelle des Kreislaufs ansetzen: während einer Krise, mit der unangemessen umgegangen wird; bei mangelhafter Hilfe seitens des sozialen Umfeldes, wodurch jemand selbst alltägliche Probleme kaum in den Griff bekommt; bei einer chronischen Erkrankung, die für die Familie alle möglichen Veränderungen mit sich bringt, denen man sich anpassen muß; bei einer Konsultation des Hausarztes, der den Stellenwert bestimmter Krankheitserscheinungen unterbewertet, wodurch die Krankheit mehr in das Leben des Betroffenen eingreift als nötig wäre oder wodurch unrealistische Erwartungen über den Krankheitsverlauf geweckt werden.

Zur Entwirrung des Prozesses der somatischen Fixierung beschreiben wir den

Zyklus auf der Ebene der bei solchen Abläufen betroffenen Personen. An erster Stelle geht es um die Person mit den Beschwerden oder Problemen selbst: Welche ihrer individuellen Reaktionen und Verhaltensweisen verstärken den Zyklus? Wir reden hier vom Prozeß der somatischen Fixierung mittels des *inneren Zyklus*. Wir haben schon früher darauf hingewiesen, daß das individuelle Verhalten und auch Krankheiten oder körperliche Beschwerden nicht isoliert zu sehen sind von der Rolle, die sie in der Beziehung zum sozialen Umfeld spielen. Wir sprechen dann von einem Prozeß der somatischen Fixierung mittels des *äußeren Zyklus*. Bei Krankheiten oder körperlichen Mißempfindungen ergibt sich schließlich oft der Entschluß, die Hilfe des Hausarztes oder einer anderen professionellen Hilfsinstanz (z. B. eines Facharztes) in Anspruch zu nehmen. In dem Augenblick, wo der Hausarzt mit einem Gesundheitsproblem befaßt wird, wird er zu einem Teil der Lebenssphäre des Hilfesuchenden. Er ist dann kein objektiver Außenstehender mehr, sondern er ist einbezogen in und übt einen Einfluß aus auf die Art und Weise, wie in dieser Lebenssphäre mit Krankheit und den damit verbundenen Spannungen umgegangen wird. So kann ein Prozeß der somatischen Fixierung in einem *Hausarzt-Patienten-Zyklus* seine definitive Gestalt gewinnen. Der innere und der äußere Zyklus werden in den folgenden Abschnitten näher erläutert (zum Hausarzt-Patienten-Zyklus s. Kap. 2, 3 und 4).

Der Prozeß der somatischen Fixierung im inneren Zyklus

Mit „innerem Zyklus" sind die Anteile gemeint, die das Individuum (unabhängig von seiner Umgebung), zu dem sich selbst verstärkenden Prozeß beisteuert, indem es zunehmend zum Patienten wird. Bei der Betrachtung des inneren Zyklus konzentrieren wir uns darauf, wie ein Mensch mit seiner Krankheit, seinen Beschwerden oder Problemen umgeht, wie er sie erlebt, welche Bedeutung er ihnen beimißt, welche Gedanken er sich dabei macht und wie er sich dabei verhält, und zwar jeweils unabhängig von den Einflüssen anderer.

Eine solche Betrachtung vereinfacht die Realität; doch die gesonderte Besprechung des inneren Zyklus dient nicht zuletzt dazu, die Komplexität des Prozesses der somatischen Fixierung deutlich werden zu lassen. Anhand zweier Fallbeispiele wollen wir versuchen zu zeigen, wie Menschen sich in einem Zyklus einander verstärkender Faktoren verstricken können.

Fallbeispiel 1

Der Mutter dreier kleiner Kinder wird die Hausarbeit und die Versorgung der Kinder gelegentlich zu viel. Vor allem in letzter Zeit stand sie wegen Krankheiten der Kinder sehr unter Druck. Abends fühlt sie sich todmüde und hat dann regelmäßig Kopfschmerzen.

Innerer Zyklus:
Nach anstrengendem Tag kommt sie abends höchstens noch dazu, eine Zeitschrift zu lesen und das Fernsehen anzuschauen. Der „Zufall" will es, daß in einem Blatt ein Fall mit einer lebensgefährlichen Krankheit beschrieben wird, bei der das Symptom Kopfschmerz genannt wird. Weil nun die Frau diesen Bericht auf sich bezieht und ihre eigene Gesamtsituation, die

anspruchsvollen Kinder und den hektischen Haushalt, aus dem Auge verliert, wird sie unruhig, ja bekommt Angst, es könne in ihrem Kopf etwas nicht in Ordnung sein.

Sie zieht sich zurück, um sich auszuruhen in der Hoffnung, daß die Schmerzen nachlassen. Sie grübelt immer mehr, und diese vermehrte Beschäftigung mit ihren Beschwerden führt zu Spannungen. Die Beschwerden nehmen noch zu und halten ihrerseits die Angst aufrecht. Sie legt sich immer häufiger ins Bett. So entsteht ein innerer Zyklus, in dem sich das Verhalten und die Beschwerden wechselseitig verstärken.

Fallbeispiel 2

Ein Mann mittleren Alters erleidet auf dem Gipfel seiner Laufbahn einen plötzlichen Herzinfarkt. Er ist zwar leidlich wiederhergestellt, hat sich aber dazu entschlossen, eine Reihe von Tätigkeiten und Nebenbeschäftigungen aufzugeben und ein ruhigeres Leben zu führen. Zu diesem Zeitpunkt arbeitet er noch halbtags im Büro.

Innerer Zyklus:
Das Ansehen, das sich dieser Mann im Laufe der Jahre erworben hat, droht - seinem Gefühl nach - verloren zu gehen. Er beschäftigt sich sehr mit sich selbst, grübelt viel und achtet laufend auf alle möglichen körperlichen Sensationen. Zuweilen ergeht er sich in Selbstvorwürfen, daß er nun nichts mehr wert sei. Auch wenn er sich nicht voll anstrengt, hat er doch Herzklopfen. Er enthält sich zunehmend aller Aktivitäten und bleibt so viel wie möglich sitzen, um jeder Anstrengung vorzubeugen. Er fragt sich, ob „es" nicht doch vielleicht wiederkommen könnte. Er hat einmal dem Tod ins Angesicht geschaut und möchte das nicht noch einmal erleben. So gerät er zunehmend unter Spannung und bekommt Beschwerden in der Brustgegend. Diese Beschwerden bestätigen seine Unruhe, und so entsteht ein innerer Zyklus.

Beide Fälle illustrieren, wie ein Mensch in einen sich selbst verstärkenden Prozeß geraten kann, bei dem er nur noch auf seinen Körper achtet. Im ersten Fall liegt der vermutete Ausgangspunkt in der Hektik einer jungen Familie. Es ist jedoch ebensogut möglich, daß der eigentliche Beginn weiter zurückliegt. Es ist eigentlich auch nicht so wichtig, den Beginn ausfindig zu machen. Sehr wichtig hingegen ist die Feststellung, welche Faktoren den Zyklus in Gang halten. Nach der Lerntheorie unterscheiden wir drei Gruppen von Faktoren, die sich wechselseitig beeinflussen:

1. Kognitive und emotionale Faktoren. Hierbei geht es um alle möglichen Gefühle, Erlebnisse, Gedanken und Erwartungen, die das Individuum hinsichtlich seiner selbst und seiner Umgebung entwickelt hat. Im ersten Praxisfall sahen wir die Frau ihre körperlichen Beschwerden etikettieren als eine möglicherweise ernste Erkrankung, woraufhin sie eine stets größere Angst erlebte. Im zweiten Beispiel entwickelte der Mann neben allen möglichen Ideen über die Tatsache, daß er nicht mehr so viel wert wäre wie früher, die ängstliche Erwartung (Antizipation), vielleicht wieder einen Infarkt zu erleiden, und eine Todesangst.

2. Physiologische Faktoren. Dabei kann man an alle möglichen Begleitsymptome von Angst oder Spannung denken wie Tachykardie, Schwitzen, verstärkter Muskeltonus, Tachypnoe, Blaß- oder Rotwerden und allgemein alle möglichen neuroendokrinen Veränderungen. In den Fallbeispielen war bei der Frau die Rede von Muskelspannung im Nacken, bei dem Mann von Tachykardie und Tachypnoe (Hyperventilation).

3. Verhaltensfaktoren. Welches Verhalten legt ein Mensch an den Tag angesichts seiner Beschwerden und Probleme? Für den Prozeß der somatischen Fixierung im inneren Zyklus sind vor allem das Vermeidungs- oder Fluchtverhalten wichtig. Wir denken an das ruhige Sitzenbleiben, Anstrengung vermeiden, zu Hause bleiben oder zu Bett gehen, Aktivitäten unterlassen sowohl bei dem Mann als auch bei der Frau in den Fallbeispielen.

Wir nehmen an, daß die genannten Faktoren nicht isoliert gesehen werden können, sondern sich wechselseitig beeinflussen. Alle drei stellen sie Komponenten der individuellen Reaktionsweise dar, des problemlösenden Verhaltens. Sie bestimmen real, wie jemand mit seiner Krankheit, seinen Beschwerden und Problemen umgeht und ob man von einem Prozeß der somatischen Fixierung im inneren Zyklus reden kann. Dabei kann einmal die eine, ein anderes Mal die andere Komponente im Vordergrund stehen.

Der Zusammenhang zwischen dem problemlösenden Verhalten bzw. dem entsprechenden Vermögen des Individuums und der Krankheit ist jedenfalls Gegenstand vieler medizinpsychologischer und medizinsoziologischer Untersuchungen gewesen.

Eine solche Untersuchung wurde auch am allgemeinmedizinischen Institut der Universität Nijmegen durchgeführt. Eines der Ergebnisse war, daß Menschen, die dazu neigen, Spannungen körperlich zu erleben, häufiger mit allen möglichen Beschwerden zum Hausarzt gehen. Weiter fanden wir, daß Menschen, die gewohnt sind, Konflikten oder Meinungsverschiedenheiten mit anderen Menschen aus dem Wege zu gehen, dem Hausarzt *mehr* Beschwerden vortragen. Diese Befunde unterstreichen die Bedeutung des Faktors Vermeidungsverhalten zum Verständnis des Prozesses der somatischen Fixierung.

Außerdem ergab sich, daß die Tendenz, Konflikte und Meinungsverschiedenheiten zu vermeiden, um so mehr mit dem Beschwerdevortrag beim Hausarzt korrespondiert, je negativer die Selbsteinschätzung hinsichtlich der eigenen Gesundheit ausfällt, was eine Verfestigung dieser Zusammenhänge durch einen kognitiven Faktor bedeutet. Diese Untersuchungsergebnisse lassen sich durch das dargestellte Modell leicht interpretieren. Ob man von einer angemessenen Reaktion eines Menschen auf Krankheiten, Beschwerden oder Probleme sprechen kann, wird z. T. abhängig sein von einem wichtigen Aspekt seines Problemlösungsvermögens, nämlich von der Art der Selbsteinschätzung, seines *Selbstbildes.* Dieses Selbstbild läßt sich umschreiben als die Gesamtheit aller Meinungen und Wertungen über sich selbst, die sich im Laufe der Jahre aufgebaut haben. Bei dieser Entwicklung spielt das private Familienmilieu eine wichtige Rolle.

Es ist von essentieller Bedeutung, daß die Qualität des Selbstverständnisses und der Selbsteinschätzung weitgehend die Möglichkeiten bestimmt, die einem Menschen zu Gebote stehen, in schwierigen Situationen angemessen zu reagieren. Menschen, bei denen sich während ihrer Entwicklung ein Selbstbild von Schwäche und Unvermögen herausgebildet hat, werden sich weniger in der Lage sehen, ihre Krankheiten und Probleme aktiv zu beeinflussen als diejenigen, welche ein Selbstbild von Stärke und Kompetenz entwickelt haben.

Wenn man sich seiner nicht sicher ist, dann wird sich die Neigung ergeben, Probleme zu vermeiden und sich von „Stärkeren" abhängig zu fühlen hinsichtlich der

Erholung von Krankheiten, Beschwerden oder Problemen. Hiermit sind wir von der rein internalen oder individuellen Reaktionsweise abgekommen, und es ist deutlich geworden, daß diesen Verhaltensweisen eine Außenbeziehungskomponente innewohnt.

Im folgenden Abschnitt werden wir darauf eingehen.

Der Prozeß der somatischen Fixierung im äußeren Zyklus

Krankheiten und körperliche Mißempfindungen verlaufen selten so, daß sie von der unmittelbaren Umgebung eines Menschen nicht bemerkt werden. Meist haben körperliche Beschwerden auch Folgen für die Umgebung. Familienangehörige und Arbeitskollegen reagieren nicht nur darauf (z. B. durch Ratschläge wie „Stell Dich nicht so an" oder „Leg Dich doch hin"), sie können auch in starkem Maße davon betroffen sein. Die Beschwerden eines Menschen können in seinen Beziehungen zu anderen eine solche Rolle spielen, daß ein möglicher Prozeß somatischer Fixierung dadurch verstärkt wird.

Es geht in diesem äußeren Zyklus also um die Wechselwirkungen zwischen der individuellen Reaktionsweise auf bestimmte Beschwerden und die Reaktion von Menschen aus der primären Lebenssphäre und des weiteren sozialen Umfeldes. Für die Besprechung dieser Zusammenhänge finden wir einen Anhaltspunkt in der *System- und Kommunikationstheorie,* die wir im folgenden kurz erläutern werden.

Jedes Verhalten ist als Kommunikation aufzufassen: es drückt einiges aus über den Menschen, der ein bestimmtes Verhalten an den Tag legt, und beinhaltet zugleich eine Botschaft für die Umgebung. Aus diesem Blickwinkel heraus kann man auch Kranksein und die Äußerung von Beschwerden oder Problemen als Kommunikation auffassen. In der Terminologie der Kommunikationstheorie bedeutet dies, daß das Verhalten als das Aussenden verbaler oder averbaler Botschaften aufzufassen ist, die der Empfänger verarbeitet; als Reaktion darauf sendet er eine Botschaft zurück. Auf die Dauer bildet sich ein Kommunikationssystem heraus, in dem Botschaften hin und her gesendet und empfangen werden. Dieses Kommunikationssystem bstimmt zum Teil, wie Menschen mit einschneidenden oder alltäglichen Problemen (unter anderem Krankheit) umgehen und ob ein Individuum in einer schwierigen Situation zu einem angemessenen problemlösenden Verhalten finden kann.

Die kleinste Einheit in dem Kommunikationsablauf ist die *Botschaft.* Eine Serie von Botschaften, die zwischen zwei oder mehr Menschen ausgetauscht wird, nennen wir *Interaktion.* Wenn schließlich der Austausch von Botschaften einige Zeit lang vor sich gegangen ist, kommt in die Interaktion eine gewisse Regelmäßigkeit, die wir als *Struktur der Interaktion* bezeichnen.

Jede Botschaft, die ausgesendet wird, hat zwei Aspekte, einen inhaltlichen und einen appellativen. Der *inhaltliche Aspekt* bezieht sich auf die wörtliche Information, die die Botschaft übermitteln soll. Gleichzeitig beinhaltet die Botschaft, aber auch eine Anweisung oder einen Auftrag für den anderen, wie nämlich die Botschaft aufzufassen ist und wie man wünscht, daß der andere mit der Botschaft umgeht *(appellativer Aspekt).* Wenn jemand mit trauriger Miene sagt: „Ich fühle mich miserabel", dann kann dies neben der wörtlichen gleichzeitig die Bedeutung haben:

„Nimm ein bißchen Rücksicht auf mich" oder „Schenke mir ein wenig Aufmerksamkeit". Und wenn der Hausarzt das hört, dann kann dies auch bedeuten: „Wollen Sie mir helfen?" So ist jede Kommunikation durchsetzt mit allen möglichen „geheimen" Wünschen, Bedürfnissen oder Aufträgen, und jedermann hat seine eigene Art und Weise, dem anderen den appellativen Aspekt seiner Botschaft zu vermitteln.

Um der Frage nachzugehen, inwieweit die Kommunikation zwischen bestimmten Personen einen Beitrag zu einer angemessenen Problemlösung liefert, können wir den Vorgang von drei verschiedenen Seiten aus betrachten.

Wichtig ist zunächst die *Art des Informationsaustausches*. Voraussetzung für ein angemessenes Reagieren ist, daß die gegenseitigen Botschaften deutlich formuliert werden und daß eigene Wünsche, Bedürfnisse und Bedeutungen deutlich geäußert werden und nicht vage oder vieldeutig sind.

An zweiter Stelle können wir die *Art der gegenseitigen Beeinflussung* betrachten. In jedem zwischenmenschlichen Kontakt werden die Partner mittels ihrer Botschaften und der darin enthaltenen Aufträge versuchen, so gut wie möglich ihre eigenen Meinungen, Wünsche und Erwartungen zu verwirklichen, und sie werden versuchen den/die anderen in Richtung der eigenen Ideen und Wünsche zu beeinflussen. Im Idealfalle läuft die Einflußnahme direkt und deutlich ab, unter Berücksichtigung der Meinungen, Wünsche und Erwartungen der Partner. Häufig jedoch versucht man, die eigene Meinung auf subtile Weise aufzudrängen. Die Kommunikation erscheint dann undeutlich, weil der inhaltliche und der appellative Aspekt der Botschaften nicht aufeinander abgestimmt sind.

Schließlich erhält noch die *Struktur* innerhalb der Beziehungen eine gewisse Bedeutung. Nach einiger Zeit folgen Informationsaustausch und gegenseitige Beeinflussung einem festen Muster. Es hat den Anschein, als bestimmten eine Reihe von unausgesprochenen Regeln den Kontakt. Wichtig ist, daß in dem vorliegenden Muster noch Raum für Bewegung besteht, daß es noch möglich ist, die Situation zu ändern (Flexibilität in der Beziehung).

Die Art der Kommunikation (d.h. Informationsaustausch, gegenseitige Beeinflussung und Struktur) ist deshalb mitentscheidend für die Frage, ob jemand in der Lage ist, mit einem einschneidenden oder alltäglichen Ereignis (unter anderem Kranksein) gut umzugehen. Anhand der beiden oben geschilderten Fallbeispiele wollen wir versuchen, deutlich zu machen, wie der Prozeß der somatischen Fixierung im zwischenmenschlichen Kontakt wirksam werden kann und wie gerade die Kommunikation über körperliche Beschwerden eine entscheidende Rolle spielt.

Fallbeispiel 1 (Die Frau mit Kopfschmerzen; Fortsetzung)

Äußerer Zyklus:
Abends kommt der Ehegatte der Frau nach Hause und möchte den Gesprächsfaden vom Morgen wieder aufnehmen (sie waren uneins über ihr Verhalten gegenüber der ältesten Tochter). Sie faßt sich aber genau in diesem Augenblick an den Kopf, holt tief Luft und sagt: „Ich hab' solche schrecklichen Kopfschmerzen". Ihr Mann ist zwar ein wenig enttäuscht, aber er hält sich zurück und insistiert nicht auf der Fortsetzung des Gesprächs. Am nächsten Tag fühlt die Frau sich bereits müde, bevor sie etwas getan hat. Sie widmet den Kindern nicht

mehr Aufmerksamkeit als unbedingt nötig. Die Kinder werden ihr zunehmend lästig, und ihre Beschwerden verstärken sich. Schwierige Gespräche laufen zwischen den Eltern nicht mehr. Die Frau hat zwar Not mit ihrer Gesundheit, andere Probleme gibt es aber glücklicherweise nicht. Der Mann sorgt gut für sie und kümmert sich ein wenig um die Kinder. Er sorgt dafür, daß sich die Kinder ruhig verhalten und nicht zuviel Lärm machen, damit die Kopfschmerzen der Mutter nicht schlimmer werden. Nach einiger Zeit bereitet ihm die zusätzliche Belastung wohl einige Irritation, aber er wagt es nicht, dies direkt zu sagen, weil seine Frau - wegen ihrer Krankheit - ja auch nichts daran machen kann.

Fallbeispiel 2 (Der Mann mit dem Herzinfarkt; Fortsetzung)

Äußerer Zyklus:
Der Infarkt dieses Mannes hat viele Menschen in seiner Umgebung stark beeindruckt. Kannte ihn doch jeder als einen gesunden, aktiven Menschen, der Berge versetzen konnte. Seine Arbeitskollegen und auch seine Frau fragen regelmäßig, wie es ihm gehe. Sie legen ihm ans Herz, vorsichtig zu sein. Wenn er doch wieder über Schmerzen und ein Engegefühl in der Brust klagt, schonen sie ihn noch mehr. Sie verbieten ihm, im Garten zu arbeiten oder morgens in der Kälte die Scheiben seines Autos freizukratzen. Belastende Dinge, wie z.B. ein schlechtes Schulzeugnis der Kinder, werden ihm verschwiegen. An seinem Arbeitsplatz übernehmen andere seine Aufgaben und Verantwortlichkeiten, auf die er bis vor kurzem nicht verzichten konnte. Langsam aber sicher fühlt sich der Mann ausrangiert. Dies gefällt ihm nicht, aber seine Proteste werden mit dem Argument weggewischt, daß er an sein Herz denken müsse. Er wird immer unsicherer, und seine Beschwerden verstärken dieses Gefühl noch.

In beiden Fällen können wir sehen, wie weitgehend Krankheiten oder körperliche Mißempfindungen die Beziehung eines Menschen zu den Mitbetroffenen, wie Familienmitglieder oder Arbeitskollegen, beeinflussen und darin eine Rolle spielen können. Das soziale Umfeld wird in den Prozeß der somatischen Fixierung einbezogen. Dieser komplizierte Vorgang wird im folgenden anhand der oben erwähnten drei Aspekte zwischenmenschlicher Kommunikation analysiert, wobei der Akzent immer auf der Bedeutung bzw. der Funktion der körperlichen Beschwerden in diesem Ablauf liegen wird.

Der Informationsaustausch

Zwischenmenschliche Kommunikation läßt sich begreifen als ein Austausch von Botschaften. Krankheiten oder körperliche Beschwerden können die Art und Weise eines solchen Informationsaustausches beeinflussen. Die Aufmerksamkeit, die dem Kranken und der Krankheit innerhalb einer Lebensgemeinschaft zuteil wird, kann auf Kosten der Aufmerksamkeit für andere Dinge gehen, die für die Beschwerden von größerer Bedeutung sind. So kann Krankheit z.B. der Lösung von Schwierigkeiten oder von Meinungsverschiedenheiten im Wege stehen. Notwendige Entscheidungen werden hinausgeschoben, Konflikte werden vermieden, weil die Krankheit alle Aufmerksamkeit auf sich zieht. Alle Beteiligten könnten diese Notwendigkeit verspüren, weil ihnen dieses Verhalten eine Reihe von besonderen Schwierigkeiten erspart.

    Die normale Kommunikation wird dadurch gestört, sie „verschwimmt". In den beiden zitierten Fallbeispielen schiebt man wichtige Fragen vor sich her oder man ignoriert sie vollkommen. In der Familie der Frau mit den Kopfschmerzen läßt man die Meinungsverschiedenheiten über die Erziehung der ältesten Tochter vorläufig auf sich beruhen, während auch über die Schwierigkeiten der Frau in ihrem häuslichen Bereich nicht gesprochen wird. In der Familie und am Arbeitsplatz des Mannes mit Herzinfarkt geht man mit ihm sehr behutsam um und hält belastende Informationen möglichst von ihm fern. Offenbar scheint es außer der Krankheit keine weiteren Probleme zu geben, während unter der Oberfläche die Spannung wächst. Die undeutliche Kommunikation im Lebensbereich verschleiert also die dahinterliegende Spannung und gestaltet das Ansprechen oder die Lösung eventueller Probleme stets schwieriger.

Gegenseitige Beeinflussung

In jedem zwischenmenschlichen Kontakt wird man versuchen, sich gegenseitig in Richtung der eigenen Meinungen, Wünsche und Erwartungen zu beeinflussen. Krankheit oder körperliche Mißempfindungen können dabei (meist unbewußt) die Funktion von Beeinflussungstaktiken erhalten und das Verhalten anderer lenken oder einschränken. Jedem Verhalten, also auch der Äußerung körperlicher Beschwerden, kommt eine kommunikative Funktion zu. Wenn jemand sagt: „Ich hab' solch fürchterliche Kopfschmerzen", dann sagt er einerseits etwas darüber aus, wie er sich fühlt, aber andererseits auch etwas darüber, was er von den Menschen seiner Umgebung erwartet. Für viele gilt das ungeschriebene Gesetz, daß man zu einem Kranken nett sein muß. Ein Kranker macht es einem im allgemeinen nicht allzu schwer. Wenn man in einem bestimmten Augenblick so in der Klemme sitzt, daß man keinen Ausweg mehr sieht, dann kann das zur Folge haben, daß man (meist unbewußt) die Krankheit benutzt, um das Verhalten der anderen so zu leiten, daß unerwünschtem Verhalten bei ihnen begegnet wird. In diesem Zusammenhang spricht man von sekundärem Krankheitsgewinn:

a) Mit Hilfe der Krankheit kann man sich auf legitime Art und Weise bestimmten Verpflichtungen oder Verantwortlichkeiten entziehen.
b) Mit Hilfe der Krankheit kann man anderen Schuld oder Verantwortung zuschieben („Sieh her, was Du mir antust" oder „Du nimmst auf meinen Zustand keine Rücksicht").
c) Mit Hilfe der Krankheit kann man Unvermögen oder Versagen rechtfertigen („Ich bin krank, ich kann nichts dafür").

An den Fallbeispielen sehen wir, welche Bedeutung den körperlichen Beschwerden im Kontakt mit der Umgebung zukommt.

Der Mann faßt die Kopfschmerzen seiner Frau auf als den Wunsch: „Laß mich in Ruhe; übernimm du die Versorgung der Kinder und des Haushalts". Gleichzeitig werden die Beschwerden zu einem Mittel, die Kinder zur Ruhe zu mahnen.

Die (vermeintliche) Invalidität des Infarktpatienten wird von der Umgebung benutzt, um ihn zunehmend auf ein Nebengleis zu schieben. Seine Handlungsfreiheit wird immer mehr eingeengt unter dem Motto „Wir wollen dein Bestes, also sei nicht undankbar".

Die Struktur

In jeder zwischenmenschlichen Kommunikation bilden sich nach gewisser Zeit feste Muster heraus, die nach ungeschriebenen Regeln abzulaufen scheinen. Diese Regeln besagen unter anderem, wie der Kontakt abzulaufen hat, wie die Verantwortlichkeiten verteilt sind, wer das Sagen hat und wer sich wem anpassen muß. Für eine gutlaufende gleichwertige Beziehung ist es wichtig, daß von Fall zu Fall einmal der eine, dann wieder der andere den Ton angibt oder die Verantwortung übernimmt. Dies erfordert eine flexible Struktur und ein flexibles Regelmuster, wobei eine Variation oder Abwechslung von den Regeln möglich ist.

In dem Augenblick, wo ein Glied der Lebenssphäre krank wird oder sich unwohl fühlt, werden an die Struktur besondere Anforderungen gestellt. Erfordert die Erkrankung Änderungen des festen Musters, während alle an den alten Strukturen festhalten, dann führt dies zu einer über das normale Maß hinausgehende Spannung und dann werden Lösungen oder die Genesung erschwert. In unseren beiden Fallbeispielen sehen wir, daß der Kranke vollständig in der sog. „Patientenrolle" aufgeht und daß sich dadurch wiederum die Struktur der Interaktion weiter verfestigt. Die Frau mit den Kopfschmerzen dominiert aus dieser Rolle heraus das Familienleben, der Mann mit dem Infarkt verliert alle Verantwortlichkeit und hat die Situation in keiner Weise im Griff, wodurch er sich stets nutzloser fühlt. Es wird deutlich, daß auf die geschilderte Weise die inadäquate Interaktion zwischen dem Patienten und seiner unmittelbaren Umgebung zum Prozeß der somatischen Fixierung beiträgt.

Der Zusammenhang zwischen der Krankheit oder körperlichen Mißempfindungen und der sozialen Interaktion mit der unmittelbaren Umgebung wird u. a. nachdrücklich in der sog. „Familienmedizin" betont. Der Terminus „Familie" muß hier übrigens in weitestem Sinn aufgefaßt werden. Es handelt sich um zwischenmenschliche Primärbeziehungen, und dies sind eben in vielen Fällen die Beziehungen zwischen Familienmitgliedern untereinander.

Die Erforschung der Auswirkungen sozialer Interaktionen auf Gesundheitsstörungen steckt noch in den Kinderschuhen. Am Nijmegener Universitätsinstitut für Allgemeinmedizin laufen seit einigen Jahren verschiedene Untersuchungen zu diesem Thema (s. Literaturübersicht). Unter anderem ist nachweisbar, daß es einen deutlichen Zusammenhang gibt zwischen Zahl und Umfang der dem Hausarzt präsentierten Beschwerden beider Elternteile und zwischen der Krankheitshäufigkeit bei Eltern und Kindern. Außerdem scheint das Vorbringen von Beschwerden pro Familie sehr konstant zu sein. Familien, die anfangs häufiger als andere mit Krankheiten zu kämpfen hatten, weisen dieses Merkmal auch nach 15 bis 20 Jahren auf. Familien, die anfangs wenig ärztliche Hilfe in Anspruch nahmen, tun dies offenbar auch nach Jahren noch in dem gleichen (geringen) Maße.

Unsere Ergebnisse weisen ferner aus, daß innerhalb einer Familieneinheit der Umgang mit Krankheiten von Generation zu Generation weitergereicht wird. Problemlösendes Verhalten, v. a. im Hinblick auf Krankheiten, scheint demnach in der Jugend durch einen Lernprozeß angeeignet zu werden. Diese Übertragung der Art und Weise des Umgangs mit und des Reagierens auf Krankheit scheint insbesondere in solchen Familien vor sich zu gehen, wo die Beziehung der Eltern zueinander ungleich ist, wo man von einer starren Struktur sprechen kann, wo man Konflikten

aus dem Wege geht und wo sich die Eltern in ihrem Verhalten durch Gesundheitsstörungen des Partners eingeengt fühlen.

Diese Ergebnisse lassen sich gut durch ein Modell interpretieren, das die Bedeutung von Krankheiten für die zwischenmenschlichen Beziehungen betont.

Zusammenfassung

In diesem Kapitel wurde ein Modell vorgestellt, das als Arbeitsvorlage für medizinische Helfer dienen kann. Den neuesten Auffassungen über die Entstehung von
Krankheiten entsprechend, liegt eine Betrachtungsweise zugrunde, die den Prozeß
der somatischen Fixierung als ein fortwährendes Durchlaufen eines Zyklus begreift. Die wichtigsten Elemente dieser Zyklen sind einerseits die Krankheit bzw.
körperliche Beschwerden oder Probleme und andererseits die Art und Weise des
Umgangs mit ihnen und die Reaktion darauf (problemlösendes Verhalten). Der
Prozeß der somatischen Fixierung innerhalb zweier Zyklen wird anhand von Fallbeispielen erläutert. Man kann den inneren und den äußeren Zyklus in seinem
wechselseitigem Zusammenhang schematisch wiedergeben (s. unten). Im folgenden
Kapitel diskutieren wir einen weiteren Zyklus: den Hausarzt-Patienten-Zyklus.

Innerer und äußerer Zyklus

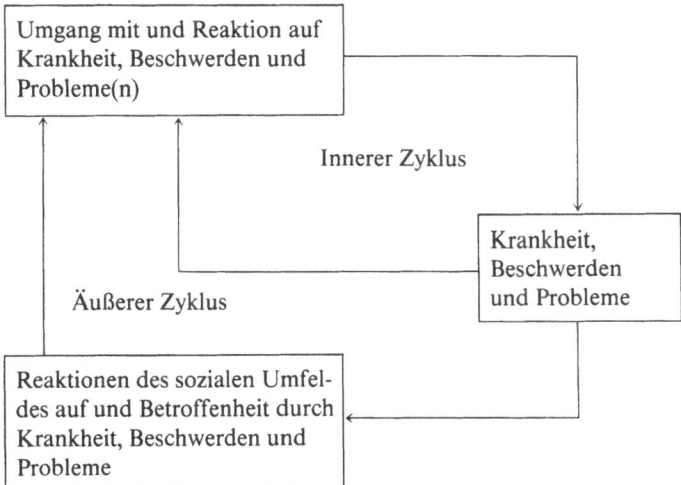

Literatur

Cassel J (1974) Psychosocial processes and „stress", theoretical formulation. Int J Health Serv 4: 471

Van Eyk J (1985) Serious illness and family dynamics (I). Changes in consultation patterns of the unafflicted family members. Fam pract 2: 61

Ders (1985) Serious illness and family dynamics (II). Changes in consulting patterns of the afflicted family members. Fam pract 2: 70

Huygen F (1979) Familienmedizin, Aufgabe für den Hausarzt. Hippokrates, Stuttgart

Moss G (1973) Illness, community and social interaction. Wiley Interscience, New York

Smits A (1978) Kind, huisarts en gezin. [Kind, Hausarzt und Familie] Dissertation Nijmegen, NUHI

Thurlow H (1976) General susceptibility to illness: a selective review. Can Med Assoc J 97: 1397

Watzlawick P, Beavin JH, Jackson DD (1969) Menschliche Kommunikation. Formen, Störungen und Paradoxien. Huber, Bern

2 Der Hausarzt-Patienten-Zyklus

Einleitung

Im vorigen Kapitel haben wir beschrieben, wie der Prozeß der somatischen Fixierung entstehen und aufrechterhalten werden kann. Der Umgang des Patienten mit seinen Beschwerden (innerer Zyklus) und die Reaktion seines sozialen Umfeldes (Familie, Betrieb) auf seine Beschwerden (äußerer Zyklus) spielen dabei eine entscheidende Rolle. Der Prozeß der somatischen Fixierung nimmt jedoch namentlich im Kontakt des Patienten mit dem Gesundheitssystem und hier in erster Linie mit dessen „Schleusenwärter", dem Hausarzt, Gestalt an.

Wenn jemand krank ist, Schwierigkeiten hat oder sich nicht wohl fühlt, kann es passieren, daß er sich aus eigener Initiative oder auf Betreiben seiner Umgebung entschließt, die Hilfe des Fachmanns, des Hausarztes, in Anspruch zu nehmen. In diesem Augenblick wird der Hausarzt zu einem Teil des sozialen Umfeldes des Patienten, und zwar in einer Sonderstellung. Einerseits wird er in einen möglichen Prozeß der somatischen Fixierung mit einbezogen, sowohl im inneren als auch im äußeren Zyklus. Andererseits wird er durch seine Haltung und sein Vorgehen den Ablauf des Prozesses in beiden Zyklen im positiven oder negativen Sinne beeinflussen:

Die Krankheit, Beschwerden oder Probleme des Patienten und die Art und Weise, wie der Patient damit umgeht (sein „Problemlösungsverhalten") werden das Vorgehen des Hausarztes beeinflussen.

Umgekehrt wird die Reaktion des Hausarztes auf die Krankheit, die Beschwerden oder Probleme (wie er die Beschwerden etikettiert, welche Aufmerksamkeit er ihnen widmet, welches Vorgehen er befürwortet oder wie er mit dem Patienten umgeht) Folgen haben einerseits dafür, wie der Patient nunmehr seine Beschwerden empfindet, andererseits dafür, welche Rolle die Beschwerden künftig in der Beziehung des Patienten zu seinem sozialen Umfeld spielen.

Durch unangemessene Reaktion seitens des Hausarztes können alle, der Hausarzt, der Patient und sein soziales Umfeld, auch in einen Zyklus, in einen sich selbst verschlimmernden Prozeß geraten, bei dem es dem Patienten nicht besser geht und bei dem er in zunehmende Abhängigkeit vom Medizinsystem gerät *(Hausarzt-Patient-Zyklus)*. Um deutlich zu machen, wie das Vorgehen des Hausarztes den Prozeß der somatischen Fixierung sowohl im inneren als auch im äußeren Zyklus fördern kann, wollen wir die beiden Patienten aus dem vorigen Kapitel bei ihrem Gang zum Hausarzt begleiten.

Die Einbeziehung des Hausarztes in den Prozeß der somatischen Fixierung

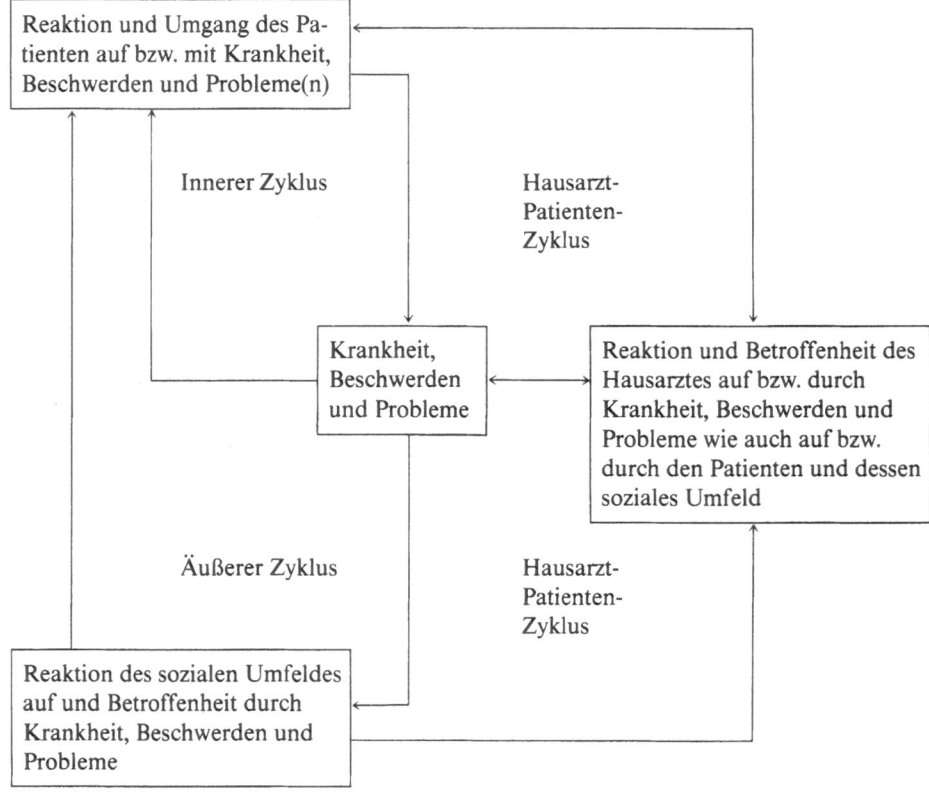

Fallbeispiel 1 *(Die Kopfschmerzpatientin)*

Die Frau mit Kopfschmerzen entschließt sich, nachdem sie die Zyklen einige Male durchlaufen hat, wobei die Beschwerden langsam immer stärker geworden sind, zum Arzt zu gehen in der Hoffnung, daß er ihr Abhilfe von den Schmerzen verschaffen könne.

Erste Beratung:
Die Beschwerden der Patientin bestehen darin, daß sie in der letzten Zeit viel Last mit Kopfschmerzen hatte und außerdem nach der Tagesarbeit sehr müde war. In solchen Augenblicken ist sie auch den Kindern nicht mehr gewachsen. Auf entsprechende Fragen des Arztes berichtet sie, daß sie Herzklopfen, Schwindel oder Schwarzwerden vor den Augen nicht verspürt. Der monatliche Blutverlust ist infolge der Pille gering. Sie machte wohl Wochen zuvor eine Grippe durch, die mit Analgetika (mittels telefonischer Rezeptbestellung) nach ein paar Tagen vollständig abklang. Bei der Untersuchung scheinen Haut und Schleimhäute nicht blaß, der Blutdruck beträgt 132/90 mmHg, das Hb ist mit 7,6 mmol/l eben noch normal. Aufgrund dieser Befunde beruhigt sie der Arzt. Die Abgeschlagenheit ist eine normale Erscheinung nach einer Grippe. Er rät der Patientin, sich v.a. etwas zu schonen, und verordnet als unterstützende Maßnahme Vitamin-B-Komplex (2mal tgl. 1 Dragee). Er schlägt weiter vor, nach einem Monat das Blutbild zu kontrollieren.

Zweite Beratung:

Nach 3 Wochen kommt die Patientin wieder in die Sprechstunde. Die Müdigkeit ist nicht verschwunden, und die Kopfschmerzen lassen ihr keinen Augenblick Ruhe. Die Tabletten helfen nicht, und auch Aspirin lindert die Schmerzen nicht. Kurzum, es ist alles nur schlechter geworden. Die Anamnese fördert zutage, daß die Kopfschmerzen hämmernden Charakter haben, im ganzen Kopf verspürt werden und abends mit Schmerzen im Nacken einhergehen.

Das Hb beträgt nun 7,9 mmol/l. Die Frage nach häuslichen Spannungen verneint die Patientin. Sie sieht zwar gelegentlich etwas verschwommen, besonders wenn ihre Augen müde sind. Bei der Visuskontrolle stellt sich heraus, daß sie die unterste Buchstabenreihe der Sehtafel nicht lesen kann. Der Hausarzt überweist die Patientin zum Augenarzt mit dem Hinweis „Visuskontrolle bei Kopfschmerzbeschwerden erbeten".

Dritte Beratung:

Drei Wochen später erscheint die Patientin wieder in der Sprechstunde. Der Bericht des Augenarztes lautet: „Visusausgleich von minus 3/4 D beiderseits. Am Augenhintergrund kein Befund, der die Beschwerden erklären könnte". Die Patientin findet, daß es nicht besser geworden sei. Durch die Brille, die sie jetzt hat, wird sie schwindlig. Sie muß sie mittags schon absetzen, weil sich die Mißempfindung sonst zum Brechreiz steigert. Es ist so kein Leben mehr: sie kommt zu nichts mehr und ihr Mann beruhigt sich damit ganz und gar nicht, weil sie ganz anders ist als früher; sie hat echt das Gefühl, daß mit ihr etwas nicht in Ordnung ist. Eine gezielte neurologische Anamnese und Untersuchung seitens des Hausarztes ergeben keine neuen Gesichtspunkte. Die Patientin selbst kann auch keine Ursache für ihre Beschwerden erkennen.

Der Hausarzt beruhigt sie. Er hat nichts finden können. Er rät, alles etwas ruhiger angehen zu lassen und vielleicht eine Woche Urlaub zu nehmen. Bei starken Kopfschmerzanfällen kann sie ein Zäpfchen nehmen; sie bekommt ein Rezept für Dolviran.

Vierte Beratung:

Während des Urlaubs des Hausarztes (2½ Wochen später) wird sein Vertreter dringend wegen heftiger Kopfschmerzen von der Patientin gerufen. Er findet eine leichte Nackensteifigkeit und veranlaßt eiligst ein poliklinisches Konsilium mit dem Neurologen, weil er eine Arachnoidalblutung vermutet. Der Spezialist kann den Befund des Vertreters zwar nicht bestätigen, entschließt sich aber doch zur stationären Beobachtung.

Entlassungsbericht:

„Bei der körperlichen und neurologischen Durchuntersuchung wurden keine Abweichungen gefunden, außer daß die Patientin einen leicht abwesenden Eindruck machte ... der übrigens im Laufe der Aufnahme völlig verschwand ... Blutchemie nicht pathologisch ... Urin o. B. ... Lumbalpunktion: heller Liquor ... EEG: außer leichten Irritationen seitens des Stammhirns keine eindeutigen Abweichungen von der Norm. Wir glauben, damit die Diagnose Arachnoidalblutung mit Sicherheit ausgeschlossen zu haben. Während des Aufenthalts bildeten sich die als Überdosierung zu deutenden Symptome vollständig zurück, ... möglicherweise war das Bild bei der Aufnahme durch eine Überdosis an Dolviran induziert ... dies ist jedoch nicht sicher ... Beim erneuten Auftreten von dergleichen Symptomen wäre eine Arteriographie anzuraten!"

Soweit der Bericht über diese Patientin, die langsam immer mehr in den medizinischen Kanal geriet. Was hat sich abgespielt? Die Patientin sucht, weil ihre Kopfschmerzen immer unerträglicher werden, den Hausarzt auf. Sie betont dort, wie sehr sie von den Kopfschmerzen gequält wird und wie müde sie ist. Sie empfindet ihre Beschwerden natürlich in starkem Maße, aber den Blick auf den Kontext der

Beschwerden hat sie einigermaßen aus den Augen verloren. In den vorangehenden Zyklen ist eine Mischung entstanden aus Unruhe darüber, daß etwas Ernstes vorliegen könne, aus ihrem Handicap bei der Erfüllung ihres täglichen Arbeitspensums und aus der Irritation durch ihren Mann, der langsam aber sicher genug hat von der Extralast, die auf ihm ruht. Letzteres ist für sie ein Anzeichen dafür, daß er ihre Beschwerden doch nicht völlig ernst nimmt.

Diese mehrfache Bedeutung der Beschwerden läßt sich vom Arzt natürlich nicht ohne weiteres entwirren, vor allem nicht, wenn die Patientin betont, daß etwas nicht in Ordnung sei und daß sie damit rechnet, daß der Arzt sie von den Schmerzen befreit. Der Hausarzt geht in der ersten Beratung jedoch nur auf das Symptom Müdigkeit ein und läßt weitere Signale (Kopfschmerz, Probleme mit den Kindern, Beunruhigung) beiseite.

Er denkt an Blutarmut und -hochdruck, kann aber bei der Untersuchung keine Abweichungen von der Norm finden. Nach einer abgelaufenen Grippe kann es sich um eine Sinusitis handeln, während die Symptome ebensogut in Richtung Spannungskopfschmerz deuten können. Er verordnet aber - aufgrund eines zweifelhaften Hb-Wertes - eine wenig rationale Therapie und gibt den Rat, alles etwas ruhiger angehen zu lassen.

Leider geht es der Patientin eher schlechter als besser. Bei der zweiten Beratung widmet der Arzt zwar den Kopfschmerzen einige Aufmerksamkeit, als aber Spannungen verneint werden, greift er das verschwommene Sehen auf, um etwas für die Patientin zu tun. Es erfolgt eine Überweisung zum Augenarzt, der zwar eine Brille verordnet, aber die Ursache der Beschwerden nicht klären kann. Die Brille hilft nichts, die Beschwerden bleiben, die Beunruhigung nimmt zu, jetzt auch beim Ehemann. Der Arzt spricht aber die Signale um dieses Phänomen herum nicht an und schließt die Beratung mit einigen wenig sagenden Ratschlägen (noch mehr Ruhe, damit leben lernen) und mit einer schmerzlindernden, leicht sedierenden Medikation.

Dieser Hausarzt ist also in den ersten Beratungen mit der Patientin nicht darauf eingegangen, die Beschwerden zu beheben oder die Sichtweise zu vertiefen in Richtung der möglichen Bedeutung der Beschwerden. Er hat sich ausschließlich mit bestimmten somatischen Symptomen beschäftigt und den Prozeß der somatischen Fixierung im inneren Zyklus vertieft. Die ausschließlich somatische Aufmerksamkeit, zwar mit Ratschlägen, Rezepten und einer Überweisung zu einem ärztlichen Spezialisten, aber ohne daß Angst, Beunruhigung oder der weitere Kontext zur Sprache gebracht wurden, bestärkt die Patientin in ihrer Vermutung, daß doch etwas Ernstes vorliegen muß („sonst hätte der Doktor doch keine Tabletten gegeben").

Die Verantwortung für das Verschwinden der Beschwerden ist zugleich vollständig beim Arzt geblieben. Es ist keinerlei Versuch unternommen worden, den eigenen Anteil der Patientin an ihren Beschwerden zur Diskussion zu stellen. Dies hat demnach den inneren Zyklus verstärkt: die Patientin wurde zunehmend unruhiger, sie glaubte immer stärker, daß tatsächlich etwas los sein müsse und sie hat den Blick auf den gesamten Kontext immer mehr verloren. Eine starke Zunahme der Beschwerden hat in der Folge zu dem Kontakt mit dem Vertreter des Hausarztes geführt, der Befunde zu erheben glaubte, die auf eine intrakranielle Blutung hinweisen können. Er überwies zum Neurologen, dieser entschloß sich zur stationären Aufnahme und zu weiterer Diagnostik.

Obwohl keine pathologischen Befunde erhoben wurden, rechnet man doch mit deren Möglichkeit, wodurch neue Untersuchungen in petto bleiben. Die Patientin ist auf diese Weise immer weiter in den medizinischen Kanal geraten und es wird immer schwieriger, den Prozeß noch zu beenden.

Das Angehen dieses Problems hat außerdem alle möglichen Folgen für die Beziehung der Patientin zu ihrer unmittelbaren Umgebung, also für den äußeren Zyklus. Die Patientin wird von ihrer Familie zunehmend als Kranke betrachtet, weil die Medikamente, die Überweisungen und die Krankenhausaufnahme dies auch nahelegen. Außerdem wird sie ihren Mann und die Kinder wahrscheinlich darauf aufmerksam machen, daß sie es vom Arzt her „etwas ruhiger angehen lassen solle; sie mögen das bitte bedenken". So stehen die Ratschläge des Arztes dem Zugang zu anderen Dingen im Wege; das Gespräch über Meinungsverschiedenheiten über die Kindererziehung z. B. findet nicht mehr statt. Auf diese Weise kann der Hausarzt ein Bestandteil der Lebenssphäre der Patientin werden; der Kopfschmerz kann durch sein Vorgehen eine stabilisierende Funktion in der sozialen Interaktion erhalten.

Fallbeispiel 2 *(Der Patient mit dem Herzinfarkt)*

Das vorhergehende Beispiel betraf sogenannte „nervös-funktionelle Beschwerden", aber die gleichen Prozesse können selbstverständlich ebensogut bei allen möglichen objektivierbaren organischen Erkrankungen eine Rolle spielen, seien es Erkältungen oder ernstere Erkrankungen. Im vorigen Kapitel ist von einem Mann mittleren Alters die Rede gewesen, der einen Herzinfarkt durchgemacht hat. Er hat sich davon größtenteils erholt, ist aber noch immer unter Kontrolle des Kardiologen (alle 4 Monate) und leistet halbtags Verwaltungsarbeit. Nachdem er immer mehr in einen sich selbst verstärkenden Prozeß geraten ist (innerer und äußerer Zyklus), entschließt sich der Patient dazu, zum Arzt zu gehen.

Erste Beratung:
Der Patient kommt mit der Beschwerde über Schmerzen und Druckgefühl in der Brust. Es ist nicht genauso wie bei dem Herzinfarkt: es bleibt mehr links in der Brust, geht mit starkem Herzklopfen einher und mit einem Schwere- und Kribbelgefühl in beiden Unterarmen und Händen. Obwohl der Kardiologe 6 Wochen zuvor zufrieden war, traut der Mann diesem Urteil nicht. Er hat das Gefühl, daß es ihm ganz und gar nicht gut geht. Bei weiterem Nachfragen scheinen die Beschwerden v.a. abends und vor dem Einschlafen aufzutreten. Die Schmerzen strahlen aber nicht in die Arme oder in den Hals aus und sind nicht mit Übelkeit verbunden. Eine Tablette Nitrolingual, die er bereits zweimal probeweise genommen hat, hatte wenig Erfolg.

Aus dem Brief des Kardiologen geht hervor, daß die Ergebnisse bei der Kontrolle gut waren: „Herz o. B. ... Blutdruck 145/95 mmHg ... EKG unverändert ... Leberfunktion ungestört ... Medikation unverändert beibehalten: Propranolol 40 mg pro Tag; Marcumar nach Schema; Nitrolingual bei Bedarf ..."

Die körperliche Untersuchung beim Hausarzt ergibt keine neuen Gesichtspunkte: Blutdruck 155/95 mmHg. Herz: normal, perkutorisch nicht vergrößert, auskultatorisch o. B. ... Dem Arzt fällt auf, daß der Patient grüblerisch und depressiv aussieht. Weil er kein Risiko eingehen will und sich seiner Sache nicht ganz sicher ist, schlägt er eine vorzeitige Kontrolle beim Kardiologen vor (nach einer Woche).

Zweite Beratung:
Einige Tage später sitzt die Ehefrau des Patienten wegen der Pille in der Sprechstunde. Nebenbei bringt sie das Gespräch auf ihren Mann. Nach ihren Worten gehe es ihm nicht gut, aber er schone sich auch nicht. Trotz seiner Schmerzen gehe er doch in den Garten arbeiten und werkele an seinem Auto herum. Heute habe er dann auch wieder stärkere Beschwerden. Die Frau appelliert dringend an den Arzt, ihren Mann zu mehr Ruhe zu ermahnen, weil jeder sich große Sorgen mache. Weil der Patient ziemliche Beklemmungen habe, verspricht der Arzt einen Besuch im Verlaufe des Tages.

Dritte Beratung:
Der Hausarzt sucht den Patienten zu Hause auf. Die körperliche Untersuchung ergibt nicht viel. Im Zusammenhang mit dem ängstlichen und gespannten Eindruck, den der Patient macht, entschließt sich der Arzt, ein sedierendes Mittel zu verordnen. Gleichzeitig rät er zu mehr Ruhe bis zum Eintreffen des kardiologischen Befundes.

Vierte Beratung:
Der Patient war beim Kardiologen, aber der Herzbefund bleibt unverändert gegenüber dem Zustand von vor 7 Wochen. Zur Objektivierung der Beschwerden hat er ein Fahrradergometer angefertigt. Auch bei dieser Untersuchung ergaben sich keine neuen Gesichtspunkte. In dem folgenden halben Jahr hat der Hausarzt den Patienten noch einige Male gesehen. Obwohl die Beschwerden nicht zunehmen, wird der Allgemeinzustand schlechter. Der Patient wird zunehmend initiativelos, grübelt viel und macht einen gedrückten Eindruck.

Darauf angesprochen berichtet der Patient, alles immer schlechter tun zu können. Er zweifelt, ob er jemals wieder würde funktionieren können und ist deswegen sehr niedergeschlagen. Eine 2monatige Behandlung mit einem Antidepressivum (3mal tgl. 25 mg Ludiomil) ergibt wenig Besserung. Der Patient hat zwischenzeitlich seine Halbtagsbeschäftigung eingestellt. Ein halbes Jahr später erhält der Hausarzt ein Schreiben des Kollegen der Rentenversicherung, in dem die Entscheidung mitgeteilt wird, daß der Patient nun als 100% erwerbsunfähig angesehen wird angesichts der Tatsache, daß das Problem der Verarbeitung des durchgemachten Infarkts seine Arbeitsfähigkeit so weit behindert, daß auch eine Teilzeitbeschäftigung nicht in Betracht komme.

Damit schließen wir den Bericht über den Patienten, um zu sehen was passiert ist. Der Patient hat durch den Herzinfarkt und die Veränderungen, die dieser mit sich brachte, zunehmend das Gefühl gehabt, nichts mehr wert zu sein. Und auch die Reaktionen seiner Umgebung auf seine Teilinvalidität bestärken die Tatsache, daß er immer mehr auf dem Abstellgleis steht. Er grübelt viel und die Spannung, die seine neue Lebenssituation mit sich bringt, geht mit Beklemmungen und Schmerzen in der Brust einher. Begreiflicherweise - er stand schon einmal am Rande des Grabes - rufen die Beschwerden bei ihm die Angst hervor, es könne mit seinem Herzen wieder etwas nicht in Ordnung sein, und er verliert dabei den Kontext seiner Beschwerden aus dem Auge.

Der Hausarzt - mit den Beschwerden und der Vorgeschichte des Patienten vor Augen - geht lediglich auf die somatischen Aspekte ein, er will kein Risiko eingehen und schickt den Patienten sicherheitshalber vorzeitig zum Kardiologen. Er widmet der möglichen Auswirkung der Hyperventilation und dem subjektiven Erleben wie Angst vor Wiederholung, Antizipationsphantasien und dem zunehmenden Gefühl der Wertlosigkeit keine Aufmerksamkeit.

Diese Faktoren bleiben auch dann größtenteils außer Betracht, als die eingehende kardiologische Untersuchung nichts ergibt und sich der Zustand des Patienten trotzdem verschlechtert. Der Arzt denkt zwar an einen möglichen psychogenen Ursprung der Beschwerden, aber er beschränkt sich auf die Verordnung von Tranquilizern und im späteren Verlauf von Antidepressiva.

Durch sein Vorgehen verstärkt er in der Tat einen möglichen Prozeß somatischer Fixierung im inneren Zyklus dadurch, daß der Patient auf seinen Körper und was damit nicht in Ordnung sein könnte, fixiert bleibt. Der Hausarzt hat außerdem dem Wunsch der unmittelbaren Umgebung des Patienten nachgegeben und dem Patienten ans Herz gelegt, vor allem alles ruhig angehen zu lassen. Damit ist er in das System des Patienten eingetreten und hat Einfluß genommen auf die Rolle, die der Infarkt weiterhin im Kontakt des Patienten zu seiner Familie oder seiner Arbeitswelt spielen wird (äußerer Zyklus). Der Patient wird noch mehr geschont, es wird ihm noch mehr aus der Hand genommen und es wird mit noch mehr Recht („Der Doktor hat selbst gesagt …“) protestiert werden gegen jeden Versuch, wieder aktiv zu werden. Aus dem Vorgehen des Arztes erwächst das Risiko, daß der Patient mehr als nötig in die Patientenrolle gedrängt wird, wodurch der Prozeß der somatischen Fixierung aufs neue verstärkt wird. Dieser Prozeß ist endgültig abgesegnet, als der Patient berentet wird.

Mit diesen Beispielen haben wir versucht, deutlich zu machen, daß nicht nur der Patient zum Prozeß der somatischen Fixierung beiträgt, sondern daß der Hausarzt in gleichem Maße dadurch, daß er an bestimmten Stellen versagt oder unangemessen reagiert, einen wichtigen Einfluß auf seinen Verlauf nehmen kann. Bei den Beispielen sind wir davon ausgegangen, daß der Patient den inneren oder äußeren Zyklus schon einige Male durchlaufen hat und dann erst zum Hausarzt kommt.

Der Anfangspunkt des Prozesses der somatischen Fixierung kann aber ebensogut beim Hausarzt liegen, der durch inadäquate Reaktionsweisen, einseitig somatische Aufmerksamkeit, überflüssiges oder ungenügendes ärztliches Tun oder durch die Übernahme von zuviel Verantwortung unangemessene Reaktionen seitens des Patienten hervorruft.

Zusammenfassung

In diesem Kapitel haben wir gesehen, daß der Verlauf eines Prozesses somatischer Fixierung zu einem großen Teil davon abhängt, was sich in den Kontakten zwischen Hausarzt und Patient abspielt. Auch dort kann ein sich selbst verstärkender Prozeß (Hausarzt-Patienten-Zyklus) entstehen, durch den die Genesung von Krankheit, Beschwerden oder die Lösung von Problemen erschwert wird. Wie ein solcher Prozeß zwischen Hausarzt und Patient ablaufen kann, wird in den beiden folgenden Kapiteln beschrieben.

Zunächst soll erläutert werden, wie Hausarzt und Patient, jeder von einem anderen Hintergrund aus, zur somatischen Fixierung beitragen. In Kap. 4 stellen wir die aktuelle Sprechstundensituation bei der Interaktion zwischen Hausarzt und Patient dar.

3 Die Anteile von Hausarzt und Patient an der somatischen Fixierung

Einleitung

In den vorangegangenen Kapiteln haben wir gesehen, daß der Prozeß der somatischen Fixierung zu einem wichtigen Teil Gestalt annehmen kann im Kontakt zwischen Hausarzt und Patient. Beide können hierzu auf ihre eigene Weise beitragen, d. h. sowohl der Hausarzt als auch der Patient können auf die Erkrankung, auf Beschwerden oder Mißempfindungen gut oder weniger gut reagieren, von beiden wird ein angemessenes Problemlösungsverhalten erwartet. Der Beitrag an der somatischen Fixierung kann ganz global auf zweierlei Weise vor sich gehen (vergleiche die Definition der somatischen Fixierung in der Einleitung zum Buch, S. 4):

a) *Unangemessener Umgang mit Krankheiten, Beschwerden oder Problemen.* In den meisten Fällen bedeutet dies, daß bestimmte Aspekte unterbewertet werden, woraus sich mangelhafte Voraussetzungen für eine Wiederherstellung ergeben.

b) *Ungleiche Beziehung zwischen Hausarzt und Patient.* Eine ungleiche Verteilung von Einflußnahme, Initiative, Entscheidungsmöglichkeiten und Verantwortlichkeit bringt den Patienten mehr als nötig in die Abhängigkeit von ärztlicher Hilfe.

Im ersteren Fall besprechen wir, *was* Hausarzt und Patient genau mit Krankheiten, Beschwerden oder Problemen machen, im zweiten Fall, *wie* sie dabei miteinander umgehen. In der Praxis sind diese beiden Gesichtspunkte nicht so einfach zu trennen, weil sie stark miteinander verwoben sind. In diesem Kapitel werden sie getrennt besprochen, weil für beide unterschiedliche Hintergründe und Ursachen feststellbar sind. In Kap. 4 beschreiben wir, wie sie sich in der gegenseitigen Interaktion ausdrücken.

Unangemessener Umgang mit Krankheit, Beschwerden oder Problemen

Hierbei geht es um die Fragen hinsichtlich der Erkrankung, der Beschwerden oder Probleme des Patienten. Worüber sprechen sie, was wollen sie unternehmen? Wo liegt die Betonung einer eventuellen Therapie, bei Ratschlägen, Verordnungen oder Überweisungen? Wie ist der Gesprächsverlauf? Ein unangemessenes, somatische Fixierung förderndes Vorgehen beinhaltet meist einen Umgang mit den Beschwerden, der im Widerspruch zur Realität steht, mit anderen Worten, eine Unter- oder Überbewertung bestimmter Teilaspekte. In vielen Fällen sehen wir eine Unterbewertung auf einem Gebiet einhergehen mit einer Überbewertung an anderen Stellen. Eine Reihe von Beispielen kann deutlich machen, wie dies in dem Kontakt zwischen Hausarzt und Patient Gestalt annimmt.

An erster Stelle kann eine *Überbewertung somatischer Aspekte* vorliegen, auf Kosten der nichtsomatischen oder psychosozialen Anteile: eine ausschließlich somatische, nichtintegrierte Betrachtung der Beschwerden. Bei diesem Vorgehen wird ausschließlich die körperliche Dysfunktion betont, wird ausschließlich nach somatischen Ursachen der Beschwerden gesucht und kommen ausschließlich somatische Therapieformen in Betracht.

Nichtsomatische Faktoren werden nicht oder nur ungenügend in das Vorgehen einbezogen. Eine solch einseitige Betonung der somatischen Seite der Krankheit, Beschwerden oder Probleme bringt das Risiko mit sich, daß andere, für die Genesung wichtige Aspekte des Funktionierens des Patienten, wie sein Erleben oder sein Umgang mit den Beschwerden, übersehen werden. Wenn dadurch die Genesung behindert wird, läuft der Patient Gefahr, stets aufs neue ärztliche Hilfe zu benötigen und immer weiter auf das medizinische Gleis zu geraten.

Die umgekehrte Situation, eine *Überbewertung psychosozialer Aspekte* auf Kosten der Somatik, ist ebensogut denkbar. Für sich allein ergibt dies noch kein Risiko der somatischen Fixierung, aber eine solche Art der Beschäftigung mit den Beschwerden seitens des Hausarztes kann beim Patienten ein Gefühl des Verkanntwerdens auslösen („Er denkt, ich stelle mich an"). Eine starke Betonung des psychosozialen Aspekts („Es ist psychisch, es sind die Nerven") und eine Vernachlässigung der somatischen Seite kann insofern in entgegengesetzter Richtung wirken, als der Patient dadurch mit um so mehr Nachdruck über seine körperlichen Symptome sprechen wird. Wenn eine Unterbewertung der Somatik zum Übersehen bestimmter Erkrankungen führt, dann ist die Wahrscheinlichkeit größer, daß der Patient künftig absolute medizinische Sicherheit verlangen wird.

An dritter Stelle kann ein unangemessenes Vorgehen auch darin zum Ausdruck kommen, *wie der Hausarzt medizinisch-technisch zu Werke geht*. Beim ärztlichen Vorgehen können bestimmte Aspekte unterbewertet werden, die zu mangelhaften Maßnahmen führen, oder sie werden überbewertet, was zu überflüssigen Maßnahmen Anlaß gibt. Zu wenig oder zu viel sieht man häufig bei einem Vorgehen, das sich nur auf die Krankheit oder Symptome richtet. Bei der Erwägung dessen, was an Diagnostik, Therapie oder Überweisung nötig ist, steht nicht der (ganze) Patient im Mittelpunkt. Die Aufmerksamkeit richtet sich auf den Ausschluß oder die Behandlung eines bestimmten Krankheitsbildes. Dies kann bedeuten, daß (zu) viel Energie darauf verwendet wird, ergänzende medizinische Informationen zu erhalten in der Hoffnung, die Diagnose weiter abzusichern.

Das Sammeln solcher Informationen, häufig mit hohen Kosten einhergehend, geschieht dann meist nicht mehr im Interesse des Patienten und ergibt selten besondere Befunde für das Vorgehen bei diesen Beschwerden. Überflüssiges medizinisches Tun auf bestimmten Teilgebieten kann zugleich mangelhaftes Vorgehen an anderen Stellen zur Folge haben: z. B. werden andere auf der Hand liegende Erklärungen für die Beschwerden mangelhaft aufgeklärt oder geprüft, es wird unzureichend von einfachen Lösungen Gebrauch gemacht oder der natürliche Verlauf abgewartet. Dies macht den Patienten länger als nötig zum Patienten und mehr als nötig abhängig von ärztlicher Hilfe bei der Genesung von seinem Leiden.

Viele medizinisch-technische Maßnahmen des Arztes sind nicht nur überflüssig oder mangelhaft, sie können den Patienten auch Schäden zufügen (denken wir etwa an die toxischen Nebenwirkungen bei Schlafmitteln und die mit bestimmten Untersuchungen verbundenen Risiken). „Besser zuviel als zuwenig" ist sicher nicht immer richtig, und es besteht die Möglichkeit, daß der Patient dadurch auf der somatischen Schiene hängenbleibt. Viele Patienten kommen im Grunde nicht deshalb, um sich als jemand darzustellen, der „krank" ist, sondern nur um zu wissen, ob „etwas los ist", und um ggf. beruhigt zu werden. Wenn sie ihre „Beschwerden" quasi als Vorwand benutzen, weil man zum Arzt nun einmal nicht sofort mit allen möglichen vagen Problemen kommen kann oder weil sie Schwierigkeiten haben, für sie wesentliche Sorgen in Worte zu fassen, geht der Arzt, der sogleich Arzneimittel verordnet oder überweist, das Risiko ein, daß Patienten, die selbst noch keineswegs von körperlichen Beschwerden überzeugt waren, davon nun doch überzeugt sind und mit Sicherheit dazu neigen, künftig der somatischen Seite ihrer Beschwerden größere Aufmerksamkeit zu widmen.

Patient und Hausarzt können so zum Prozeß der somatischen Fixierung durch einen unangemessenen Umgang mit den Beschwerden beitragen, und zwar als Folge einer einseitig somatischen oder psychosozialen Sichtweise oder von zuviel oder zuwenig oder ärztlich-medizinischem Handeln.

Dem oben beschriebenen unangemessenen Vorgehen steht eine Betrachtungsweise von Krankheit, Beschwerden oder Problemen gegenüber, bei der allen relevanten Aspekten die gehörige Aufmerksamkeit gewidmet wird, wobei ernsthaft auf körperliche Dysfunktionen eingegangen wird (zu wenige Maßnahmen werden ebenso vermieden wie zuviele), wie auch auf das subjektive Erleben der Beschwerden und auf den Umgang mit ihnen. Man forscht nicht nur nach der Ursache der Beschwerden, sondern gleichzeitig werden auch deren Folgen für den Patienten und seine Lebenssphäre in die Besprechung einbezogen. Ein solches Vorgehen wird nicht nur bei vagen oder nervös-funktionellen Beschwerden angewendet, sondern auch bei (ernsthaften) organischen Erkrankungen. Wir erwarten, daß das Risiko der somatischen Fixierung minimal gehalten werden kann, wenn Arzt und Patient eine solche Vorgehensweise anstreben. In Teil 2 dieses Buches werden wir auf dieses Vorgehen weiter eingehen. Wir werden aber vorher anschauen, wie Arzt und Patient dazu kommen, ausschließlich somatisch vorzugehen und ungenügende, überflüssige oder selbst schädliche medizinische Maßnahmen zu wünschen.

Die Hintergründe des Beitrags von Hausarzt und Patient zur unangemessenen Betrachtung der Krankheit, der Beschwerden oder Probleme

Sowohl der Hausarzt als der Patient können eine einseitig somatische oder krankheitszentrierte Betrachtungsweise vorziehen oder selbst nötig haben.

Der Patient

An erster Stelle kann der Patient eine Überbewertung der somatischen Seite erwarten oder wünschen, weil er oder seine Umgebung die Krankheit benötigt, um bestimmte Probleme zu lösen: *Krankheitsverhalten als Problemlösungsverhalten.*

Wenn der Druck, dem ein Mensch bei der Arbeit, zu Hause oder sonstwo ausgesetzt ist, zu stark wird, ist krank werden oft der einzig mögliche und akzeptierte Ausweg. In einem solchen Augenblick kann es als Erleichterung wirken, wenn mit dem Körper etwas los ist, wenn ein somatischer Befund erhoben wird.

Krankheit, besonders wenn sie vom Hausarzt festgestellt wird, stellt ja doch eine legitime Grundlage dar, um sich Verantwortung oder Verpflichtungen zu entziehen. Kranksein kann daneben viel Aufmerksamkeit, Fürsorge und Hilfsbereitschaft bewirken, angenehme Dinge, die man in bestimmten Augenblicken sehr nötig hat. Mit Hilfe des Krankseins kann man auch die Umgebung stark beeinflussen. Man kann die Krankheit nötig haben, weil eine Beziehung sonst sinnlos oder problematisch werden könnte. Man kann damit verbergen, daß man mit bestimmten Problemen nicht anders umgehen kann. Auch andere Menschen können die Krankheit des Patienten nötig haben, um zu verhindern, daß sich die Aufmerksamkeit auf andere Dinge richtet.

Eine Reihe von soziokulturellen Einstellungen oder Verhaltensmustern in bezug auf Krankheit und Krankheitsverhalten sowie die Möglichkeiten des Gesundheitssystems verstärken die Tendenz, Krankheit als Problemlösung zu benutzen. Viele Patienten leben in der Meinung, daß man in erster Linie mit körperlichen Beschwerden zum Arzt zu kommen hat. Außerdem werden nach dem Gefühl einiger Patienten lediglich körperliche Beschwerden ernst genommen, Probleme psychosozialer Art dagegen viel weniger. Dies spiegelt die soziale Attitüde wider: zu einem Kranken ist man nett; wenn jemand Probleme hat, wird er gemieden. Wegen einer Krankheit darf man von der Arbeit zu Hause bleiben, wegen eines Problems nicht (beim Tod eines Partners z. B. bekommt man lediglich zwei arbeitsfreie Tage, Rückenschmerzen können jemanden für den Rest des Lebens an der Arbeit hindern).

Viele Patienten empfinden ihre Krankheit außerdem als ein von außen über sie kommendes Ereignis, eine Bedrohung, der man machtlos gegenüber steht und an der man selbst nicht beteiligt ist. Dem folgt die gesellschaftliche Reaktion auf die Krankheit: der Kranke trägt für seine Krankheit keine Verantwortung. Wenn man krank ist, dann kann man selbst nichts daran ändern, und die Krankheit muß deshalb auch wieder von außen ungeschehen gemacht werden, vorzugsweise durch das Gesundheitssystem. So hegen viele Menschen große Erwartungen gegenüber dem Gesundheitssystem. Immer mehr Menschen geraten in den Bann der technischen Möglichkeiten, die das klinische Setting offenbar bietet, und so legt man sein Schicksal gern in die Hände des klinischen Spezialisten. Häufig leben die Patienten in der Vorstellung „Je mehr, desto besser" oder „Hilft es nicht, so schadet es doch auch nicht". Sie sind erst zufrieden, wenn man bestimmte medizinisch-technische Maßnahmen durchgeführt und damit in Wahrheit einem bestimmten Ritual genügt hat (z. B. ein Säftchen für jede Erkältung, innere Untersuchung bei jedem Pillenrezept, jedesmal ein EKG bei Brustschmerz usw.). Es liegen immer irgendwelche Hintergründe vor, vor denen ein Patient ein einseitig somatisches oder krankheitsgerichtetes Vorgehen anstrebt (mit all seinen Risiken).

Der Hausarzt

Der Hintergrund, von dem aus der Hausarzt zum Prozeß der somatischen Fixierung beiträgt, hat unter anderem mit seiner Berufsauffassung zu tun (was zu den Aufgaben des Hausarztes gehört und was nicht), mit den Kenntnissen und Fertigkeiten, die er sich während der ärztlichen Ausbildung angeeignet hat, mit seiner Sicht ärztlicher Hilfeleistung, mit seiner Sicht (der Möglichkeiten) des Gesundheitssystems, seinem Bild von einem guten Hausarzt, von dem, was seiner Meinung nach die Patienten von ihm erwarten, und mit allen möglichen persönlichen Eigenschaften wie Selbstvertrauen und Interesse an seiner Arbeit und an seinen Patienten. Wir werden eine Reihe von Punkten Revue passieren lassen, die dazu führen können, daß der Hausarzt seinen Beitrag zum Prozeß der somatischen Fixierung liefert.

Die ärztliche Ausbildung

Hausärzte erhalten ihre Grundausbildung in der Klinik und bringen von dort ein Gepäck mit, das in vielen Fällen den Forderungen der Allgemeinpraxis nicht entspricht und einem ungenügenden, überflüssigen oder unangemessenen Handeln Vorschub leistet. In erster Linie ist das epidemiologische Bild, das dem Arzt während des Medizinstudiums vermittelt wird, nicht oder kaum auf die allgemeinärztliche Situation abgestellt. Ein Vergleich der klinischen und der allgemeinärztlichen Epidemiologie illustriert, daß in der Klinik häufig vorkommende Erkrankungen in der Allgemeinpraxis selten sind. Es besteht die Gefahr, daß der Hausarzt seine Patienten zunächst seiner Kenntnis von Krankheitsbildern gemäß ansieht und einschätzt. Das Vorbringen bestimmter Symptome kann zu der Vermutung führen, daß ein ernster pathologischer Befund oder eine kaum vorkommende Krankheit vorliegen, was überflüssiger Diagnostik und Therapie Vorschub leistet.

Die klinische Epidemiologie unterscheidet sich weiter von der allgemeinärztlichen durch die Tatsache, daß sie sich an Krankheiten (Diagnosen) orientiert und weniger am Patienten bzw. an dessen Beschwerden und Erlebniswelt. Im Medizinstudium wird auf diese Weise anhand vieler ernster Krankheiten, die in der Primärversorgung selten vorkommen, eine Denkweise übertragen, die vorzugsweise somatisch ausgerichtet ist, die in der Tat die Fächermedizin darstellt und dort begründet ist. Diese Betrachtungsweise der Klinik beinhaltet, daß man immer mit allen Mitteln Normabweichungen ausschließen will. Man will v.a. verhüten, daß jemand zu Unrecht als gesund erklärt wird. Für den Hausarzt ist dieser Aspekt natürlich auch sehr wichtig, aber er hat gleichzeitig die Verantwortung, dafür zu sorgen, daß jemand nicht zu Unrecht als krank erklärt wird!

Weil der Arzt während des Studiums vorzugsweise mit bestimmten Arten von Krankheiten bekannt gemacht wird, sieht er eine Menge Krankheiten, die von selbst heilen (sog. „self-limiting diseases") nicht. Diese Krankheiten kommen einfach mit der Fächermedizin nicht in Berührung. Der Hausarzt kennt also ihren natürlichen Verlauf nicht und tut deshalb Dinge, die eigentlich unnötig sind.

Beispiel:

„Exanthema subitum" ist eine Erkrankung, die ungefähr ein Drittel aller Säuglinge und Kleinkinder befällt. Das Kind hat 3 Tage lang hohes Fieber, danach sinken die Temperaturen und es tritt ein Hautausschlag auf. Nach einigen Tagen verschwindet auch der Ausschlag von selbst. Viele Hausärzte kennen und erkennen das Bild nicht und verordnen Antibiotika. Nach einigen Tagen ist das Fieber vorüber, aber das Kind hat einen Ausschlag. Der Arzt schreibt dies dem Antibiotikum zu und gibt den Rat, damit aufzuhören. Eventuell gibt er noch ein Mittel gegen den Ausschlag. Außerdem stempelt er das Kind als „allergisch gegen Antibiotika" ab und legt der Mutter ans Herz, dies überall allen Ärzten, die mit dem Kind je befaßt werden, zu berichten. Dies hat alle möglichen Folgen für die Zukunft und die mögliche Patientenrolle des Kindes.

Mangelnde Kenntnisse des epidemiologischen Spektrums der Allgemeinpraxis kann so zu allen möglichen überflüssigen oder ungenügenden ärztlichen Maßnahmen und so auch zum Prozeß der somatischen Fixierung beitragen.

Während des Medizinstudiums findet auch die Vermittlung ärztlicher Fertigkeiten statt. Ein Mangel an Fertigkeiten oder nicht auf die Allgemeinpraxis zugeschnittenen Fertigkeiten auf dem Gebiet medizinisch-technischen Handelns kann den Arzt dazu verleiten, bei der Untersuchung der Patienten zuwenig oder zuviel zu tun. In der klinischen Medizin werden z. B. mitunter Befunde aus der Anamnese und einer allgemeinen körperlichen Untersuchung unterschätzt gegenüber technischen Untersuchungen. In der Allgemeinpraxis indes können Anamnese und gezielte körperliche Untersuchungen in mehr als drei Viertel aller Fälle Diagnose und Therapie hinreichend begründen. Durch seine Ausbildung läßt der Hausarzt gerade diese Teile manchmal verkümmern (und tut damit zuwenig) und greift dadurch zu schnell zu allen möglichen (überflüssigen) technischen Untersuchungen.

Wie gesagt, während der klinischen Ausbildung wird eine Betrachtungsweise vermittelt, die auf die Krankheit und nicht auf den Patienten zentriert ist. Es fehlt vielen Hausärzten dann auch die Fertigkeit, psychosoziale Aspekte in die somatischen zu integrieren. Diese Unfähigkeit, zweigleisig arbeiten zu können, kommt allen möglichen überflüssigen, ja für den Patienten sogar schädlichen Maßnahmen entgegen und sorgt in bestimmten Fällen für die Überschätzung der und ein Umschlagen zur psychosozialen Seite hin. Weiter fehlt es oft an der Fähigkeit, mit dem Faktor „Zeit" richtig umzugehen, z. B. Verteilung von Untersuchung und Behandlung auf verschiedene Beratungen, wobei genügend Zeit für eine eventuelle Spontanheilung einzuplanen wäre. Schließlich gehört eine auf die Allgemeinpraxis abgestimmte Dokumentationsform nicht zu der Ausstattung, mit der ein Hausarzt seine Tätigkeit beginnt. Eine mangelhafte Dokumentation der kontinuierlichen Interaktion zwischen Arzt und Patient, der Risikofaktoren, der Krankengeschichte, der Hinweiszeichen, vorangegangener Untersuchungen und Gespräche führen zu mangelhaften differentialdiagnostischen Überlegungen und überflüssigen Maßnahmen.

Berufsauffassung

Die Auffassung des Hausarztes darüber, was zu seinem Aufgabenbereich gehört und was nicht, kann zur somatischen Fixierung beitragen. Er kann z. B. der Meinung sein, ausschließlich als Somatiker arbeiten zu sollen. Dieses erwarten seine Patienten, und dafür ist er aus- und weitergebildet. Will er ein guter Arzt sein, dann muß er am ehesten eine somatische Lösung bieten können. Das führt dazu, daß der Patient nicht ohne ein Rezept, einen ärztlichen Rat oder eine Überweisung zum Facharzt zur Tür hinausgeht. Eine solche Berufsauffassung wird bestärkt durch die Vorstellung, daß es für fast alle Beschwerden oder Probleme eine somatische Lösung gibt. Auch wenn der Arzt vielleicht den Einfluß psychosozialer Probleme auf das körperliche Wohlbefinden nicht in Abrede stellt, so vertritt er aber die Meinung, daß es nicht zu seiner Aufgabe gehöre, seine Aufmerksamkeit darauf zu richten.

Persönliche Meinungen und Eigenschaften

Zunächst kann man hier die individuelle Routine oder das Handlungsmuster des Hausarztes betrachten. Oftmals hat er während der Weiterbildung von seinen Lehrmeistern bestimmte irrationale Traditionen übernommen, die er rein routinemäßig immer wieder ablaufen läßt. Wenn sich Professor A für den Wert des Faktors X bei der Krankheit Y interessiert, dann werden seine Assistenten diesen Faktor bei allen möglichen Gelegenheiten bestimmen lassen. So schleift sich eine bestimmte Routine ein, die sich in der eigenen Praxis fortsetzt.

Mangelhafte Kenntnisse infolge unzureichenden Literaturstudiums, mangelhafte Fortbildung, fehlende Diskussionen mit Fachkollegen und den Vertretern anderer Disziplinen verhindern eine Änderung falscher oder überflüssiger Routine. Wenn der Arzt obendrein lange Zeit überflüssige Dinge getan hat, wobei er immer in der Erwartung, etwas Bestimmtes zu finden, enttäuscht wurde, so kann bei ihm im Laufe der Zeit eine Art „diagnostischer Ermüdung" auftreten, weshalb er dann manche Dinge übersieht. Die Fehler, die ihm dadurch unterlaufen, können wiederum eine irrationale „Zuvielreaktion" auslösen.

Weiter kann der Hausarzt auch zu denjenigen gehören, die nur somatisch schauen können oder wollen. Diese Einseitigkeit kann sich aus einer Unsicherheit auf anderen Gebieten ergeben, z. B. dem Gefühl, mit psychosozialen Aspekten nicht umgehen zu können. Viele Hausärzte fühlen sich am sichersten bei routinemäßiger medizinisch-technischer Beschäftigung. Die Unsicherheit kann sich auch auf medizinisch-technische Kenntnisse beziehen und aus der Angst entspringen, einen Fehler zu machen. Der Hausarzt kann fortwährend befürchten, Dinge zu übersehen, z. B. weil er einmal einen Hirntumor oder einen Herzinfarkt nicht rechtzeitig erkannt hat. Er wagt es nicht, ein Risiko einzugehen und bleibt darum allein auf die Somatik fixiert. Dabei kann auch der Eindruck eine Rolle spielen, daß der Facharzt doch alles besser könne. Erwägungen wie „Man kann es nie genau wissen, der Facharzt weiß hier mehr als ich, er hat viel mehr Möglichkeiten", können indirekt - durch Überweisungen - überflüssige Maßnahmen zur Folge haben. Weiter kann der Hausarzt fürchten, Kritik zu ernten, von seinen Patienten, die sich nicht ernstgenommen fühlen, unzufrieden sind oder zu einem anderen Arzt abwandern, der nur auf die somatische Seite eingehen will.

Ein allgemein menschliches Bedürfnis, nämlich zu brillieren, kann dem Hausarzt einen Streich spielen. In der klinischen Situation gilt die Entdeckung einer seltenen Erkrankung als besondere Leistung, auch wenn sich nur geringe therapeutische Konsequenzen ergeben. So kann die Neigung aufkommen, Besonderheiten oder Raritäten zu entdecken, natürlich mittels aller möglichen Extrauntersuchungen. Auch das Bedürfnis, kompetent zu sein, gern helfen zu wollen oder als nett zu gelten, kann überflüssige medizinische Maßnahmen begünstigen.

Mangelhafte oder überflüssige Maßnahmen können natürlich genausogut zurückzuführen sein auf reine Bequemlichkeit, Desinteresse oder Mangel an Wissen.

Schließlich spielen auch finanzielle Gesichtspunkte eine Rolle. Es ist fatal, feststellen zu müssen, daß überflüssige medizinische Maßnahmen für manche (Privat)patienten finanziell vorteilhafter sind und daß längst nicht jeder Hausarzt dieser Versuchung widerstehen kann; v. a. dann nicht, wenn man vor großen finanziellen Belastungen steht. Die gesetzlichen Regelungen für Kassenärzte sind in den Niederlanden so, daß der Hausarzt Zeit und Mühe sparen kann, wenn er den Patienten so schnell wie möglich abschiebt. In Wirklichkeit erhält er also eine Prämie dafür, daß er zuwenig tut.

Der Spezialist dagegen erhält von seinen Patienten eine Prämie, wenn er viel tut. Für ihn ist es vorteilhafter, den Patienten dadurch festzuhalten, daß er ihn wiederbestellt und alle möglichen überflüssigen Dinge durchführt. Beide Aspekte fördern das Risiko der somatischen Fixierung in hohem Maße.

Wir haben bisher unsere Aufmerksamkeit insbesondere auf die Art und Weise gerichtet, wie Hausarzt und Patient durch einen unangemessenen Umgang mit Krankheit, Beschwerden oder Problemen zum Prozeß der somatischen Fixierung beitragen können und welche Gründe dafür anzuführen sind. Im folgenden werden wir vorzugsweise die Hausarzt-Patient-Beziehung betrachten: Wie diese durch ungleiche Verteilung von Einflußnahme, Initiative und Verantwortlichkeit die somatische Fixierung verstärken kann und wo die Ursachen dafür liegen.

Hausarzt und Patient: Eine ungleiche Beziehung

Es geht hier um die Frage, wie diese Beziehung in Wirklichkeit aussieht: Wie verhält man sich gegeneinander, wer ergreift die Initiative, wer faßt die Entschlüsse, wessen Meinung gibt den Ausschlag bei der Beurteilung der Beeinträchtigung und was dagegen zu tun ist und wie sind die Verantwortlichkeiten zwischen beiden verteilt? In rein formaler Hinsicht ist die Arzt-Patienten-Beziehung i. allg. nicht so, daß beiden Partnern gleich viel Macht oder Einfluß zukommt. Mit den Rollen von Arzt und Patienten sind historisch und gesellschaftlich bestimmte Normen und Erwartungen verknüpft. In ihrer Beziehung liegt eine Art natürlicher Unterschied der Macht der Entscheidungsbefugnis und Verantwortlichkeit. Man kann Macht dabei umschreiben als „die Beherrschung oder den Besitz von Mitteln, von denen andere sich abhängig fühlen, wenn sie bestimmte Ziele erreichen wollen". Macht setzt sich demnach zusammen aus physischen, materiellen und immateriellen Mitteln.

Aus der Perspektive des Patienten (oft auch des Arztes) beherrscht und verfügt der Hausarzt über viele Möglichkeiten, die dem Patienten fehlen, wenn er bestimmte Dinge erreichen will. Der Hausarzt ist Experte, Fachmann auf einem Gebiet, dem in unserem Zusammenleben stets mehr Wert zuerkannt wird (in erster Linie, aber nicht nur auf dem Gebiet von Krankheit und Gesundheit). Dieses Expertentum ist gesellschaftlich legitimiert: dem ärztlichen Beruf kommt das Recht zu, gültige Aussagen über das Etikett Krankheit und alles, was damit zusammenhängt, zu machen. Ihm kommt das Monopol der Arzneimittelverordnung, der Zugang zu anderen Institutionen des Gesundheitssystems und die Kompetenz zu, jemanden aus seiner Lebenssphäre herauszunehmen, wenn dies notwendig erscheint. Er allein hat die Qualifikation, unser aller Persönlichstes - unser Körperinneres und unsere Seele - zu untersuchen und zu behandeln.

Aus dieser Perspektive treten Arzt und Patient mit ungleicher Macht, ungleichem Einfluß und Autorität miteinander in Kontakt. Der äußere Rahmen, in welchem dies geschieht, trägt dazu bei, dieses Verhalten zu verfestigen. Der Patient begibt sich auf das Terrain des Arztes und paßt sich den dort geltenden Regeln an. Der Arzt kann auf sich warten lassen, er bestimmt die Zeitdauer der Interaktion, kann

Informationen abfragen über intime Gefühle des Patienten ohne selbst von seinen Gefühlen eine Spur preiszugeben. Er kann jemanden betasten, ohne selbst berührt zu werden. Rein formal ist in dieser Beziehung der Hausarzt also ein ungleicher Partner, derjenige mit mehr Macht, Einfluß und Autorität. Er verdankt diesen Umstand einer bestimmten Berufszugehörigkeit. Dies heißt aber nicht, daß der Patient gänzlich ohne Macht und Einfluß ist. Auf der Ebene der direkten Beziehung des einzelnen Hausarztes zum einzelnen Patienten ist das Verhältnis oft weniger ungleich. Hier kann der Patient seine Wünsche einbringen und den Verlauf der Begegnung weitgehend mitbestimmen. Eine gute Wiederherstellung des Patienten erfordert in den meisten Fällen auch eine Initiative und einen aktiven Beitrag von seiten des Patienten: ein Mitdenken über das, was los ist und was zu geschehen hat, ein Mittragen der Verantwortung für die Suche nach angemessenen Lösungen.

Beim Prozeß der somatischen Fixierung im Kontakt zwischen Hausarzt und Patient sieht man jedoch häufig eine ungleiche Verteilung von Initiative und Verantwortung. Dies kann solche Formen annehmen, daß z. B. der Patient die Konsultation vollständig bestimmt, daß er der Meinung ist, der Arzt sitze da, um Rezepte, Überweisungsscheine oder Atteste auszustellen ohne weiteren Kommentar. Auch wenn der Hausarzt während der Sprechstunde die volle Verantwortung dem Patienten überläßt (und damit seine eigene Verantwortlichkeit vernachlässigt), liegt das Risiko somatischer Fixierung auf der Hand, namentlich dann, wenn ein ausschließlich somatisches Vorgehen oder überflüssige ärztliche Maßnahmen *gewünscht* werden.

Beim Prozeß der somatischen Fixierung kommt es aber noch häufiger vor, daß der Hausarzt stets auf seiner Autorität und fachlichen Kompetenz besteht und damit zuviel Verantwortung für die Beschwerden oder Probleme des Patienten auf sich nimmt, während sich der Patient abhängig gibt und bestimmte Verantwortlichkeiten ganz dem Arzt zuschiebt. Der Arzt ist der „mächtige Allwissende", der ohne Zutun des Patienten bestimmt, was vorliegt, der entscheidet, was zu geschehen hat, ohne dem Patienten diese Entscheidung zu erläutern. Der Patient gibt sich demgegenüber als „unmündiger Ignorant", geht vor der Autorität des Arztes in die Knie und nimmt eine abhängige und passive Haltung ein.

Die Untersuchungsergebnisse unseres Instituts lassen deutlich erkennen, daß Menschen, wenn sie in schwierige Situationen geraten und damit nicht fertigwerden können, häufig körperliche Beschwerden bei sich selbst oder bei anderen benutzen, um diesen Schwierigkeiten aus dem Wege zu gehen. Somatische Beschwerden, Krankheiten oder Probleme sind Dinge, an denen sie ihrem Gefühl nach nichts ändern können, und so neigen sie denn auch dazu, andere, vorzugsweise den Hausarzt und das Gesundheitssystem, für die Lösung verantwortlich zu machen. Viele Hausärzte gehen darauf ein, indem sie unnötig viel Verantwortung von ihren Patienten übernehmen. Sie nehmen ihnen damit die Möglichkeit ab, über ihren eigenen Körper und das eigene Leben (mit) nachzudenken und (mit) zu entscheiden. Dies kann dazu führen, daß der Patient wegen seiner Beschwerden und Probleme immer wieder (ärztliche) Hilfe benötigt und sich selbst als zunehmend schwach und hilfsbedürftig ansieht. Wenn dann noch einseitig die somatische Seite der Beschwerden oder Probleme betont wird, ergibt sich die große Wahrscheinlichkeit, daß sich der Patient festrennt, sich ganz auf das somatische Medizinsystem fixiert und davon abhängig macht.

Gegenüber dieser oben beschriebenen ungleichen Beziehung mit einer ungleichen Verteilung von Einfluß, Initiative und Verantwortung, einhergehend mit einer wachsenden Abhängigkeit, gibt es eine andere Art von Beziehung, in der beide Partner auf der Basis gegenseitigen Vertrauens jeder seinen Teil Verantwortung übernimmt: eine offene, tragfähige und gleichwertigere Beziehung, in der beide ihre Meinung haben und äußern. Der Hausarzt schiebt keine Verantwortung ab und übernimmt nur die Initiativen und Entscheidungen, die im Hinblick auf seine ärztliche Fachkunde wünschenswert sind. Der Patient ist aktiv in das Geschehen einbezogen und denkt und entscheidet so weit als möglich mit.

Der Aufbau einer solchen Beziehung erfordert von seiten des Hausarztes bestimmte Fähigkeiten, die in Teil 2 beschrieben werden. Vorerst wollen wir auf die Frage eingehen, vor welchem Hintergrund Hausarzt und Patient ihre Anteile zu einer Beziehung liefern, die die somatische Fixierung fördert.

Die Anteile von Hausarzt und Patient beim Zustandekommen ungleicher Beziehungen

Sowohl Hausarzt als auch Patient können aus verschiedenen Gründen ein Verhältnis anstreben, in dem Initiative und Verantwortlichkeit ungleich verteilt sind.

Der Patient

Der Patient kann das Gefühl haben, in dem Kontakt eine bestimmte Haltung einnehmen zu müssen, um ernstgenommen zu werden und um seine Wünsche realisiert zu sehen. Er kann das Gefühl haben, daß es de facto der Arzt ist, der bestimmt und die Konsultation gestaltet. Der Arzt verfügt über die Mittel, von denen der Patient hinsichtlich seiner Gesundheit abhängig ist. Nach der Theorie über die Macht sieht es so aus, daß eine ungleiche Verteilung der Macht denjenigen, der weniger Macht hat, in Ungewißheit und Unsicherheit versetzt, die er dadurch zu reduzieren versucht, daß er sich anpaßt. Dies kann bei bestimmten Patienten dazu führen, daß sie eine Haltung einnehmen, die darauf abzielt, den Arzt gewogen zu stimmen (durch Freundlichkeit, Fügsamkeit oder Schmeichelei), oder die sich der autoritären Haltung des Arztes anschließt (durch Abhängigkeit oder Hilflosigkeit). Obwohl es dabei so scheint, als bestimme der Arzt alles, übt der Patient doch einen großen Einfluß aus, indem er den Arzt verantwortlich macht und an die Arbeit setzt (weiteres dazu s. Kap. 4).

Nach diesen Überlegungen spielen die Erwartungen hinsichtlich der medizinischen Wissenschaft und hinsichtlich dessen, was man selbst für seine Gesundheit tun kann, eine große Rolle. Viele Patienten haben das Gefühl, daß sie von ihrem eigenen Körper nichts wissen und nichts für ihn tun können. Für sie gilt: „Der Arzt weiß am besten, was gut für dich ist; wenn du dich also nicht fühlst, geh lieber gleich hin, anstatt selbst an dir herumzudoktern. Er kann dir sagen, was los ist, dazu hat er studiert, und wenn er es selbst nicht weiß, kann er dich zum Facharzt überweisen". Oder: „Ja, je professioneller desto besser. Wenn du krank bist, dann kannst du ja selbst doch nichts dran machen und dann sind andere dazu da, um dich gesund zu machen". Im Verhältnis zu (ärztlichen) Hilfspersonen fühlen sich

viele Menschen schwach und verhalten sich entsprechend. Eine solche Haltung seitens der Patienten hat sich im Laufe der Zeit immer wieder verbreitet, und in der Tat
werden viele Menschen auf diese Weise immer abhängiger von professioneller Hilfeleistung. In letzter Zeit ist eine Gegenströmung festzustellen, in der Menschen
sich mündiger verhalten und bewußt mehr Verantwortung für ihr eigenes Leben, ihre Gesundheit und ihr Wohlergehen übernehmen.

Der Hausarzt

Zu einer ungleichwertigen Arzt-Patienten-Beziehung kann auch der Hausarzt beitragen. Er kann seine Position in der Beziehung auf eine dem Patienten vergleichbare Art sehen aus der Idee heraus: „Als Arzt bin ich der Fachmann und weiß, was für
den Patienten gut ist. Der Patient hat im allgemeinen ein mangelhaftes Urteil über
Krankheiten, also darf er sich in dieser Beziehung auch nicht allzuviel Initiative
herausnehmen ...".
    Natürlich büßt der Arzt nicht gern die Macht ein, die mit seiner Rolle als Helfer
verbunden ist. Nach mehreren sozialpsychologischen Theorien über die Macht lassen Menschen, die über Macht und Einfluß verfügen, die Meinung erkennen, sie
müßten den Abstand zwischen sich und weniger mächtigen aufrechterhalten oder
vergrößern. Ein Machtzuwachs des weniger mächtigen (z. B. durch zunehmende
Mündigkeit des Patienten) kann als Bedrohung der eigenen Position als Fachmann
erlebt werden. Dies gilt namentlich dann, wenn man sich nicht allzu sicher fühlt.
    In dem Maße, in dem man als Hausarzt wirklich Fachmann ist, wird man die
Entfaltung von (äußerlicher) Autorität weniger nötig haben. Meist hat der Arzt diese Art Rollenverständnis in einer hierarchischen und autoritären Ausbildungssphä-
re gelernt und auch der äußere Rahmen, in dem er später arbeitet, trägt selten dazu
bei, ihm einen teilweisen Autoritätsverzicht nahezulegen. Die eigene feste kollektive
berufsständische Organisation bewirkt eher das Gegenteil, das Fach wird vor Ein-
dringlingen und alternativen Heilmethoden abgeschirmt, und deren Vertreter werden mit Argwohn betrachtet.
    Auch eine Reihe von Erwartungen, die an die „Helferrolle" gekoppelt sind, hat
den Effekt, daß viele Ärzte dazu neigen, immer die ganze Verantwortung für das
Wohl und Wehe ihrer Patienten zu übernehmen: „Als Hausarzt darf ich nie „Nein"
sagen, im Gegenteil, ich muß allzeit helfen. Wenn ich nicht immer eine passende
Lösung parat habe, bin ich kein guter Arzt. Jemanden, der krank ist, kann ich nicht
dafür verantwortlich machen, noch kann ich erwarten, daß er sich selbst ‚helfen'
kann". In dieses Bild von einem guten Arzt paßt es auch, daß dieser niemals negative Gefühle (z. B. Irritation oder Ohnmacht) zeigen darf: „Der Patient kann nichts
tun, und als Arzt muß ich immer im Bilde sein".
    Alle möglichen persönlichen Eigenschaften des Hausarztes können diese Denk-
weise noch verstärken. So kann es sich um eine Persönlichkeit handeln mit einem
stark ausgeprägten Bedürfnis, ein perfekter Helfer zu sein, bzw. um jemanden, dessen Ideal es ist, „alles zu wissen, jeden zu lieben und alle gesund zu machen". Wenn
der Arzt an sich selbst solche hohen Anforderungen stellt, wenn er sich nie ein Versagen zugesteht, wenn er a priori jedem helfen muß und nie mit leeren Händen vor
sich selbst dastehen darf, dann wird er dazu tendieren, den Patienten viel Verant-

wortung abzunehmen. Er wird mit Schuld- oder Versagensgefühlen belastet sein, wenn beim Patienten keine Besserung eintritt, er weiter Beschwerden hat oder enttäuscht hinausgeht.

Das persönliche Bedürfnis nach Macht, Ansehen und Status kann natürlich auch ein wichtiger Impuls sein, um die Beziehung zum Patienten „im Ungleichgewicht" zu halten. Es ist möglich, daß die Berufswahl des Arztes gerade wegen der Autorität oder des Ansehens, das der Arztberuf in der Gesellschaft genießt, erfolgt ist. Eng hiermit verknüpft ist das Bedürfnis, das übrigens den meisten Menschen zu eigen ist, kompetent und fachkundig zu sein oder etwas Besonderes zu leisten, ein Bedürfnis, das beim Arzt zu dem Wunsch anwachsen kann, dem Patienten gegenüber eine magische Rolle einzunehmen. Unsicherheitsgefühle können darin eine Rolle spielen, wenn der Hausarzt seine Patienten für seine eigene Sicherheit nötig hat und wenn er gerade im Machtverhältnis gegenüber dem Patienten „etwas" darstellen kann: jemand, zu dem man aufschaut, jemand, der etwas leistet. Auch die Angst, nein zu sagen, das Unvermögen, die eigenen Grenzen anzugeben, die Angst, dem Patienten deutlich zu machen, wo dessen Verantwortung beginnt, all dies kann dazu führen, daß er die ganze Verantwortung für das Wohl und Wehe des Patienten auf sich nimmt.

Schließlich kann die Angst bestehen, den Patienten zu verlieren und dies am eigenen Geldbeutel zu spüren. Das kann bedeuten, daß der Hausarzt jedem Wunsch des Patienten entgegenkommt und fortwährend die völlige Verantwortung für das Wohlergehen des Patienten sich selbst auflädt. Vor allem junge, gerade niedergelassene Hausärzte, die ihre Praxis unter den Bedingungen eines Überschusses an praktischen Ärzten aufbauen wollen und die sich damit in einer Konkurrenzsituation befinden, laufen Gefahr, ihren Patienten besonders viel „Service" zu bieten, um sie an sich zu binden.

Die hier dargelegte Haltung von Hausarzt und Patient bezüglich der Frage, wie der Kontakt zwischen beiden abzulaufen hat und wie Initiative und Verantwortung verteilt sein sollten, kann dazu beitragen, daß sich der Patient langsam in eine zunehmend abhängige Position vom Gesundheitssystem begibt, wodurch sich wiederum die Chance der somatischen Fixierung vergrößert.

Zusammenfassung

Zur Erläuterung für die Entstehung und Aufrechterhaltung der somatischen Fixierung in der Arzt-Patienten-Beziehung haben wir in diesem Kapitel dargelegt, wie beide zu diesem Prozeß beitragen können und wo die Ursachen liegen. Arzt und Patient können - jeder aus unterschiedlichen Gründen - bestrebt sein, daß sich die Aufmerksamkeit allein oder vornehmlich auf die somatische Seite der Beschwerden oder Probleme des Patienten richtet, so daß alle möglichen medizinischen Maßnahmen durchgeführt werden, die überflüssig oder gar schädlich sind, daß notwendige Maßnahmen unterbleiben und/oder daß von einer ungleichen Beziehung gesprochen werden kann, wodurch der Patient mehr als notwendig in die Abhängigkeit des Hausarztes gerät.

Im folgenden Kapitel wird gezeigt, wie der Prozeß der somatischen Fixierung in der Interaktion zwischen beiden Gestalt gewinnt.

Literatur

Editorial (1979) Back pain, what can we offer? Br Med J 278: 706

Editorial (1980) The abuse of coronary arteriography. N Engl J Med 302: 1394

Freidson E (1975) Dominanz der Experten. Urban & Schwarzenberg, München Wien

French J, Raven B (1959) The basis of social power. In: Cartwright D (ed) Studies in social power. Institute for Social Research, Ann Arbor

Hardison JE (1979) To be complete. N Engl J Med 300: 193

Illich I (1975) Die Enteignung der Gesundheit. Rowohlt, Reinbek

Jones ED, Gerrard H (1967) Foundation of social psychology. Wiley, New York

Klinkert J (1978) Huisarts en professie, I, II en III [Hausarzt und Berufsstand, I, II und III] Huisarts en Wetenschap 21: 6, 43, 93

Mastenbroek W (1978) Macht, recente inzichten over een beladen begrip [Macht, heutige Ansichten über einen vielschichtigen Begriff]. Intermediair 14: 13

Mulder M (1977) Omgaan met macht [Umgang mit der Macht]. Elsevier, Amsterdam

Thomas J (1978) The consultation and the therapeutic illusion. Br Med J I: 1327

Zola Z (1973) De medische macht, de invloed van de gezondheidszorg op de maatschappij [Die Macht der Medizin, der Einfluß des Gesundheitssystems auf die Gesellschaft]. Boom, Meppel

4 Der Prozeß der somatischen Fixierung in der Interaktion zwischen Patient und Hausarzt

Einleitung

Wenn Hausarzt und Patient miteinander Kontakt aufnehmen mit dem Ziel, etwas gegen die Beschwerden des Patienten zu tun, dann bringen beide eine ganze Reihe von Meinungen, Wünschen und Bedürfnissen mit ein, die sie in dem Kontakt realisiert sehen möchten. Zugleich bestehen auf beiden Seiten Erwartungen hinsichtlich des Verhaltens des anderen („So gehört es sich für einen Hausarzt bzw. für einen Patienten"). Zwischen beiden entsteht ein Kommunikations- oder Interaktionsprozeß, der gut oder schlecht verlaufen kann, je nachdem, wie man aneinander herantritt und was man genau erreichen möchte. In der Interaktion zwischen Hausarzt und Patient kann ein Prozeß somatischer Fixierung eine Rolle spielen. Wie das vor sich geht, wollen wir beleuchten, indem wir zwischenmenschliche Kommunikation von drei Seiten aus betrachten (s. auch Kap. 1):

1. Wie verläuft der wechselseitige Informationsaustausch und die Übermittlung von Botschaften?
2. Wie beeinflussen sich Hausarzt und Patient gegenseitig in Richtung auf die eigenen Wünsche und Erwartungen?
3. Welches gegenseitige Reaktionsmuster bildet sich heraus, welche Struktur erhält die Interaktion zwischen Hausarzt und Patient?

Der Informationsaustausch

Hausarzt und Patient treten miteinander in Kontakt mit bestimmten Meinungen, Wünschen und Erwartungen, und sie senden diesen entsprechende verbale wie auch averable Botschaften aus. Damit beide Partner wissen, worum es geht, müssen die Botschaften konkret und deutlich sein. Dies gilt für den Hausarzt ebenso wie für den Patienten. Weil jeder seine Ansichten über Krankheit und Gesundheit von einem unterschiedlichen epidemiologischen Bezugsrahmen her versteht, werden die Beschwerden des Patienten von beiden sehr unterschiedlich beurteilt. Der Patient kann bei Kopfschmerzen an einen Tumor denken und so rasch wie möglich zum Neurologen überwiesen werden wollen, während der Hausarzt eher an Spannungen denkt und mit dem Patienten über Probleme in seiner Umgebung sprechen möchte. Ein solcher Gegensatz muß offen und deutlich zur Sprache kommen, weil er sonst zu einer Quelle von Verwirrung und Spannung werden kann.

Beim Prozeß der somatischen Fixierung in der Hausarzt-Patienten-Beziehung sieht man jedoch häufig, daß der Informationsaustausch undeutlich und indirekt vor sich geht. Eventuelle Gegensätze werden nicht ausgesprochen, und sie werden in der Kommunikation höchstens indirekt sichtbar. Die eigene Meinung wird dem anderen auf subtile Weise übermittelt, ohne daß dieser immer versteht, was genau gemeint ist. Wünsche werden indirekt deutlich gemacht, Gefühle, Sorgen und Ängste werden nicht gezeigt, während sie in den Kontakten sehr wohl eine Rolle spielen. In vielen Fällen kann man von einer Atmosphäre sprechen, in der man schwierigen Dingen aus dem Wege geht oder sie mit einem Scherz übergeht.

Wenn der Hausarzt bei seiner Kopfschmerzpatientin (vgl. Fallbeispiel in Kap. 2) nicht darauf eingeht, den Kontext ihrer Beschwerden deutlich zu machen, während sie fortwährend ihre Beschwerden weiter vorträgt und den Arzt um Abhilfe angeht, dann wird sie sich irritiert und ohnmächtig fühlen. Wenn er es unterläßt, ihre Ängste und Wünsche deutlich anzusprechen und auch seinen eigenen Wünschen und Gefühlen nicht deutlich Ausdruck gibt, dann kann sich dieser Kontakt so entwickeln, daß der Arzt die Patientin immer so schnell wie möglich auf subtile Weise zur Tür hinaus zu komplimentieren versucht, daß sich folglich die Patientin immer weniger ernstgenommen fühlt und eher mehr als weniger klagen wird. So kommt ein undeutlicher Informationsaustausch der somatischen Fixierung sehr entgegen.

Eine erste Voraussetzung für eine gute Interaktion ist also, daß beide Partner ihre Meinungen, Gefühle und Wünsche direkt, offen und deutlich äußern. Dies muß aber so geschehen, daß dem anderen zugleich genügend Raum gelassen wird, sich einzubringen. Wie so etwas vor sich gehen kann, zeigen wir im folgenden Abschnitt.

Die gegenseitige Beeinflussung

Mit der Kontaktaufnahme zwischen Hausarzt und Patient entsteht eine Art Verhandlung, bei der beide ihre eigenen Meinungen und Wünsche vorbringen. Eine solche Verhandlung kann sich erstrecken auf das, was anliegt, was geschehen muß, wer darüber zu entscheiden hat oder wer dafür verantwortlich ist. In einem Hausarzt-Patienten-Kontakt gehören nach Meinung des Arztes die Anwendung medizinischer Erkenntnisse, die körperliche Untersuchung, die Diagnosestellung, das Ausstellen oder Nichtausstellen eines Rezeptes und die Beurteilung, ob eine Überweisung sinnvoll ist, zu seinem Verantwortungsbereich.

Die Entscheidungsbefugnis des Patienten ist häufig viel geringer, vor allem dann, wenn das traditionelle Rollenverhältnis zwischen Arzt und Patient zugrunde liegt. Der Patient macht bestimmte Angaben, z. B. versichert er, daß nichts Ernstes vorliegt; er hat den Wunsch, daß (un)bestimmte körperliche Beschwerden oder Probleme zu Hause oder am Arbeitsplatz beachtet werden; er möchte bestimmte Medikamente, eine Überweisung oder die Hilfe des Arztes, um ein anderes Familienmitglied zu beeinflussen.

Die Gesprächspartner versuchen, ihre Wünsche und Meinungen dem anderen deutlich zu machen und ihn dahin zu bringen, daß von den eigenen Wünschen, Erwartungen und Meinungen so viel wie möglich realisiert wird. Wenn z. B. die Kopfschmerzpatientin der Meinung ist, der Arzt solle sie von ihren Kopfschmerzen befreien, dann hat sie die Vorstellung, der Arzt könne und solle die Verantwortung dafür auf sich nehmen. Wie diese wechselseitige Beeinflussung abläuft, hängt naturgemäß weitgehend auch davon ab, wie der Informationsaustausch vor sich geht: direkt und deutlich oder indirekt und verzerrt-unterschwellig. Für einen guten Ablauf des Kontaktes ist es auch wichtig, daß die gegenseitige Beeinflussung den anderen nicht einengt, d.h. daß dem anderen genügend Raum gelassen wird für seine Meinung, seine Wünsche, Bedürfnisse und Erwartungen.

Bei einem Prozeß somatischer Fixierung sieht man jedoch häufig, v.a. wenn sich Hausarzt und Patient nicht ganz einig sind, daß sowohl der Arzt als auch der Patient indirekte (den anderen einengende) Formen der Beeinflussung benutzen. Dies geschieht i. allg. nicht als bewußte Strategie, aber es prägt den Verlauf des Kontaktes.

Manöver indirekter Beeinflussung, deren Mittel man mit einem etwas militanten Ausdruck „Waffen" nennen kann, schränken den Handlungsspielraum, die Entscheidungsbefugnis und die Handlungsfreiheit des anderen ein. Sie machen den anderen wehrlos, sie schalten die Verteidigung des anderen gleichsam automatisch aus. Man empfindet (z. B. durch ein vages Gefühl der Irritation) einen Eingriff in das eigene Terrain, ohne zu begreifen, was genau vor sich geht.

In jedem alltäglichen Kontakt setzt jeder durchgehend und meist unbewußt bestimmte „Waffen" ein. Wenn meine kleine Tochter mit dem freundlichsten Lächeln der Welt kommt und sagt: „Papi, Kuchen", dann benutzt sie eine sehr effiziente und gemeinhin akzeptierte Waffe, nämlich ihren Charme. Welche Waffen man einsetzt, hängt davon ab, mit welchen man umzugehen früher gelernt hat und welche sich zur Beeinflussung anderer als am wirksamsten erwiesen haben. Einige haben gelernt, ihre Wünsche und Gefühle direkt zu äußern und unmittelbar für ihre Interessen einzutreten, andere haben meistens unbewußt gelernt, nur verborgene und undurchschaubare Waffen einzusetzen (z. B. das Kind, das nur durch Heulen die ersehnte Aufmerksamkeit erhält).

Sowohl Hausarzt als auch Patient können bei ihren Kontakten, bei ihrer gegenseitigen Beeinflussung, eine Reihe von Manövern einsetzen, die die Entscheidungsbefugnis und den Spielraum des anderen einengen. Dies können „Waffen" sein, die ganz allgemein in der Interaktion eine Rolle spielen; z. B. kann der eine den anderen dauernd unterbrechen, nicht zuhören oder das, was der andere sagt, abqualifizieren, stets auf den eigenen Standpunkt dringen, vom Thema abweichen oder sarkastisch werden. Im folgenden führen wir einige arzt- und patientenspezifische Beeinflussungsstrategien auf. Man sollte sich bei der Lektüre dieses Abschnitts vor Augen halten, daß es sich bei dem Einsatz solcher Waffen nicht um eine bewußte Irreführung des Partners handelt, sondern vielmehr um das Unvermögen, die eigenen Ängste, Sorgen, Bedürfnisse oder Meinungen in klare Worte zu fassen.

Beeinflussungsstrategien des Patienten

Der Patient kann sich selbst so darstellen, daß dem Arzt keine andere Möglichkeit bleibt, als diese (Selbst)darstellung zu akzeptieren. Wie wir gesehen haben, kann die Selbstcharakterisierung „Ich bin krank" den Umgang mit anderen Menschen stark beeinflussen. Dies gilt ebenso in der Hausarzt-Patienten-Beziehung. In den meisten Fällen überläßt es der Patient dem Hausarzt, diese Aussage zu bestätigen, er fragt dann: „Ich bin krank, ist es etwas Ernstes?" Er kann - aus welchen Gründen auch immer - die Selbsteinschätzung „Ich bin krank" auch so vorbringen, daß dem Hausarzt wenig Raum bleibt, um sich seinerseits eine Vorstellung von den Beschwerden zu bilden. Der Patient beschreibt sich selbst gleich als „wirklich krank" („Ich bin echt sehr krank, mir geht es sehr schlecht") und nicht als jemanden, der lediglich angeschaut werden und über den Grund seiner Beschwerden Klarheit gewinnen möchte.

Gleichzeitig mit der Botschaft „Ich bin krank" richtet der Patient einen emotionalen Anspruch an den Arzt („Nimm mich, bitte, ernst"), was beim Arzt eine emotionale Reaktion auslöst. Die Folge davon ist, daß der Arzt in diesem Augenblick in seinem Denken und Handeln eingeengt ist. Der emotionale Anspruch kann auf vielerlei Art zum Ausdruck kommen.

Eine häufig benutzte Form indirekter Beeinflussung ist *Hilflosigkeit*. Der Patient beeinflußt den Arzt dadurch, daß er sich als bedauernswert und abhängig darstellt („Doktor, hilf mir, bitte, ich halte die schrecklichen Kopfschmerzen nicht länger aus; was soll nun geschehen; das kann so nicht weitergehen; ich vertraue ganz und gar Ihnen"). Der Arzt bekommt Mitleid mit dem Patienten, weil dieser es so schwer hat, weil er heulen muß, weil es ihm so schlecht geht oder er so hilflos aussieht. Derlei Waffen appellieren an den Arzt, die Rolle des Helfers zu übernehmen, stark und mächtig zu sein; er empfindet gegenüber dem Patienten eine besondere Qualifikation. Andererseits kann dies den Arzt irritieren, weil seine Freiheit stark beschnitten wird, weil in Wahrheit der Patient vorschreibt, was er zu tun hat.

Hieran schließt sich unmittelbar an: *den anderen verantwortlich zu machen*. Der Patient macht indirekt deutlich, daß der Arzt eine Lösung bieten *muß* („Ich lauf' nun schon lange mit den Kopfschmerzen herum; da muß doch was geschehen; ich kann doch nicht mein ganzes Leben lang Pillen schlucken ..."). Der Patient gibt kund, daß er selbst zu einer Lösung nicht imstande ist und daß er dafür auch nicht verantwortlich ist.

Für den Arzt schwierig zu parieren ist die Waffe der *Schuldinduktion*. Der Patient kann den Arzt dadurch stark beeinflussen, daß er ihm vorwirft und ihn wissen läßt, daß er seine Sache nicht gut gemacht habe. So wird die Kopfschmerzpatientin, wenn sie zum soundsovielten Male mit einem Rezept in der Hand zur Tür hinausgeht, zum gegebenen Augenblick lächelnd sagen können: „Es wäre schön, wenn es nun endlich mal helfen würde", und damit einen Tadel ausdrücken: „Was Sie bisher für mich getan haben, war nicht viel, sorgen Sie jetzt mal dafür, daß es echt besser wird".

Eine solch vorwurfsvolle Haltung kann beim Hausarzt für viel Frustration sorgen, v.a. wenn die Patientin immer unzufrieden ist und häufig Konflikte zu Tage treten. Insbesondere Ärzte, die sehr unsicher sind, die Angst haben, Fehler zu machen oder gern alles besonders gut machen möchten, werden beginnen, an sich selbst zu zweifeln und immer *mehr* für den Patienten zu tun. Andererseits kann beim Arzt ein unterschwelliger Unwille gegen diesen Patienten erwachsen.

Eine höher eingeschätzte und meist auch sehr effiziente Waffe im alltäglichen Umgang sind *Charme, Freundlichkeit, Sympathiebekundungen*. Der Patient bittet den Arzt um etwas und umrahmt diese Bitte mit einem charmanten Lächeln, welches bedeuten soll: „Ich möchte etwas haben, gib's mir und sei mir nicht böse, daß ich darum bitte". Meist werden solche Mittel in der Interaktion von den netten Patienten eingesetzt, zu denen der Arzt nach seinem eigenen Gefühl eine angenehme Beziehung hat, die ihn weniger irritieren als andere.

Nicht so geschätzt ist *Schmeichelei*. Damit geht der Patient auf das Bedürfnis des

Hausarztes (wie eines jeden anderen) ein, gewürdigt und für kompetent gehalten zu werden („Sie sind immer ein solch guter Arzt gewesen. Wenn wir Sie nicht gehabt hätten ...; Sie haben uns doch schon öfter aus der Not geholfen ..." etc.). Vor allem Ärzte, die noch unsicher sind und die Freundlichkeit und das Schulterklopfen des Patienten nötig haben zur eigenen Sicherheit, werden sich durch solche Beeinflussungsstrategien sehr beeindrucken lassen.

Einige Patienten bagatellisieren gerade ihre Beschwerden und wollen nicht bedauernswert erscheinen. Sie hantieren mit der Waffe *Tüchtigkeit,* senden dabei aber gleichzeitig eine Art doppelter Botschaft aus („Nimm es nicht allzu wichtig, aber gib acht, daß Du nichts übersiehst"). Das kann den Arzt dazu veranlassen, sicherheitshalber eine Reihe möglicherweise überflüssiger Maßnahmen durchzuführen.

Der Patient kann noch weitere, ergänzende Selbstdefinitionen liefern, um den Arzt zu beeinflussen, wie z.B. „Ich bin jemand, der niemals kommt, wenn es nicht nötig ist, nicht wahr?" Oder „Mich hören Sie niemals klagen ...", und zugleich eine Definition des anderen geben, der dieser gerecht werden muß („Sie sind jemand, der doch immer das Sichere dem Unsicheren vorzieht; Sie werden kein Risiko eingehen wollen; Sie müssen mir helfen, Doktor, sonst ..." etc.). Diese Aufzählung von Beeinflussungsstrategien ist selbstverständlich nicht erschöpfend und jede dieser Waffen kann mehr oder weniger stark eingesetzt werden, je nach Situation.

Beeinflussungsstrategien des Hausarztes

Genau wie der Patient setzt auch der Hausarzt Waffen ein, um den Patienten in Richtung des eigenen Standpunkts zu leiten. Diese Waffen zielen oft darauf ab, mit dem bestehenden Rollenverhalten umzugehen, innerhalb dessen der Arzt das Sagen hat, wo er Autorität und Fachmann ist und die Verantwortung trägt und wo sich der Patient abhängig gibt. Eine häufig vorkommende Art ist dann die *Bevormundung.* Der Arzt gibt sich beruhigend, väterlich oder beschwichtigend nach dem Motto „Keine Angst, vertraue mir, der Medizin" usw. und macht damit auf indirekte Art deutlich: „Überlaß' mir das und kümmere Dich nicht darum". In extremer Form infantilisiert der Arzt den Patienten auf diese Weise.

Eine solche väterliche Haltung kann zusammengehen mit einem gewissen Grad von *Selbstdarstellung,* wobei der Arzt eine Beschreibung seiner selbst liefert, die der Patient zu akzeptieren hat, etwa in der Form: „Ich bin derjenige, der weiß, was gut für Sie ist". Häufig übernehmen Ärzte vollständig die Verantwortung für das Wohl und Wehe des Patienten, indem sie ihm suggerieren: „Es ist zu Ihrem eigenen Wohl; ich überweise Sie nicht umsonst, ich versuche Ihnen zu helfen".

Der Arzt macht deutlich, daß er es gut mit dem Patienten meint, dieser kann sich dann keine andere Meinung leisten, ohne undankbar zu erscheinen. Sodann kommt es dazu, daß der Arzt seine Hilfe aufdrängt; er dringt aus seinem eigenen Helferbedürfnis heraus auf bestimmte Schritte, ohne daß der Patient sein Einverständnis erklären kann (z.B.: „Es scheint mir wohl am besten zu sein, daß Sie mal mit dem Sozialarbeiter sprechen").

Wenn der Arzt die vom Patienten vorgebrachten Klagen negiert oder bagatellisiert („Etwas los in Ihrem Kopf? Hören Sie, liebe Frau, das kann wirklich nicht so schlimm sein") oder mehr oder weniger vom Tisch wischt, dann macht er damit deutlich, daß er den Patienten nicht ernst nimmt. Der Arzt kann dem Patienten mit bestimmten Vorurteilen begegnen („Da haben wir den Quengelpeter mit seinen Kopfschmerzen wieder"), und durch alle möglichen Anspielungen wird diesem das Gefühl vermittelt, daß er eigentlich simuliert. Auch Vorwürfe oder Einschüchterung („Wenn Sie sich nicht an die Anweisungen halten, sind Sie selbst schuld, wenn es nicht besser wird") machen es dem Patienten schwierig, als gleichwertiger Partner zu funktionieren.

Als Gegenstück zum Festhalten an der Autorität steht das *Abschieben der Verantwortung*. In diesem Falle spielt der Arzt dem Patienten alles wieder zu und benutzt z. B. dessen Unsicherheit und Ohnmacht als Waffe, um selbst nichts zu tun und außerhalb der Schußlinie zu bleiben. Er wirft den Patienten vollständig auf sich selbst zurück, wodurch dieser sich fallengelassen fühlt. Er schiebt damit die Verantwortung von sich, die ihm als ärztlichem Helfer zukommt.

Die Struktur der Beziehung

Jede Verhandlung, jede Interaktion zwischen Hausarzt und Patient, führt rasch zu einer Art unausgesprochenem Reglement, d. h. zu einem mehr oder weniger festen Regelmuster hinsichtlich des gegenseitigen Umgangs miteinander, hinsichtlich der Frage, wer in dem Kontakt das Sagen hat, wessen Wünsche und Erwartungen den Ausschlag geben und wer sich wem anzupassen hat. In Kap. 1 haben wir dies die Struktur der Beziehung genannt. Um zu beschreiben, wie diese Struktur beschaffen ist, können wir an erster Stelle betrachten, wer die Beziehung dominiert, d. h. wer den Verlauf des Kontakts bestimmt, wer die Initiative ergreift, den Verlauf strukturiert oder die meiste Sprechzeit mit Beschlag belegt. Für eine gutlaufende, gleichwertige Beziehung ist wichtig, daß einmal der eine, ein anderes Mal der andere Partner aktiv wird, unabhängig davon, was im Augenblick anliegt. Dies erfordert ein flexibles Regelmuster, innerhalb dessen Änderungen oder Abweichungen vom „normalen" Gesprächsverlauf möglich sind, je nach Lage der Dinge. Beim Prozeß der somatischen Fixierung findet man häufig ein starres Muster: der Arzt behält stets die Initiative und bestimmt den Verlauf, der Patient bleibt passiv bzw. abhängig. Oder es ist gerade umgekehrt: der Patient dominiert, und der Arzt kommt wenig an die Reihe. Die Tatsache, daß einer von beiden den Kontakt dominiert, braucht also nicht zu bedeuten, daß er auch hinsichtlich seiner Wünsche und Erwartungen zum Zuge kommt. Die Frage nach der Struktur zielt also auch auf die Frage nach dem Endergebnis: Wessen Wünsche und Erwartungen geben den Ausschlag? Wer muß sich wem anpassen? Diese Frage wird v. a. interessant, wenn Arzt und Patient nicht gleich auf einer Linie liegen und sich offen oder unter der Oberfläche gegenseitig in Richtung der eigenen Position zu drängen versuchen. Dann muß sich zeigen, ob sich einer von beiden zu gegebener Zeit dem anderen unterwirft oder sich dessen Sichtweise anpaßt; ob beide Wasser in den Wein gießen, so daß sich ein Kompromiß ergibt, oder ob beide an ihrer Position festhalten und sich weiterhin streiten bzw. sich fortlaufend gegenseitig zu beeinflussen versuchen.

Im folgenden geben wir vier Beispiele für Beziehungsmuster oder Strukturen, bei denen das Risiko somatischer Fixierung gegeben ist.

Die Kompromißbeziehung

Wenn sowohl der Arzt als auch der Patient jeweils dem anderen etwas zugesteht, dann ergibt sich ein Kompromiß, in dem beide einigermaßen zum Zuge kommen. Die Kopfschmerzpatientin wird z. B. darauf dringen können, daß der Hausarzt sie zum Neurologen überweist, um einen organischen Befund auszuschließen. Der Arzt kann dem Streit darüber aus dem Wege gehen und vereinbaren, daß, falls sich kein Befund ergibt, weiter über die Extremsituation der Patientin gesprochen wird. In diesem Falle liegt eine gleichgewichtige Beziehung vor, in der die Macht verteilt ist und in der sich beide einander angepaßt haben.

In diesem Typ von Beziehung kann sich das Risiko somatischer Fixierung dann ergeben, wenn Arzt und Patient lange verhandelt oder miteinander gerungen haben. Auf die Dauer kann sich dann ein festes Muster herausbilden in Gestalt einer Art implizierter Vereinbarung („deal"), in die sich beide fügen.

Solch ein „deal" kann so aussehen, daß es sich Arzt und Patient gegenseitig nicht zu schwer machen: Die Kopfschmerzpatientin kommt nicht mehr allwöchentlich in die Sprechstunde, um ihm mit ihren Schmerzen in den Ohren zu liegen. Demgegenüber wird der Arzt sich nicht allzu viel um alle möglichen häuslichen bzw. familiären Probleme zu bemühen haben und der Patientin geben, was sie möchte. Beide wissen, woran sie sind und haben sich damit abgefunden. Wenn ein solches System bedeutet, daß nur noch (überflüssige) Aufmerksamkeit für somatische Aspekte besteht und der Patient in die Abhängigkeit vom Gesundheitssystem geraten ist, dann kann man vom Schlußpunkt des Prozesses der somatischen Fixierung in der Hausarzt-Patienten-Interaktion reden.

Die autoritäre Beziehung

Der Patient kann der Sicht und den Wünschen des Hausarztes folgen. Wenn dies zu einem festen Muster wird, kann man von einer starren autoritären Beziehung sprechen, innerhalb derer der Arzt „oben" und der Patient „unten" steht.

Wenn der Arzt eine ausschließlich somatische, krankheitsorientierte Betrachtung der Beschwerden oder Probleme will und sich als Autorität darstellt, als derjenige, der alles weiß, dann ist die Chance der somatischen Fixierung innerhalb des Hausarzt-Patienten-Zyklus groß. Hier ist es für viele Patienten schwierig, an ihrer Meinung festzuhalten, wenn sie einen eher mehrgleisigen Zugang lieber sehen würden. Der Patient verfügt nicht über das gleiche Wissen wie der Arzt und ist dadurch leicht zu verunsichern, daß der Arzt bestimmte somatische Schritte als nötig ansieht. Wenn der Patient lediglich kommt, um aufgeklärt oder beruhigt zu werden, kann eine solche Haltung des Arztes die Chancen somatischer Fixierung vergrößern.

Umgekehrt kann es auch so sein, daß der Patient (überflüssige) somatische Aufmerksamkeit erheischt, während der Arzt versucht, den Patienten aus den Kanälen der Medizin herauszuhalten. Wenn der Patient in einem solchen Fall dem Arzt folgt, kann dies zweierlei bedeuten. Zum einen ist es möglich, daß der Patient zu einer anderen Einsicht gelangt und offener geworden ist gegenüber einem mehrgleisigen Zugang zu seinen Beschwerden oder Problemen oder daß er gelernt hat, aktiv und selbstkritisch seine eigenen Probleme zu betrachten.

Zum anderen ist es auch möglich, daß der Patient dem Hausarzt bei dessen mehrgleisigem Zugang nur deshalb folgt, weil dieser sehr darauf gedrängt hat, und er ist nur dem Anschein nach eher bereit, sich selbst zu prüfen, so daß der Arzt das Gefühl hat, die Situation besser im Griff zu haben. In Wirklichkeit bleiben dem Arzt Autorität und Verantwortung für das Wohl und Wehe des Patienten. Es hat sich also nicht viel geändert. So kann sich die Kopfschmerzpatientin zu einer bestimmten Zeit bereit finden, über ihre familiären Probleme zu sprechen, während sie gleichwohl die Kopfschmerzen behält und den Arzt weiterhin deswegen in Anspruch nimmt.

Diese Situation zeigt viel Ähnlichkeit mit dem „deal" in der Kompromißbeziehung, denn auch hier kann man von dem Prozeß somatischer Fixierung in der Interaktion von Hausarzt und Patient sprechen.

Beziehungsmuster: „Der Kunde ist König"

Der Arzt kann den Wünschen und Erwartungen des Patienten folgen. Wenn dies zu einem festen Verhaltensmuster wird, können wir von einer festen „Der-Kunde-ist-König-Beziehung" sprechen, in der der Patient „oben" und der Arzt „unten" steht. Wenn das bedeutet, daß der Arzt für eine Lösung im somatischen Bereich verantwortlich gemacht wird, dann läuft der Patient Gefahr, von der somatischen Medizin abhängig zu werden. Bedeutet das hingegen einen mehrgleisigen Zugang bei einem Patienten, der selbst mitdenken und mitentscheiden möchte, dann ist diese Gefahr nicht groß.

Die Chance somatischer Fixierung vergrößert sich in jedem Falle sehr, wenn der Hausarzt inkonsequenterweise nicht an seiner eigenen Sicht festhält, d.h. wenn er einmal der Meinung des Patienten folgt, ein anderes Mal nicht. So kann der Hausarzt einmal mit der Kopfschmerzpatientin sprechen, während er das Erreichte beim folgenden Mal dadurch zunichte macht, daß er die Patientin mit einem Valiumrezept hinauskomplimentiert, weil das Sprechzimmer voll und es schon spät ist.

Die Kampfbeziehung

Schließlich kennen wir Beziehungen, in denen beide Partner in ihrer Interaktion am eigenen Standpunkt festhalten. Es ist möglich, daß der Patient den Nachdruck auf die somatische Seite der Beschwerden oder Probleme legen will, während der Arzt mehrgleisig vorgehen möchte und umgekehrt. Es kann sein, daß der Patient den Arzt verantwortlich macht, während dieser eine eher gleichwertige Beziehung anstrebt und umgekehrt.

Entsprechend der Zeitdauer des Festhaltens an den eigenen Wünschen und Erwartungen wird die Beziehung charakterisiert durch einen dauernd eskalierenden Kampf, so daß man von einer Kampfbeziehung sprechen kann. Die gegenseitige Beeinflussung führt also nicht zu einer bestimmten Verteilung von Macht und Verantwortung. Die Kopfschmerzpatientin kann z.B. immer wieder die Selbstdefinition „Ich bin krank, mit meinem Kopf ist etwas nicht in Ordnung" vorbringen. Der Arzt ist nicht bereit, das ohne weiteres zu akzeptieren („Ich kann aber wirklich nichts finden"). Die Patientin pocht weiter auf ihre Beschwerden. Der Arzt versucht, sie zu beruhigen („So schlimm ist es doch nicht") etc.

Ein solcher Kampf kann an einer Stelle anfangen, ein Eigenleben zu führen, d.h. der Kampf wird zum Grundmuster der Beziehung. Hausarzt und Patient verrennen sich in ein Verhaltensmuster des Hin und Her, des Feilschens - eine aussichtslose Situation, die beiden viel Frustration und das Gefühl von Hilflosigkeit beschert.

Meist wird sich dieser Kampf abspielen zwischen einem Patienten, der sich auf dem Weg der Medizin festzufahren droht, und einem Arzt, der dies verhindern möchte. So lange der Streit andauert, kann der Arzt das Gefühl haben, daß die Verhandlung noch offen ist, weil er immer noch, wenn auch mit geringem Erfolg, nach einem Zugang sucht, um auch andere Beschwerdeaspekte des Patienten ansprechbar und angehbar zu machen. In Wirklichkeit ist der Kampf dann schon häufig zu einem festen Muster geworden, zu einer eingeschliffenen Form, die den Kontakt zwischen Arzt und Patient immer wieder beherrscht.

Der Kampf kann so weit gehen, daß der Patient sich jemand anderen sucht: einen anderen Arzt, der gefügig ist, oder eine alternative Hilfe. Die Kopfschmerzpatientin kann z.B. an einen „Schmuser" geraten, der ihr sowohl eine Linderung der Schmerzen verschafft, als auch mehr Zeit für sie aufwendet. Auch hier kann der Kampf als festes Muster den Endpunkt angeben im Prozeß der somatischen Fixierung im Hausarzt-Patienten-Zyklus. Aus der Position der Ohnmacht bleibt dem Hausarzt nicht viel anderes übrig, als dem Patienten das Etikett „Problempatient", „lästiger Patient" oder „Hysteriker" anzuhängen (s. Einleitung zu diesem Kapitel).

Zusammenfassung

In diesem Kapitel wurde besprochen, wie der Prozeß der somatischen Fixierung in der Interaktion zwischen Hausarzt und Patient Gestalt gewinnen kann. Dazu haben wir den Interaktionsvorgang von drei Seiten aus beschrieben: Wie verläuft der Informationsaustausch; wie beeinflussen sich Arzt und Patient gegenseitig und welche Waffen benutzen sie dabei; welche Struktur bildet sich in den Kontakten heraus und in welchem Beziehungsmuster findet man das Risiko somatischer Fixierung?

Die ersten vier Kapitel haben eine theoretische Auseinandersetzung geliefert über den Prozeß der somatischen Fixierung. Im folgenden Kapitel gehen wir der Frage nach, wie der Hausarzt solche Prozesse in der eigenen Praxis erkennen kann. Wie kann er erkennen, daß das Risiko somatischer Fixierung gegeben ist?

Literatur

Bakker CB, Bakker-Rabdau MK (1975) Verboden toegang [Zutritt verboten]. Nederlandse Boekhandel, Antwerpen Amsterdam

Haley J (1972) Critical overview of present status of family interaction research. In: Framo JL (ed) Family interaction. Springer, Berlin Heidelberg New York

Van Lith de Jeude AH (1971) De huisarts in de maalstroom der emoties [Der Hausarzt im Strudel der Emotionen]. Stenfert Kroese NV, Leiden

Verhulst J (1974) Pokerspel geneekunde [Pokerspiel Medizin]. Nederl Uitgeverij, Antwerpen

5 Hinweiszeichen auf den Prozeß der somatischen Fixierung

Einleitung

In den vorangegangenen Kapiteln haben wir den Begriff somatische Fixierung erläutert; was hat man darunter zu verstehen und wie kann er Bedeutung gewinnen im Leben eines Menschen und in seinen Beziehungen zu anderen, insbesondere dem Hausarzt. Die Beschreibung dieser Prozesse ist zwar nützlich, sie erhält aber erst praktischen Wert, wenn es dem Hausarzt auch tatsächlich möglich ist, sie rechtzeitig wahrzunehmen und zu beeinflussen.

Um dem Hausarzt bei der Wahrnehmung des Prozesses der somatischen Fixierung zu helfen, bringen wir in diesem Kapitel eine Übersicht über entsprechende Hinweiszeichen, d. h. eine Klassifizierung von Warnzeichen, von Hinweisen darauf, daß in der Umgebung des Patienten oder in der Interaktion zwischen Arzt und Patient ein Prozeß der somatischen Fixierung sich abspielt oder abspielen kann.

Die Basis dieser Übersicht bilden eine Reihe theoretischer Erwägungen, die in den vorhergehenden Kapiteln besprochen wurden, und die Ergebnisse ausführlicher Untersuchungen von Patienten und ihren Familien. Es war nicht einfach, Theorie und Untersuchungsergebnisse unmittelbar in die Allgemeinpraxis zu übertragen. Für das Zustandekommen dieses Kapitels sind denn auch die Betrachtungen erfahrener Hausärzte und die Diskussionen mit ihnen sehr wichtig gewesen.

Bevor wir diese Übersicht geben, müssen wir auf einige Einschränkungen hinweisen. Hinweiszeichen sind selten oder nie harte Beweise für das Vorliegen einer Sache; sie sind meist nur Eindrücke, Gefühle oder Hypothesen, die sich im Laufe eines oder mehrerer Kontakte herausbilden und die der Hausarzt auf ihre Richtigkeit hin überprüfen muß! Diese Darlegung ist nicht einfach, sie kann das Gefühl der Machtlosigkeit auslösen, um so mehr, als der Hausarzt aufgrund einer systematischeren Anleitung entdecken wird, daß sein Vorgehen bei einer Reihe von Patienten zur Fixierung geführt hat, unter anderem wegen des Fehlens von Warnhinweisen.

Hinweiszeichen bergen die Gefahr in sich, falsch benutzt zu werden, z. B. dann, wenn man nicht vorurteilsfrei zu Werke geht („Da ist das Klageweib schon wieder, bei der findet man nie etwas"). Wenn er die Hinweiszeichen nur benutzt, um eine gezieltere Hypothese zu entwerfen - die dann überprüft werden muß -, so kann er damit diese Gefahr in Grenzen halten. Auf welche Weise der Hausarzt mit den Hinweiszeichen umgehen kann, wird vornehmlich in Teil 2 dieses Buches beschrieben. In diesem Kapitel wird v. a. die Verbindung hergestellt zwischen Hinweiszeichen und der in den vorhergehenden Kapiteln entwickelten Theorie.

Die Klassifikation der Hinweiszeichen

Das Konzept einer Rubrizierung der Hinweiszeichen entspringt einem Bedürfnis nach Ordnung und dem Bewußtsein, daß es unmöglich ist, eine erschöpfende Liste aller Warnhinweise zu erstellen. Selbst wenn dies möglich wäre, so wäre diese Liste doch untauglich für die Alltagspraxis des Hausarztes. Wir werden deshalb die Hinweiszeichen klassifizieren nach den drei Zyklen (s. S. 22) und für jeden dieser Zyklen zur Erläuterung eine Anzahl Beispiele bringen.

a) Hinweiszeichen mit Bezug zum inneren Zyklus sind solche, die auf einen möglichen Prozeß der somatischen Fixierung hinweisen, der sich aus der Art und Weise des Umgangs des Patienten selbst mit seinen Beschwerden und Problemen entwickelt. Wenn wir die Kopfschmerzpatientin aus Kap. 1 und 2 betrachten, dann wird ersichtlich, wie diese Frau mit Spannungen umgeht. Sie erkennt den Zusammenhang zwischen der schweren familiären Belastung und den Kopfschmerzen und der Müdigkeit nicht und reagiert auf ihre Kopfschmerzen mit großer Unruhe, die die Schmerzen nur noch verstärkt.

b) Hinweiszeichen mit Bezug zum äußeren Zyklus sind solche, die auf einen möglichen Prozeß der somatischen Fixierung hinweisen, der aus der Beziehung des Patienten zu den Menschen seiner unmittelbaren Umgebung erwächst. Die Informationen, die die oben erwähnte Patientin liefert über die Hektik zu Hause, die Beschränkungen, die sie als Folge ihrer Beschwerden und der Überbelastung ihres Ehepartners erlebt, können für den Hausarzt Anlaß sein, eine Arbeitshypothese zu entwerfen über die Funktion der Beschwerden in der Beziehung dieser Frau zu ihren Kindern und möglicherweise zu anderen Menschen ihrer Umgebung.

c) Hinweiszeichen mit Bezug auf den Hausarzt-Patient-Zyklus sind solche, die auf einen möglichen Prozeß somatischer Fixierung deuten, der sich aus dem Kontakt zwischen Hausarzt und Patient ergibt. Der Gang der Kopfschmerzpatientin zum Arzt, die Art und Weise, wie sie sich dort verhält und ihre Beschwerden vorbringt, ihre Erwartungen an den Arzt, die Gefühle, die diese beim Arzt auslösen, sowie die kritische Reflexion dessen, was der Arzt selbst will und tut, all dies kann schließlich und endlich Anlaß sein, eine Hypothese zu entwerfen über die Bedeutung des Prozesses der somatischen Fixierung zwischen Hausarzt und Patient.

Der Prozeß der somatischen Fixierung kann sich gleichzeitig in mehreren Zyklen abspielen, und die Interpretation der Hinweiszeichen muß sich häufig auf mehrere Zyklen erstrecken.

Nicht alle Hinweise sind gleich konkret oder weisen gleich deutlich in Richtung eines Prozesses der somatischen Fixierung innerhalb eines bestimmten Zyklus. Einige Hinweise sind ziemlich vage und haben nur die Funktion, daß dem Hausarzt ein Licht aufgeht („Vorsicht, hier kann noch mehr sein"). Sie geben noch keinen Aufschluß darüber, was wirklich abläuft. Die Art der Beschwerden beispielsweise, mit denen die Kopfschmerzpatientin zum Arzt kommt, muß diesen schon alarmieren. Andere Hinweiszeichen deuten viel unmittelbarer auf einen Prozeß der somatischen Fixierung in einem bestimmten Zyklus hin, und sie weisen auch der Hypothese über die Art der Beschwerden und Probleme die Richtung. Wenn die Patientin die Belastung durch die Kinder oder Tumorangst zur Sprache bringt, dann sind dies Fingerzeige dafür, in welchem Kontext die Beschwerden zu sehen sind.

Hinweiszeichen unterscheiden sich auch hinsichtlich der Größe des Risikos der somatischen Fixierung, das sie anzeigen. Einige deuten höchstens indirekt auf die Möglichkeit hin, daß jemand einer besonderen Belastung ausgesetzt ist. Andere beziehen sich auf die Art des Umgangs mit körperlichen Beschwerden und sagen dann schon mehr aus über einen möglichen Prozeß somatischer Fixierung. Wenn von Hinweiszeichen aus mehreren Zyklen die Rede ist, und sicherlich dann, wenn sich innerhalb des Hausarzt-Patienten-Zyklus der Zwang ergibt, ausschließlich somatisch vorzugehen oder nicht, dann befindet sich der Prozeß der somatischen Fixierung in einem Stadium, in dem die Erörterung für den Hausarzt essentielle Bedeutung erlangt.

Hinweiszeichen mit Bezug zum inneren Zyklus

Hinweiszeichen auf die Art und Weise, in welcher ein Patient mit seiner Krankheit, seinen Beschwerden oder Problemen umgeht oder auf sie reagiert, kann der Hausarzt einer Reihe physiologischer, kognitiv-emotionaler und Verhaltensreaktionen des Patienten entnehmen. Dabei ist es gleichzeitig sinnvoll, gegenwärtige und vergangene Ereignisse zu betrachten, die für den Patienten eine besondere Belastung oder eine Quelle von Spannungen darstellen.

Besondere Ereignisse als Hinweiszeichen

Bestimmte offensichtliche Probleme, Ereignisse oder Lebensumstände des Patienten selbst oder in seinem sozialen Umfeld können sein Wohlbefinden und den Umgang mit einem eventuellen Mißempfinden beeinflussen. Ereignisse oder Lebensumstände können zu einer besonderen Belastung werden, sie können eine dauernde Quelle von Spannungen darstellen oder einer angemessenen Lösung bestimmter Probleme im Wege stehen. Die Kenntnis solcher besonderen Ereignisse oder Umstände kann dem Hausarzt bei seiner Hilfeleistung von Nutzen sein, wenn sie auch an sich noch wenig über einen Prozeß somatischer Fixierung aussagen. Solche besonderen Ereignisse lassen sich wie folgt einteilen:

a) Frühere Ereignisse: Gemeint sind vergangene Ereignisse, die aber immer noch die gegenwärtige Situation beeinflussen; z.B. Kriegserlebnisse, früh Waise geworden, chronische Krankheit eines Elternteils, aufwachsen außerhalb der Familie, Opfer eines Verbrechens, eine frühere Erkrankung, die nicht richtig behandelt worden ist, etc.

b) Übergangsphasen: Darunter verstehen wir Lebensabschnitte, in denen an das Anpassungsvermögen des Individuums höhere oder andere Anforderungen als gewöhnlich gestellt werden. Viele dieser Übergangsphasen gehören zum normalen Leben dazu. Wenn sie positiv verlaufen, können Sie Stimulans sein für das weitere Wachstum oder die weitere Entwicklung; z.B. Pubertät, Geburt des ersten Kindes, die Kinder verlassen das Elternhaus, Menopause, Pensionierung etc.

c) Akute Krisen: Einschneidender sind meist Krisen, die aus plötzlichen Ereignissen hervorgehen, wie Tod des Partners, eines Kindes oder eines geliebten Menschen, (ernste) Krankheit, das Auftreten beunruhigender oder unerklärlicher Beschwerden, Unfall oder Invalidität des

Patienten selbst oder eines Familienangehören, Geburt eines behinderten Kindes, Invalidisierung, Arbeitslosigkeit etc.

d) Streßauslösende Lebensumstände: Kinderlosigkeit trotz Kinderwunsch, ein behindertes Familienmitglied, schlechte oder zu kleine Wohnung, unvollständige Familie, unpassende Nachbarschaft, der Mann ist durch seinen Beruf oft und lange weg von zu Hause, sehr anspruchsvolle Tätigkeit, unregelmäßige Arbeitszeit, drohende Betriebsschließung oder Reorganisation, chronische Krankheit des Betroffenen selbst oder eines Familienangehörigen etc.

Diese Art von Problemen oder der Eintritt solcher Ereignisse sagen an sich noch wenig aus über ein mögliches Risiko somatischer Fixierung. Sie können höchstens den Hausarzt sensibilisieren.

Physiologische Reaktionen

Das Risiko somatischer Fixierung ergibt sich dann, wenn der Patient dazu neigt, auf Schwierigkeiten mit körperlichen Mißempfindungen zu reagieren, diese aber nicht mit den Schwierigkeiten in Verbindung bringt. Vage oder nervös-funktionelle Beschwerden (wie z. B. Kopfschmerzen, Leibschmerzen, Rückenschmerzen, Müdigkeit oder Muskelschmerzen) haben per se schon eine Signalfunktion. Daneben kann allen möglichen leichten Beschwerden, derentwegen der Hausarzt normalerweise nicht in Anspruch genommen wird, eine Signalwirkung zukommen. Dies sind Beschwerden, die jeder zeitweise haben kann (Muskelschmerzen, eine Erkältung, leichtere Darmstörung) und die man als einen normalen Bestandteil des menschlichen Lebens ansehen kann. Auch das Beschwerdeverhalten des Patienten in der jüngsten Vergangenheit liefert dem Arzt manche Anknüpfungspunkte. Häufig ergibt ein einzelner Kontakt keinen oder nur wenig Hinweise, aber gerade dem Beschwerdemuster mit dem Hilfeersuchen zusammen kommt der Signalwert zu. Hierbei ist natürlich eine gute und übersichtliche Praxisdokumentation sehr wichtig.

Beispiele

- Der Patient kommt regelmäßig mit vagen, harmlosen oder nervös-funktionellen Beschwerden oder mit allen möglichen Bagatellverletzungen.
- Eine auffällige Variationsbreite der Beschwerden innerhalb kurzer Zeit.
- Häufige Überweisungen des Patienten zu allen möglichen Spezialisten.
- Der Patient bestimmt häufig selbst die Wiedervorstellung, obwohl dazu aus der Sicht des Hausarztes keine Notwendigkeit besteht.
- Beachtlicher Umfang der dokumentierten Befunde (vollgeschriebene Karteikarten, viele Facharztberichte).

Kognitiv-emotionale Reaktionen

Hier geht es um die Art und Weise, in der der Patient seine Mißempfindungen erlebt oder beschreibt. Welche Bedeutung knüpft er daran, wie etikettiert er sie? Das Risiko somatischer Fixierung liegt dann vor, wenn der Patient unnötigerweise beunruhigt ist oder in Panik gerät wegen der körperlichen Mißempfindungen. Die Unruhe und die ausschließliche Beschäftigung mit den Beschwerden verstärken die Spannungen und die Mißempfindungen zusätzlich (Angst-Beschwerden-Angst-Kreislauf).

Hinweiszeichen für Unruhe sind unter anderem

- Der Patient erscheint ängstlich und in sich gekehrt; er macht einen grüblerischen Eindruck.
- Der Patient berichtet, aufgrund einer Zeitungslektüre oder einer Fernsehmeldung zu kommen.
- Der Patient berichtet von einem Sterbefall oder von einer ernsten Erkrankung in seiner unmittelbaren Umgebung (oder er hebt darauf ab, daß der Hausarzt darüber Bescheid weiß).
- Der Patient fragt sehr eingehend nach Art und Ursache der Beschwerden; bittet um detaillierte Anweisungen; scheint auch nach einer beruhigenden Aussprache nur zum Teil zufrieden.
- Der Patient erweckt den Eindruck, den normalen Verlauf einer Erkrankung nicht abwarten zu können.
- Der Patient zieht offenbar sehr intensiv medizinische Literatur zu Rate.

Manchmal erhält der Hausarzt nach einer Reihe von Kontakten ein Bild von der Erfahrungs- und Gedankenwelt des Patienten. Einige Patienten sorgen sich fortwährend über ihren Körper und sind auch bei geringen Beschwerden beunruhigt, daß etwas Ernsthaftes vorliegen könnte. Das kann soweit führen, daß sie bei dem Geringsten und Kleinsten in Panik geraten und dann alle möglichen Hilfsstellen einschalten (nicht zuletzt den Wochenendnotdienst).

Eine besondere Hinweisquelle bildet die kognitive Reaktion auf eine ernste Erkrankung, wie zum Beispiel Herzinfarkt, Rheuma, Diabetes. Jede ernste Erkrankung hat für den Patienten schwerwiegende Folgen mit allen möglichen nichtsomatischen Aspekten. Der Hausarzt kann sich fragen, was die Krankheit für den Patienten bedeutet, was er ansonsten über sich selbst denkt und ob er wohl ein einigermaßen intaktes Selbstwertgefühl besitzt.

Anzeichen für eine schlechte Verarbeitung sind u.a. ein depressiver, in sich gekehrter Eindruck des Patienten nach der Erkrankung, wenn er viel grübelt oder Bemerkungen fallen läßt mit dem Tenor „Nun bleibt mir gar nichts mehr übrig; unsereiner zählt nicht mehr".

Reaktionen im Verhalten

Hier geht es um die Reaktionen des Patienten auf Krankheit oder körperliche Mißempfindungen in seinen Verhaltensweisen. Ein Risiko der somatischen Fixierung besteht dann, wenn der Patient dazu neigt, mögliche Probleme zu leugnen oder zu vermeiden.

- Der Patient leugnet bestehende Schwierigkeiten („Alles geht gut, schließlich gibt es überall mal etwas").
- Der Patient will lediglich seine Beschwerden loswerden und ist für nichts anderes offen („Wenn die Beschwerden erst vorüber sind, dann wird es mit dem Rest auch besser").
- Der Patient sucht mögliche Ursachen seiner Beschwerden einzig und allein außerhalb seiner selbst.

- Übermäßiger Alkohol- und Nikotingenuß u. ä.
- Phobische Reaktionen (Platz- oder Raumangst), die Neigung sich in die sichere häusliche Umgebung zurückzuziehen.

Eine andere Quelle für Hinweiszeichen ist die Tendenz des Patienten, die Rolle des Kranken auf sich zu nehmen.

- Der Patient verkriecht sich bei geringen Beschwerden sofort ins Bett.
- Der Patient läßt bei geringen Beschwerden sofort den Arzt rufen.
- Der Patient ist bei Krankheit zu nichts mehr fähig und demonstriert sehr sichtbar seine Krankenrolle.

Daneben sind alle möglichen plötzlichen Verhaltensänderungen des Patienten wert, erwähnt zu werden.

- Ein Patient, der meist heiter ist, kommt depressiv herein.
- Eine energische Person sitzt apathisch da.
- Jemand, der sonst gepflegt ist, sieht auf einmal schlampig aus.

Die verhaltensmäßige Reaktion auf eine ernste Erkrankung kann dem Hausarzt Hinweise geben auf die Art und Weise, wie der Patient mit seiner Erkrankung umgeht. Das Risiko somatischer Fixierung besteht dann, wenn der Patient sich zunehmend isoliert, zu nichts mehr kommt und sich nur noch mit seiner Krankheit beschäftigt. Mit anderen Worten, wenn der Patient in die Krankenrolle schlüpft als eine Art neuer Identität und seinem Leben einen breiteren Inhalt nicht mehr zu geben vermag.

Hinweiszeichen mit Bezug zum äußeren Zyklus

Hierbei geht es um Hinweise auf einen Prozeß somatischer Fixierung in der Beziehung eines Patienten zu anderen Menschen in seiner unmittelbaren Umgebung. Der Umgang des sozialen Umfeldes mit den Beschwerden, Mißempfindungen, Problemen oder der Krankheit des Patienten kann sich so gestalten, daß der Patient mehr als nötig in die Rolle des Kranken gerät und daß die Wiederherstellung verzögert wird.

An erster Stelle kann man das Funktionieren des sozialen Umfeldes des Patienten betrachten, namentlich seiner primären Lebenssphäre, der Familie, und von dort Hinweiszeichen herleiten.

Das Funktionieren des sozialen Umfeldes als Hinweiszeichen

Das Ausmaß, in dem die Lebenssphäre des Patienten in der Lage ist, Kräfte gegen alle möglichen großen und kleinen Schwierigkeiten zu mobilisieren, kann mitbestimmend sein für die Beurteilung, ob ein Prozeß der somatischen Fixierung eine Rolle spielen wird oder nicht.

Namentlich in der Familie wird ein wichtiger Grund gelegt für das Problemlösungsvermögen und somit auch für die Art und Weise, wie man mit Krankheit und körperlichen Störungen umgeht. Als Familienarzt ist der Hausarzt imstande, vom familiären Bereich entsprechende Hinweise aufzunehmen. Die Familie kann eine wichtige Stütze bilden bei der Lösung von Problemen. Sie kann aber auch eine dauernde Spannungsquelle bilden, wenn die Familienmitglieder ihr Bedürfnis nach Sicherheit, Geborgenheit und Akzeptanz einerseits, Unabhängigkeit und eigener Privatsphäre andererseits nicht ausreichend befriedigen können.

Der Hausarzt kann auf diesem Gebiet Hinweise erhalten, die ein Indiz bilden für die mögliche Unterstützung oder die Bedrohung von seiten der Familienangehörigen.

Beispiele für solche Hinweise

- Die Familie wird als Idealfamilie dargestellt, es gibt nie irgendwelche Probleme oder Konflikte (falls doch, geht man ihnen wahrscheinlich aus dem Wege).
- Innerhalb der Familie haben die einzelnen Mitglieder nicht genug Freiraum. Die Familienmitglieder bemühen sich fortwährend umeinander, führen das Wort füreinander, nehmen Rücksicht aufeinander, sind umeinander übertrieben besorgt (symbiotische Familie).
- Die Eltern regeln alles für die Kinder (z. B. holt die Mutter für die Tochter das Pillenrezept).
- Die Familienmitglieder bieten einander ungenügend Hilfe, die Familie hängt zusammen wie loser Sand, der eine interessiert sich kaum für den anderen.
- Bestimmte Kinder nehmen in der Familie eine Sonderrolle ein, z. B. als Sündenbock (eines der Kinder erhält die Schuld an allem, ist die Ursache aller Schwierigkeiten) oder als Tugendbold (ein Kind ist unnatürlich artig, häufig der Gegenpol des Sündenbocks), oder ein Kind wird schwer belastet, weil es die verläßliche Stütze eines Elternteils ist.
- Die Eltern sind uneins über die Erziehung der Kinder.
- Die Eltern sind den Problemen, die Kinder mit sich bringen, nicht gewachsen.
- Inkonsequente elterliche Erziehung, Verwöhnung etc.

Auch hinsichtlich des Kontakts des Patienten und seiner Familie zu dem sozialen Umfeld (Verwandte, Nachbarn, Arbeitswelt, Kollegen, Bekannte, Vereine etc.) kann sich der Hausarzt fragen, inwieweit dieses Umfeld als Stütze oder als Quelle von Spannungen fungiert. Im Prinzip gilt für diesen Kontakt das gleiche wie für das Funktionieren der Familie, mit dem Unterschied, daß man sich den Einflüssen der Umgebung möglicherweise leichter entziehen kann.

Beispiele für Hinweiszeichen

- Isolierung: Die Familie hat keine oder kaum Kontakte zu Menschen der unmittelbaren Umgebung; die Kinder haben keine Freunde und spielen immer zu Hause; man hat nirgends Anschluß etc.
- Die Familie hat rasch Konflikte mit Nachbarn, Verwandten und Bekannten.
- Die Familie ist absolut passiv, sie tut selbst nichts, ist initiativelos.

Für sich allein sagt diese Art von Hinweiszeichen wenig aus über einen möglichen Prozeß der somatischen Fixierung. Deswegen muß man die Art und Weise betrachten, in der in dem Lebenssystem mit Krankheit, Problemen oder Beschwerden umgegangen wird.

Der Umgang mit Krankheit, Beschwerden oder Problemen im sozialen Umfeld

Krankheit oder körperliche Beschwerden bleiben selten von der Umgebung unbemerkt und haben für diese sogleich alle möglichen Konsequenzen (Übernahme von Aufgaben durch andere, Störung des normalen Tagesablaufs, man hat mehr mit dem anderen zu tun). Man muß versuchen, mit der infolge von Krankheit veränderten Situation fertig zu werden.

Krankheit und Beschwerden können mithin zu einer neuen Quelle von Spannungen werden. Sie können darüber hinaus auch alle möglichen Funktionen für den Patienten oder seine Umgebung erfüllen. Ein Lebensverbund kann zu gegebener Zeit so unter Druck stehen, daß man einen Patienten *benötigt*. Die Krankheit eines Mitglieds eines solchen sozialen Systems bietet die Möglichkeit, anderen Problemen auszuweichen oder den Einfluß des Patienten auszuschalten.

Der Hausarzt kann diese *andere Bedeutung* beim Gang des Patienten zum Arzt erkennen, wenn

- der Patient berichtet, von seiner Familie geschickt worden zu sein;
- der Patient angibt, vom Arbeitgeber oder von Kollegen geschickt zu sein, während keine eindeutigen Beschwerden vorliegen;
- andere dem Hausarzt ohne Wissen des Patienten Informationen über diesen zukommen lassen;
- andere den Hausarzt bitten, dem Patienten nahezulegen, weniger zu trinken, zu rauchen und alles etwas ruhiger angehen zu lassen.

Wie wir bereits oben gesehen haben, können Beschwerden für den Patienten eine Abnahme von Verantwortung, eine besondere Betreuung und Beachtung oder eine Entschuldigung für das Ausbleiben einer erwarteten Leistung beinhalten. All diese meist unbewußten und unbeabsichtigten Vorteile (Krankheitsgewinn) können die Äußerung von Beschwerden und den Gang zum Arzt künftig anregen.

So können Krankheit und Beschwerden alle möglichen Funktionen und Bedeutungen erlangen in der Beziehung eines Patienten zu seiner Umgebung.

Folgende Merkmale können dem Hausarzt als Hinweis dafür dienen, daß der *Umgang mit den Beschwerden unangemessen* ist:

- Alle Familienmitglieder suchen den Hausarzt relativ häufig auf mit jeweils vagen oder geringen Beschwerden, die eigentlich keiner ärztlichen Beratung bedürfen (z. B. eine Mutter, die fortwährend mit erkälteten Kindern kommt).
- Die Familienmitglieder wechseln sich ab: wenn es dem einen Angehörigen besser geht, wird der andere krank etc. (Es kann sein, daß die Familie einen Patienten nötig hat.)
- Es werden häufig Hausbesuche bestellt, während sich im nachhinein keine Notwendigkeit dafür ergibt.
- Die Familie fordert häufig Hilfe außerhalb der normalen Sprechstunden.
- Es findet sich ein übermäßiges Engagement, wenn ein Familienmitglied krank ist. Der normale Ablauf ist völlig gestört.
- Es herrscht eine nicht alltägliche Gleichgültigkeit gegen den Kranken und die Krankheit vor.
- Auch bei allen möglichen Bagatellbeschwerden ist die ganze Familie sogleich in Aufruhr und man ist sehr erleichtert, wenn der Doktor da ist („Nun kann nichts mehr passieren").
- Auch bei leichten Erkrankungen wird dem Patienten jede Verantwortung, alles abgenommen, er darf nun ganz nur krank sein.

- Der Patient erhält - auch bei leichten Erkrankungen - starken Druck, es ruhig angehen zu lassen, sich hinzulegen, bestimmte Aktivitäten zu unterlassen etc.

Wenn *Kinder* aus einer Familie *mit Beschwerden* kommen, dann kann das darauf hindeuten, daß dieses Kind einen schweren Stand innerhalb der Familie hat. Es kann auch sein, daß den Beschwerden des Kindes eine bestimmte Funktion in dem System zukommt (z.B. Aufmerksamkeit erwecken, Konflikte der Eltern untereinander neutralisieren).

Entsprechende Hinweise für den Hausarzt wären unter anderem:

- Eß- oder Schlafstörungen; Bettnässen, Schulprobleme etc.
- Übermäßige Besorgtheit der Eltern um das Kind.
- Die Eltern sind wegen der Beschwerden sehr besorgt, unter denen das Kind selbst nicht viel zu leiden angibt.
- Ein schon älteres Kind läßt alles die Mutter sagen.

Schließlich und endlich kann man der Beziehung eines Patienten zu seiner Erlebniswelt Hinweise entnehmen: Hinweise darauf, daß die gestellten Aufgaben, die sozialen Kontakte oder die Sozialstruktur Spannungen erzeugt; z.B.:

- Änderung des Beschwerdemusters infolge struktureller Veränderung der Arbeitssituation (Betriebsschließung, Sanierung, Schichtarbeit etc.).
- Überlastung und Beschwerden bei schwerer und anspruchsvoller Tätigkeit.
- Der Patient berichtet, seiner Arbeit nicht mehr gewachsen zu sein.
- Wiederholter Arbeitsplatzwechsel.

Hinweiszeichen mit Bezug zum Hausarzt-Patienten-Zyklus

Hier geht es um Hinweiszeichen auf einen möglichen Prozeß somatischer Fixierung innerhalb des Kontaktes zwischen Hausarzt und Patient. In Kap. 2 haben wir gezeigt, daß dies bedeutet, daß der Hausarzt in solche Prozesse im inneren und/oder äußeren Zyklus einbezogen wird. Hinweiszeichen, die in diesem Kapitel beschrieben werden, deuten daher noch einmal auf einen der beiden oder beide Zyklen (Wechselwirkung!).

Um Hinweise auf eine somatische Fixierung aufzunehmen, ist für den Hausarzt v.a. wichtig, daß er sich während des Kontakts mit dem Patienten die Fragen vorlegt:

a) Was will der Patient von mir und wie bringt er seinen Wunsch zum Ausdruck?
b) Was will ich selbst und wie vermittle ich das?

Es ist i. allg. nicht einfach, den eigenen Anteil an der somatischen Fixierung auszumachen. Der Hausarzt ist meist zunächst nur für die Reaktion des Patienten auf sein Vorgehen empfindlich und nimmt erst dann alle möglichen Gefühle wahr, die der Kontakt mit dem Patienten in ihm hervorruft.

Hinweise mit Bezug auf die Rolle des Patienten

Der Patient kommt zum Hausarzt mit allen möglichen Meinungen, Wünschen und Erwartungen. Um verläßliche Hinweiszeichen auszumachen, ist es deshalb von essentieller Bedeutung, daß der Hausarzt sich fortwährend fragt: Weswegen kommt der Patient eigentlich wirklich, was will er von mir? (Wie der Arzt dem Patienten diese Frage deutlich machen kann, wird weiter unten ausgeführt).

Der Arzt kann spezielle Hinweise aufnehmen, die die „eigentlichen" Wünsche und Erwartungen des Patienten sowie dessen Meinung darüber, was vorliegt, was zu geschehen hat und wie der Arzt damit umgehen sollte, deutlich machen.

Hinweise aus der Äußerung der Bitte um Hilfe

Die Art und Weise, wie der Patient seine Beschwerden oder Probleme dem Hausarzt präsentiert, kann diesen alarmieren, und er kann dann aktiv und gezielt vorgehen, um zu entdecken, was der Patient nun eigentlich will und warum er kommt. Beispiele für spezielle Hinweiszeichen:

- Der Patient tut sich schwer, seine Beschwerden deutlich genug zu machen, um dem Arzt die Richtung für sein Vorgehen zu weisen (unklare Darstellung).
- Der Patient benötigt eine lange Einleitung, bevor er zur Sache kommt (Weitschweifigkeit).
- Gehemmt, verschlossene oder verlegene Darstellung; der Patient wagt z.B. nicht, den Arzt anzuschauen, er berichtet sehr zögernd (Hemmungen).
- Der Patient kommt mit Beschwerden, an denen er schon seit Jahren leidet (Verschleppung).
- Der Patient kommt gegen Ende des Gesprächs mit neuen Beschwerden oder Problemen oder mit einer wichtigen Information (Türklinkenphänomen). Dies kann bedeuten, daß es für den Patienten schwierig ist, zu sagen, warum er wirklich kommt. Dies kann auch bedeuten, daß sich der Patient nicht ernst genug genommen fühlt oder daß der Arzt sich nur mit seinen eigenen Vorstellungen beschäftigt hat (Schwanken, Unsicherheit).

Die Art der Beeinflussung als Hinweiszeichen

In Kap. 4 wurde ausführlich dargelegt, welche „Waffen" oder indirekte Strategien Hausarzt und Patient zur gegenseitigen Beeinflussung benutzen können, um den anderen in Richtung der eigenen Meinung, Wünsche und Erwartungen zu drängen. Es ist also besonders wichtig, daß der Hausarzt für eine indirekte Beeinflussung seitens des Patienten (und auch seiner selbst) sensibilisiert ist, da ja der Patient den Kontakt in eine bestimmte Richtung lenken will. Somatische Fixierung kann vom Hausarzt registriert werden bei einer Beeinflussung in Richtung eines ausschließlich somatischen Vorgehens oder eines Weglaufens vor der Verantwortung für die eigenen Probleme (vgl. Kap. 3).

a) Beeinflussung in Richtung auf ausschließlich somatisches Vorgehen

Der Patient erwartet vom Hausarzt eine Lösung auf somatischem Gebiet oder er appelliert an den Arzt, seine Selbstdefinition „Ich bin krank" zu bestätigen. Dies ist z.B. an folgendem zu bemerken:

- Enttäuschung wenn kein organischer Befund erhoben wird.
- Drängen auf Überweisung, während aus medizinischer Sicht dafür keine Notwendigkeit besteht.
- Drängen auf einen Hausbesuch, während aus medizinischer Sicht keine Notwendigkeit dazu besteht.
- Übertriebene Äußerung somatischer Beschwerden, Dramatisierung.
- Das Vorliegen irgendwelcher Probleme wird (heftig) bestritten.
- Aggressive Haltung des Patienten; er beschwört einen Streit mit dem Arzt darüber herauf, was vorliegt oder was zu geschehen habe.
- Was der Patient als Beschwerden vorträgt, stimmt nicht mit seinem Verhalten überein; der Patient läuft wie ein Wiesel, während er über Schmerzen in den Beinen klagt; der Patient berichtet munter, daß er „so krank" sei.

b) Beeinflussung in Richtung Weglaufen vor der eigenen Verantwortung
Der Patient erwartet Dinge vom Hausarzt, die eigentlich in seinen eigenen Verantwortungsbereich gehören und gibt sich auffällig abhängig:

- Der Patient erweckt einen hilflosen Eindruck, er ist zu nichts imstande, er sitzt da und wartet, bis der Arzt sich etwas einfallen läßt.
- Der Patient zeigt sich bei allen möglichen - auch nichtmedizinischen - Entscheidungen sehr arztabhängig. Er verlangt das Urteil des Arztes über alles und jedes.
- Der Patient läßt den Arzt seine hochgespannten Erwartungen an das medizinische Wissen und Können spüren. Für jedes Übel muß eine Erklärung zu finden sein („Irgendwoher muß es doch kommen!"), jedes Übel läßt sich mit einer Pille oder irgendeiner Behandlung beseitigen.

Auch die Versuche des Patienten, andere Menschen seiner Umgebung durch den Hausarzt beeinflussen zu lassen, kann man auffassen als das Abwälzen der Verantwortung auf den Arzt:

- Der Patient erlegt dem Arzt auf, anderen Familienmitgliedern nichts zu sagen.
- Der Patient bittet den Hausarzt, jemand anderen zu beeinflussen („Sprechen Sie doch einmal mit meinem Mann, daß er es etwas ruhiger angehen läßt!").
- Ein anderer nimmt Kontakt auf mit dem Hausarzt, um über den Patienten etwas zu erfragen oder zu berichten, was der Patient offenbar nicht hören darf.
- Der Patient trägt dem Arzt auf, andere vom Ernst seiner Beschwerden oder von seinem Unvermögen zu überzeugen, seinen sozialen Verpflichtungen nachzukommen (z.B. Arbeitgeber oder Betrieb).

Es ist aber auch möglich, daß der Patient sich der Verantwortung für die Besserung seiner Beschwerden entzieht, indem er Ratschläge oder Anweisungen nicht befolgt, daß er Terminabsprachen nicht einhält oder zu spät kommt.

Hinweise mit Bezug auf die Gefühle des Arztes während eines Kontaktes

Den eigenen Anteil am Prozeß der somatischen Fixierung kann der Hausarzt am besten messen an dem Umfang, in dem er selbst und der Patient auf einem ausschließlich somatischen Gleis fortfahren, und/oder an dem Ausmaß, in dem der Patient von ihm als Helfer abhängig wird.

Daneben kann er, um festzustellen, wie der Arzt-Patient-Kontakt abläuft, mittels

einer Selbsttestung sein eigenes Handeln reflektieren und v. a. seine Gefühle gegenüber dem Patienten während des Kontaktes registrieren, sowohl die positiven als
auch die negativen. Die eigenen Gefühle können dem Hausarzt signalisieren, daß
noch mehr dahintersteckt:

- Ein wichtiges Gefühl kann die Irritation sein, die der Arzt in einem bestimmten Augenblick
  verspürt, z. B. bei einer Pression seitens des Patienten, bei einem nicht wirklich begründeten
  Hilfeersuchen oder beim Einsatz von „Waffen".
- Ein Gefühl der Unsicherheit („Sind wir eigentlich auf dem richtigen Weg, was will der Patient nun eigentlich?") oder der Unzufriedenheit („Es läuft nicht gut, es ist keine Besserung
  zu sehen").
- Ohnmachtsgefühle („Ich versuche alles, aber was ich auch tue, der Patient behält seine Beschwerden").
- Ein Gefühl der Resignation („Da ist doch nichts mehr zu machen, ich gebe mir keine Mühe
  mehr").
- Ambivalente Gefühle: einerseits ein Gefühl der Irritation und der Frustration, ein Gefühl
  der Akzeptanz und von Interesse andererseits; das Empfinden, keine negativen Gefühle
  haben zu können, während die Situation doch Anlaß dazu bietet.
- Ein Gefühl, geschmeichelt zu sein („Der Patient findet mich nett, ich bedeute ihm etwas").

Dies sind eine Reihe von Beispielen für Hinweiszeichen, die den Arzt alarmieren
sollten: „Was ist los bei meinem Kontakt mit dem Patienten?" Ferner wird darauf
eingegangen, wie der Arzt diese Gefühle bewußt machen kann. Stets sollte er darüber nachdenken, was solche Gefühle bedeuten. Irritation und Frustration z. B.
können auch durch eigene private oder berufliche Schwierigkeiten hervorgerufen
werden, durch Druck oder durch eigene Wert- und Vorurteile (so wird sich beispielsweise ein autoritärer Arzt durch einen mündigen Patienten rasch irritiert fühlen).

Zusammenfassung

Dieses Kapitel gibt einen Überblick über Hinweiszeichen auf einen Prozeß der somatischen Fixierung. Es wurde eine Klassifizierung von Hinweiszeichen vorgestellt, die der Hausarzt bei der Wahrnehmung des und beim Umgang mit dem Risiko der somatischen Fixierung benutzen kann; die Einteilung erfolgte nach dem
Schema: Innerer Zyklus/Äußerer Zyklus/Hausarzt-Patienten-Zyklus.

Dieses Kapitel beschließt den theoretischen Teil des Buches; im weiteren Verlauf
werden wir auf die Frage eingehen, wie der Hausarzt in seiner täglichen Praxistätig-
keit das Risiko der somatischen Fixierung so weit wie möglich in Grenzen halten
kann.

II. Praxis

Einleitung

Die vorhergehenden Kapitel beschreiben die Genese des Prozesses der somatischen Fixierung und die Art und Weise, wie der Hausarzt darin einbezogen sein kann. Wir haben anhand einiger Hinweise aufgezeigt, wie der Hausarzt somatische Fixierung in seiner Praxissituation erkennen kann. Das Erkennen solcher Prozesse ist die notwendige Voraussetzung, aber alleine nicht ausreichend, um sie auch wirklich beeinflussen zu können. Beim Prozeß der somatischen Fixierung spielen öfters viele komplexe Faktoren eine Rolle, so daß wirkliche Prävention meist nicht einfach ist. Wohl liegt es im Bereich des Hausarztes, sein eigenes Zutun zu einem solchen Prozeß so weit wie möglich zu reduzieren. Dies kann dadurch geschehen, daß er sein eigenes Tun und Lassen in der Praxis möglichst angemessen gestaltet. Das beinhaltet neben einer ausreichenden Beachtung psychosozialer Hinweise eine angemessene medizinisch-technische Arbeitsweise sowie eine gute Strukturierung seiner Hilfeleistung und eine optimale Beziehung zum Patienten.

Im folgenden werden vier Fertigkeiten vorgestellt, die sehr wichtig sind für eine angemessene hausärztliche Versorgung der Patienten. Die Auswahl gerade dieser vier Fertigkeiten gründet sich auf die Literatur und findet ihre Bestätigung in den neuesten Untersuchungsergebnissen des Instituts für Allgemeinmedizin der Universität Nijmegen. Mit einigen Überschneidungen decken sie stückweise einen wesentlichen Teil hausärztlichen Handelns ab.

a) Gezieltes und systematisches Vorgehen. Dabei geht es um den Aufbau und die Strukturierung des Patientenkontakts. Jeden Kontakt mit dem Patienten kann man ansehen als einen „Problemlösungsprozeß", die Summe aller Aktivitäten, um zu möglichst fundierten Entscheidungen zu gelangen.

Hierzu ist ein methodischer Aufbau erforderlich, eine deutliche Linie, eine Strukturierung des Kontakts, wobei bestimmte Schritte getan werden, die folgerichtig aneinanderschließen und von denen jeder für sich wichtig ist für einen guten Ablauf.

b) Der Umgang mit der Hausarzt-Patienten-Beziehung. Diese Fertigkeit bezieht sich auf die Herstellung einer tragfähigen, offenen und festen Beziehung zum Patienten, in der beide als gleichwertige Partner ihren Teil Verantwortlichkeit tragen. Der Patient wird dazu angehalten, über das, was vorliegt und was mit den Beschwerden oder Problemen geschehen muß, mitzudenken, während dem Hausarzt die präzise Deutung und genauere Information darüber obliegt. So kann der Patient selbst aktiv an seiner Genesung mitarbeiten, und so wird eine Abhängigkeit vom Gesundheitswesen in Grenzen gehalten.

c) Angemessenes somatisches Vorgehen. Dies beinhaltet eine Form ärztlichen Handelns, bei der sowohl überflüssige als auch ungenügende Maßnahmen vermieden werden. Der Hausarzt gründet seine Problemlösungsstrategie auf die Kenntnisse der allgemeinärztlichen Epidemiologie und leitet daraus ein gezieltes selektives Vorgehen hinsichtlich Diagnostik, Therapie und Überweisungen ab. Er ist ebenso darauf bedacht zu vermeiden, jemanden zu Unrecht als gesund zu erklären wie jemanden zu Unrecht als krank abzustempeln.

d) Angemessenes psycho-soziales Vorgehen. Dabei geht es darum, im Kontakt mit dem Patienten auf eine gute Weise offen zu sein für die Einbeziehung der nicht-somatischen Seite, wobei die psychosozialen Aspekte integrierend und zyklisch so in Rechnung zu stellen sind, daß eine ausschließlich somatische Prüfung der Beschwerden und Probleme vermieden wird.

Zwei der obengenannten Fertigkeiten (gezieltes und systematisches Vorgehen und Umgang mit der Beziehung) tragen mehr den Charakter einer Voraussetzung bei der Prävention somatischer Fixierung und beziehen sich vorzugsweise darauf, *wie* der Hausarzt seine Hilfeleistung gestaltet, die anderen beiden (somatisches und psychosoziales Vorgehen) sind mehr inhaltlicher Art und heben darauf ab, *was* der Hausarzt genau sagt und tut.

Diese vier Fertigkeiten beziehen sich einzig und allein auf das Handeln des Hausarztes in direktem Kontakt mit seinem Patienten, nicht aber auf Fertigkeiten wie Organisation oder Patientenführung oder Zusammenarbeit mit anderen Hilfskräften. Auf diese Gesichtspunkte der hausärztlichen Helfertätigkeit wird in den beiden letzten Kapiteln dieses Buches kurz eingegangen.

Jede dieser vier Fertigkeiten läßt sich unter verschiedenen Teilaspekten betrachten, die ein detailliertes und nuanciertes Bild hausärztlichen Handelns wiedergeben. Dabei werden sich die einzelnen Fertigkeiten teilweise überschneiden. Man darf denn auch die Einteilung nicht absolut nehmen; sie soll mehr eine Konstruktion darstellen: vier Richtungen, von denen aus man stets das gleiche Handeln betrachtet. Ebenso ist der Terminus „Fertigkeiten" nicht zu eng aufzufassen: jede der vier umfaßt sowohl Wissens- und Fertigkeitsaspekte als auch Verhaltens- und persönliche Qualitäten, die alle miteinander verwoben sind und in Wechselwirkung zueinander stehen.

Das Buch wird durch zwei Kapitel abgeschlossen, die die Aufmerksamkeit auf Aspekte hausärztlicher Arbeit lenken, welche sich nicht auf den direkten Patientenkontakt beziehen, aber trotzdem sehr wichtig sind und eine Voraussetzung darstellen für eine angemessene Hilfe: In Kap. 10 wird die Wichtigkeit einer guten Praxisdokumentation für die Prävention somatischer Fixierung erläutert, und es wird gezeigt, wie man insbesondere Hinweise auf das Risiko somatischer Fixierung in die eigene Kartei aufnehmen kann. Im letzten Kapitel gehen wir unter anderem auf die Notwendigkeit einer guten Zusammenarbeit mit anderen Hilfsinstanzen bei der Prävention somatischer Fixierung ein. Gleichzeitig wird der Prozeß der somatischen Fixierung in einen breiteren Rahmen gestellt und als Teil des Medikalisierungsprozesses unserer Gesellschaft insgesamt dargestellt.

Literatur

Grol R, Mesker P (Hrsg) (1984) Huisarts en toetsing [Hausarzt und Qualitätskontrolle] Nijmeegs Universitair Huisartseninstituut, Nijmegen

6 Gezieltes und systematisches Vorgehen

Einleitung

Man kann jeden Kontakt zwischen Hausarzt und Patient betrachten als einen „Problemlösungsprozeß". Er besteht aus einer Summe von Aktivitäten mit dem Ziel, die Fragen zu beantworten: „Weswegen kommt der Patient? Haben seine Beschwerden Hand und Fuß, und was muß damit geschehen?"

Im Idealfall strukturiert der Hausarzt den Kontakt so, daß die Schritte, die er nacheinander vollzieht, mehr oder weniger dem Muster einer wissenschaftlichen Untersuchung gleichen. Es wird eine Frage formuliert (Um welches Problem genau geht es?), es findet ein Informationsaustausch statt (mittels Anamnese, Untersuchung, Hinweisen), es folgt die Entwicklung einer Hypothese über das Problem, die Hypothese wird überprüft (durch weitere Untersuchungen oder eine bestimmte Therapie) etc.

Im Idealfall geht der Hausarzt gezielt und systematisch vor; er verleiht dem Ablauf der ärztlichen Hilfeleistung eine klare Linie dadurch, daß er bestimmte Schritte unternimmt, die logisch aufeinander folgen und die jeder für sich wichtig für den Gesamtablauf sind. Wenn ein solcher Prozeß mehr methodisch begründet strukturiert wird, vergrößert sich die Wahrscheinlichkeit, daß das wirkliche Problem des Patienten angemessen in Angriff genommen wird. Fehlt eine Strukturierung, dann geht der Hausarzt das Risiko ein, wichtige somatische oder psychosoziale Informationen zu übersehen, seine Aufmerksamkeit auf überflüssige oder sonstige Dinge zu richten, derentwegen der Patient eigentlich gar nicht kommt, oder für sich und den Patienten Unklarheiten zu schaffen. „Gezieltes und systematisches Vorgehen" bildet somit eine wichtige Voraussetzung, um den eigenen Anteil des Hausarztes am Prozeß der somatischen Fixierung zu minimieren:

a) Im Verlauf des Ablaufes der ärztlichen Hilfe müssen bestimmte wichtige Schritte getan werden.
b) Diese Schritte müssen in einer logischen Reihenfolge getan werden.
c) Der Übergang von einem zum nächsten Schritt muß durch eine explizite Zusammenfassung markiert werden.

In diesem Kapitel wollen wir darlegen, wie eine ärztliche Beratung wohlüberlegt aufgebaut wird.

Gezielte Maßnahmen in Richtung Abklärung und Veränderung

Insgesamt können Patient und Hausarzt zweierlei Arten von Aktivitäten unternehmen, die sich beide auf die Beantwortung andersartiger Fragen richten:

a) Auf Abklärung zielende Maßnahmen. Damit soll Klarheit über die Beschwerden und Probleme gewonnen und eine Antwort auf Fragen gefunden werden wie „Warum genau kommt der Patient, welches Problem liegt vor, womit hängt das Problem zusammen?"

Der Hausarzt wird mit einer breiten Skala von Beschwerden und Problemen konfrontiert, von denen einige unmittelbar auf objektivierbare Krankheiten hinweisen, andere wiederum nicht; es handelt sich also sowohl um Frühsymptome einer (ernsten) Erkrankung als auch um Absichts- oder Alibifragen und keine eigentliche Bitte um Hilfe. Deshalb ist die Betonung der auf Abklärung gezielten Maßnahmen notwendig.

Viele Hausärzte neigen aufgrund ihrer Weiterbildung zum Handeln, während es für einen guten Umgang mit den Beschwerden des Patienten sicher ebenso wichtig ist, erst einmal zuzuhören, zu beobachten und aktive Bereitschaft zu signalisieren und ein deutliches Bild von dem zu erhalten, worum es eigentlich geht.

b) Auf Veränderung zielende Maßnahmen. Damit wird eine Antwort auf Fragen gesucht wie „Was muß geschehen, um die Beschwerden oder Probleme des Patienten zu lösen oder zu lindern?"

Bei jeder ärztlichen Hilfeleistung wird man zuerst mehr oder weniger klärend vorgehen, bevor man passende Lösungen sucht. Während beider Phasen können wir jedoch eine Reihe von Schritten unterscheiden, die Hausarzt und Patient nacheinander mehr oder weniger explizit tun werden.

Die verschiedenen Schritte

Wir unterscheiden beim Ablauf der ärztlichen Hilfeleistung folgende Schritte: Eingabe, gezielte Klärung des Anliegens, Problemdefinition, Beratung über die Hilfsmöglichkeiten, Aufstellung eines Therapieplanes und Rückkoppelung. Im einzelnen: (s. S. 69)

Alle diese Schritte sind in jedem Patientenkontakt inbegriffen. In der alltäglichen Praxis kommen einige Schritte mehr, andere weniger ausführlich zur Sprache, manchmal in der beschriebenen Reihenfolge, manchmal auch nicht. Im Idealfall arbeitet der Hausarzt diese Schritte ausdrücklich in der beschriebenen Reihenfolge durch. Man wird aber natürlich diese Idealstruktur flexibel handhaben. So enthält sie einige Momente, die Rückkoppelung an andere Phasen erlauben. Wenn z. B. ein Patient mit einer Problemdefinition oder mit einem Therapieplan nicht einverstanden ist, kann dies zu einer erneuten Klärung führen und der schrittweise Aufbau beginnt tatsächlich (teilweise) aufs neue.

Die schematisch angegebene Struktur gilt prinzipiell für jede Beratung, ihre Form wird jedoch abhängig sein von der Art der Beschwerden, von der Selbstdarstellung des Patienten und auch vom persönlichen Arbeitsstil des Hausarztes.

Die Struktur der Beratung

Art der Maßnahme	Ärztliches Vorgehen
Gezielte Maßnahmen in Richtung Abklärung: a) Warum kommt der Patient? b) Wie verhält es sich mit seinen Beschwerden oder Problemen?	1. *Eingabe: allgemeine Orientierung* über die Beschwerden und Probleme, somatisch und nichtsomatisch, sowie eine *Abklärung und Formulierung der Erwartungen* des Patienten an den Hausarzt (Abklärung und Formulierung des Anliegens). 2. *Gezielte Klärung des Problems:* gezielte Informationsgewinnung durch Anamnese, gezielte Klärung psychosozialer Informationen, körperliche und andere Untersuchungen hinsichtlich der Frage: Wie verhält es sich mit den Beschwerden oder dem Problem? 3. *Problemdefinition:* eine explizite Zusammenfassung der Erlebnisse der Problemklärung, eine vorläufige oder endgültige Schlußfolgerung über Art, Ursache und Folgen der Beschwerden oder Probleme.
Gezielte Maßnahmen in Richtung Veränderung: Was hat mit den Beschwerden oder Problemen zu geschehen?	4. *Beratung des Therapieplans:* gemeinsame Erörterung der Lösungsmöglichkeiten mit dem Patienten, wie man zu einer Linderung, Abänderung oder weiteren Klärung der Beschwerden oder Probleme kommen kann. 5. *Entwurf eines Behandlungsplanes:* Festlegen eines gezielten Vorgehens hinsichtlich der Beschwerden oder Probleme (Therapie, Medikation, diagnostische oder therapeutische Überweisung) und eine *explizite Formulierung konkreter Absprachen.* 6. *Evaluation der Beratung:* explizite Überprüfung des Vorgehens.

Allgemeine Orientierung über die Beschwerden oder Probleme

Der spezifische Standort des Hausarztes innerhalb des Gesundheitssystems bringt es mit sich, daß er mit einem breiten Spektrum von Gesundheitsproblemen, Beschwerden, Erkrankungen und Bitten um Hilfe zu tun hat. Aufgrund des vielfältigen Angebots von Beschwerden ist eine systematische Einteilung oder eine diagnostische Eingruppierung der Patienten zunächst kaum möglich. In vielen Fällen sind die Beschwerden, Probleme oder das Hilfeersuchen vage und undeutlich. Die vorgebrachten Beschwerden können alle möglichen Bedeutungen haben. Der Patient kann um seine Beschwerden herum die divergierendsten Gedanken und Gefühle haben; sein Hilfeersuchen kann alle möglichen Formen annehmen.

Oft sind die Beschwerden nicht klar zu deuten, und es bleibt ungewiß, was der Patient genau vom Arzt erwartet. Meist hat der Hausarzt zwar schon eine Vorstellung davon, aber diese erweist sich bei näherer Betrachtung manchmal als unzutreffend.

Bei einem solchen (vieldeutigen) Angebot von Fragen, Beschwerden und Problemen empfiehlt es sich, den Kontakt nicht mit einer gezielten Anamnese oder einer gezielten körperlichen Untersuchung zu beginnen. Im Idealfall beginnt der Hausarzt jeden Kontakt mit einer offenen orientierenden Phase, die manchmal länger, manchmal kürzer dauert, je nach Tendenz der Problematik. Das Ziel dieser allgemeinen Orientierung ist ein zweifaches:

a) Dem Patienten Raum geben für seinen Bericht.

   Im Idealfall steht in der Anfangsphase des Kontaktes nicht die Denkgewohnheit des Hausarztes im Mittelpunkt, sondern die Gedanken- und Erfahrungswelt des Patienten.

   Der Patient erhält die Gelegenheit, seine Wünsche und Erwartungen an den Hausarzt zu äußern und wird angeregt, möglichst viel von dem, was ihn gerade bewegt, vorzubringen.

b) Sich einen umfassenden Eindruck von den Beschwerden und Problemen verschaffen.

   Mittels offener Fragen kann der Hausarzt einen umfassenden Eindruck über den Ernst der Beschwerden gewinnen. Gleichzeitig kann er auch mögliche wichtige psychosoziale Hinweise und Punkte erkennen, die er ggf. mit zu berücksichtigen hat. Auf der Basis dieser Informationen kann der Hausarzt seine Hypothesen bilden und sie gedanklich ordnen.

Allgemeines und orientiertes Vorgehen kann verschiedene Dinge beinhalten, je nach der Qualität der vorgetragenen Beschwerden. In akuten Situationen, bei Traumen oder wenn der Patient zugleich einen schmerzenden Körperteil vorzeigt, kann eine erste Inspektion, ggf. kombiniert mit offenen Fragen, den Kern der „Eingabe" bilden. Bei Kontrollen und Folgekontakten ist es wichtig, zu Beginn des Gesprächs auf den Verlauf vorhergehender Beratungen oder auf getroffene Vereinbarungen einzugehen, erforderlichenfalls angereichert mit weiteren orientierenden Fragen („Sie kommen wegen der Pille. Wie geht es Ihnen? Haben Sie irgendwelche Beschwerden? Gibt es Fragen wegen der Pille?").

Bei neu aufgetretenen Beschwerden beinhaltet die Eingabe meist eine Reihe offener Fragen, d.h. Fragen, die so gestellt sind, daß sie nicht schon eine bestimmte Voraussetzung seitens des Fragenden einschließen und daß dadurch die Richtung, in der der andere antworten kann, nicht schon festgelegt ist.

Geschlossene oder suggestive Fragen kann man nur mit „Ja" oder „Nein" beantworten, sie dienen der Bestätigung einer Vermutung des Fragenden. Eine offene Frage versucht den anderen zu stimulieren, seine Meinung und Gefühle unbeeinflußt wiederzugeben.

Eine Reihe von Beispielen kann deutlich machen, welche Fragen zur allgemeinen Orientierung gestellt werden können:

- Inventarisierung der Beschwerden und Probleme.
  „Was war das, weswegen Sie gekommen sind? Gibt es noch andere Dinge?"
- Konkretisierung undeutlicher Beschwerden oder unklarer Anliegen.
  „Erzählen Sie etwas mehr darüber. Wie meinen Sie das? Wie ist das genau? Was meinen Sie mit ‚Ich mache mir Sorgen darüber?'"
- Was bedeuten die Beschwerden für den Patienten?
  „Wie denken Sie selbst über die Beschwerden? Haben Sie selbst eine Idee, was es sein könnte? Worüber machen Sie sich Sorgen? Können Sie etwas darüber sagen, warum Sie das stört?"
- Warum kommt der Patient erst oder schon jetzt?

„Wann hat es angefangen? Wie lange haben Sie schon Last damit? Sie haben schon eine
Zeit damit zu tun und haben sich jetzt entschlossen, deswegen zu kommen? Was ist unter-
dessen an den Beschwerden getan worden? Was haben Sie zwischenzeitlich daran ge-
macht? Haben Sie selbst schon etwas ausprobiert? Ist es das erstemal, daß Sie deswegen
Hilfe suchen?"
- Wie ist die Umgebung des Patienten mit seinen Beschwerden befaßt?
  „Was halten Ihre Angehörigen von den Beschwerden? Wie reagieren sie auf Sie, wenn Sie
  sich nicht gut fühlen? Haben Sie noch mit anderen über ihre Probleme gesprochen?"

Dies sind nur Beispiele, die sicher nicht erschöpfend wiedergeben, wie man der allgemeinen Orientierung Form verleihen kann. Natürlich sollen sie nicht unbesehen
in einen Fragekatalog aufgenommen werden, der Hausarzt kann sie aber in seinem
persönlichen Umgangsstil mit dem Patienten beachten und sich davon leiten lassen.

Abklärung und Formulierung des Anliegens des Patienten

Ein Bestandteil der Eingabe verdient besondere Aufmerksamkeit, nämlich die sog.
Abklärung und Formulierung des Anliegens. Sucht ein Patient den Arzt auf, dann ver-
folgt er damit i. allg. ein bestimmtes Ziel; für sein Kommen gibt es einen Grund. Das
Ziel umfaßt gleichzeitig alle möglichen Wünsche und Erwartungen hinsichtlich des
Vorgehens und der Einstellung des Arztes. Der Augenblick, in dem ein Patient zum
Hausarzt kommt, stellt einen Schritt im Prozeß der Problemlösung dar, mit dem der
Patient (und evtl. seine Umgebung) bereits einige Zeit vorher beschäftigt war.
Der Hausarzt ist eine bestimmte Komponente in diesem Prozeß, den der Patient
durchläuft. Es ist deshalb für ein angemessenes Hilfsangebot unverzichtbar, daß er
genau weiß, was der Patient von ihm als Helfer will oder erwartet. In vielen Fällen
geht man im Prinzip davon aus, daß der Patient mit einem bestimmten Wunsch
kommt, namentlich dann, wenn er deutliche somatische Beschwerden vorweist, jedoch werden Wünsche und Erwartungen auch oft undeutlich vorgebracht, und dem
Hilfeersuchen können sehr unterschiedliche Bedeutungen zukommen. Die in
Kap. 2ff. erwähnte Patientin kam z. B. mit der Klage über „furchtbare Kopfschmerzen". Hinter einer solchen Beschwerde können sich indes alle möglichen Gefühle
und Erwartungen verbergen:

Die Patientin könnte zum Hausarzt gegangen sein, um zu wissen, woher genau die Kopfschmerzen rühren. Es könnte sein, daß sie selbst eine vage Vermutung hat, was alles eine Rolle spielen könnte, daß sie aber zuerst die Meinung des Hausarztes über die Beschwerden hören möchte. Das Vorgehen des Hausarztes wird bei einer solchen Frage ganz anders aussehen, wenn die Patientin mit der Angst vor einem Hirntumor kommt und vom Hausarzt in dieser Hinsicht beruhigt werden möchte. Im ersten Fall genügt vielleicht eine ausführliche Anamnese und darauf aufbauend ein Gespräch über ihre häusliche Situation, im zweiten Fall
wird wahrscheinlich nur eine gezielte Anamnese und eine gründliche körperliche Untersuchung die Patientin beruhigen. Der Hausarzt wird wieder anders vorgehen, wenn die Patientin eigentlich zum Neurologen will, um die Ursache wirklich ausfindig zu machen. Möglicherweise weiß die Patientin, woher ihre Kopfschmerzen kommen und geht zum Hausarzt
nur zu dem Zweck, ein Kopfschmerzmittel zu bekommen. Diese unterschiedlichen Motive
können dem Kontakt jeweils einen völlig anderen Verlauf geben. Schließlich kann es sein,
daß die Patientin mit ihren Kopfschmerzen die Aufmerksamkeit des Hausarztes auf ihre miß-
liche familiäre Situation lenken will und Hilfe bei der Lösung dieser Probleme erwartet.

Wenn der Hausarzt als Antwort auf die Eingangsfrage sogleich mit der Anamnese, mit körperlicher oder Laboruntersuchung und Therapie beginnt, indem er stillschweigend die Wünsche des Patienten in seinem Sinne interpretiert, läuft er Gefahr, an manchen Stellen Überflüssiges und an anderen Punkten zu wenig zu tun. Kurz, er geht das Risiko ein, etwas zu bearbeiten, worum ihn der Patient überhaupt nicht gebeten hat.

Deshalb empfehlen wir, daß der Hausarzt bei *jedem* Kontakt in einem frühestmöglichen Stadium (am besten während der Eingabephase) die Wünsche und Erwartungen des Patienten an ihn als ärztlichen Helfer im Detail klärt und konkretisiert. Es kann nämlich sein, daß der Patient es nicht wagt, in Worte zu fassen, weswegen er genau kommt, oder daß er denkt, der Arzt müsse schon wissen, was er will, oder daß er eigentlich selbst nicht genau weiß, was er vom Arzt erwartet.

Vor allem bei „Absichtsfragen" ist eine genaue Klärung des Problems sehr wichtig. Es ist möglich, daß der Patient den Hausarzt braucht, um anderes zu erreichen (z.B. eine Überweisung, eine Dringlichkeitsbescheinigung, die Zustimmung, sich bestimmten Verpflichtungen entziehen zu dürfen, die Beeinflussung anderer), daß er aber mit einer einleitenden Frage beginnt, die dem üblichen Arzt-Patienten-Kontakt angepaßt ist („Ich habe Last von . . .").

Der Hausarzt unternimmt also im Idealfalle stets den gezielten Versuch, dahinter zu kommen, welche Art Hilfe der Patient genau wünscht oder erwartet, und er legt seinen Eindruck hinsichtlich der Erwartungen des Patienten diesem zur Überprüfung vor (Problemformulierung), damit er seinerseits zur ärztlichen Problemformulierung Stellung nehmen und sie ggf. korrigieren kann.

Einige *Beispiele:* „Was erwarten Sie von mir?" „Wie kann ich Ihnen dabei helfen?" „Wenn ich recht verstanden habe, wollen Sie gern noch ein paarmal zum Physiotherapeuten?" „Sie machen sich Sorgen wegen Ihrer Kopfschmerzen und möchten, daß ich Sie untersuche, ob kein Tumor im Kopf sitzt?"

Einige Patienten reagieren „begriffsstutzig" auf die Problemklärung seitens des Hausarztes („Das weiß ich nicht, Sie sind der Arzt"). Es ist wichtig, dem Patienten klarzumachen, daß es nötig ist, seine Wünsche zu erfahren („Gewisse Dinge kann ich wahrscheinlich besser beurteilen als Sie. Aber ich weiß nicht, was Sie genau denken oder wollen").

Die Klärung des Anliegens gelingt übrigens nicht immer beim Erstkontakt. Bisweilen werden die Erwartungen des Patienten erst in späteren Phasen deutlicher, was eine Anpassung der Maßnahmen erfordern kann. Eigentlich erhält man während des gesamten Kontaktes die Möglichkeit abzuklären, was der Patient genau will. Schließlich ist es wichtig, bei der Tatsache zu verweilen, daß die Abklärung der Wünsche und Erwartungen des Patienten nicht bedeutet, daß man ihnen auch genügen muß. Der Hausarzt kann, u.a. aufgrund seiner medizinischen Fachkompetenz oder seiner persönlichen Normen- und Wertvorstellungen, ganz andere Vorstellungen haben, und es ist sinnvoll, diese neben die des Patienten zu stellen.

Wir haben gesehen, daß der Hausarzt bei der Eingabe mittels einer allgemeinen Orientierung über die Beschwerden und mittels der Abklärung des Anliegens einen Eindruck vom Ernst der Beschwerden, von wichtigen somatischen und psychosozialen Aspekten, von den Gedanken und Gefühlen des Patienten und seinen Wünschen und Erwartungen an den Arzt erhalten kann.

Der Hausarzt tut gut daran, die in diesem Augenblick verfügbaren Informationen zu ordnen, sie kurz zusammenzufassen und dem Patienten ausdrücklich vorzulegen. Dieser kann dann korrigieren, womit er nicht einverstanden ist. Eine solche *explizite Zusammenfassung* bildet gleichzeitig einen Einschnitt. Damit wird angezeigt, daß die Eingangsphase beendet ist und der Hausarzt zur gezielten Informationssammlung übergeht.

Gezielte Problemklärung

In einigen Fällen wird gleich nach der allgemeinen Orientierung und Klärung des Anliegens deutlich sein, was mit den Beschwerden, den Problemen oder dem Hilfeersuchen zu geschehen hat und ob der Hausarzt dafür zuständig ist. Ein weiteres Sammeln von Informationen kann in einem solchen Moment unterbleiben. Meist bleiben jedoch einige Fragen offen: Wie sehen die Beschwerden und Probleme nun genau aus? Welche Erklärung gibt es dafür? Welche Faktoren haben sie hervorgerufen und in Gang gehalten?

Auf die Eingabe, die den Zweck hat, den Patienten berichten zu lassen, seine Wünsche und Erwartungen, seine Meinung und Gefühle über die Beschwerden ans Licht zu holen, folgt die Phase der „gezielten Problemklärung", in der eine Antwort auf die obengenannten Fragen gefunden werden soll: Der Hausarzt sucht (mittels *gezielter* Fragestellung) eine Erklärung für die Beschwerden, worauf sich das weitere Vorgehen gründet.

Die Phase der gezielten Problemklärung unterscheidet sich von der Eingabephase dadurch, daß hier weniger die Denkweise des Patienten als die des Hausarztes maßgeblich ist. Aufgrund der Gegebenheiten, die während der Eingabe zutage getreten sind, konnte der Hausarzt eine Reihe von Hypothesen entwerfen und diese nach ihrem Wahrscheinlichkeitsgrad ordnen. In dieser Phase sammelt der Hausarzt nun Informationen, um die Hypothesen, die er im Kopf hat, zu bestätigen oder zu verwerfen bzw. auszuschließen, ein Vorgang, der natürlich nicht bloß im Kopf des Hausarztes abläuft, sondern im laufenden Gespräch mit dem Patienten stattfindet. Dabei bleiben die Vorstellungen, Wünsche und Gefühle des Patienten eine wesentliche Informationsquelle.

Den Kern dieser Phase bildet also der diagnostische Prozeß. Wir gehen hierauf in Kap. 8 ausführlicher ein. Wichtig ist, daß auch während des Prozesses des Entwerfens und Überprüfens der Hypothese ein logischer Aufbau eingehalten wird: hierbei muß während des Ablaufs von einem Punkt zum anderen eine Auswahl zwischen notwendigen Fragen oder Untersuchungen getroffen werden. Der Hausarzt fragt sich fortwährend: „Welche Vermutung, welche Hypothese habe ich gerade? Welche weitere Information brauche ich, um diese Hypothese auszuschließen oder bestätigen zu können?"

Dem steht ein Vorgehen gegenüber, bei dem ungezielt eine feste anamnestische Frageliste durchgearbeitet und bestimmte Untersuchungen getätigt werden („Trial-and-error-Methode"). Zu einem logischen Aufbau der gezielten Problemklärung gehört, daß vom Allgemeinen zum Spezifischen hingearbeitet wird; der Hausarzt beginnt mit klärenden Maßnahmen, die soviel an Information ergeben, daß mehrere Hypothesen gleichzeitig abgedeckt werden, und später geht er dann zur gezielten Bestätigung oder zum definitiven Ausschluß bestimmter Hypothesen über.

In diesem Rahmen ist es wichtig, mit der Anamnese zu beginnen. In den meisten Fällen ergibt die Anamnese so viel, daß sie zusammen mit einer darauf basierenden kurzen körperlichen Untersuchung dem Hausarzt ausreichende Anknüpfungspunkte liefert, um zu einer Arbeitshypothese oder Diagnose zu gelangen. Ein Aufbau dieser Pläne könnte also folgendermaßen aussehen:

a) Bewußte Aufreihung (ausgesprochen oder unausgesprochen) der Hypothesen, auf die man in der gezielten Klärungsphase achten will, basierend auf den Informationen aus der Eingabe, der Vorgeschichte und dem Wissen um die epidemiologischen Gegebenheiten.
b) Gezielte somatische, psychosoziale oder integrierte (zweigleisige) Anamnese.
c) Zusammenfassung aller Eindrücke und evtl. ein Gespräch mit dem Patienten über weitere Untersuchungen.
d) Zum Schluß, falls nötig, eine körperliche oder anderweitige Untersuchung zur Information über Dinge, diagnostisch relevante Einzelheiten, die aus der Anamnese nicht klar wurden.

Problemdefinition

Wenn sich der Hausarzt eine Zeitlang mit der Klärung der Beschwerden oder des Anliegens beschäftigt hat, tritt der Moment ein, wo er einen mehr oder weniger deutlichen Eindruck hat von dem, was vorliegt. Möglicherweise hat er während der Anamnese oder der körperlichen Untersuchung dem Patienten schon etwas von seinen Befunden oder Gedanken mitgeteilt und diesem die Möglichkeit gegeben, darauf zu reagieren. An einer bestimmten Stelle muß aber der Prozeß der Informationsgewinnung abgeschlossen werden, und zwar so, daß auch dem Patienten klar wird, daß der Kontakt nun in eine neue Phase eintritt.

Der Hausarzt kann dies in der Weise bewerkstelligen, daß er die gezielte Abklärung des Anliegens in eine Problemdefinition einmünden läßt. Damit meinen wir eine Zusammenfassung dessen, was die Abklärung ergeben hat, eine mehr oder weniger definitive Schlußfolgerung über Art, Ursachen, Folgen, Funktion oder Bedeutung der Beschwerden, derentwegen der Patient um Hilfe ersucht hat. Dies beinhaltet auf jeden Fall mehr als die Mitteilung einer Diagnose (z. B. „Es handelt sich um eine Stirnhöhlenentzündung" oder „Ihre Kopfschmerzen sind die Folge von Spannungen"). Der Hausarzt bringt seine Eindrücke auf eine Linie und „übersetzt" sie dem Patienten („Ich habe alles, was wichtig ist, bedacht, aber ich kann nichts finden, worüber Sie sich beunruhigen müssen. Was ich wohl bemerke, ist, daß Sie in der letzten Zeit in der Familie sehr unter Druck gestanden haben. Es kann sein, daß Ihre Kopfschmerzen damit zusammenhängen. Und nun haben Sie sich soviel Sorgen um Ihren Kopf gemacht, daß Ihre Schmerzen noch schlimmer geworden sind. Wäre es möglich, daß es so gelaufen ist?"). Im Idealfall formuliert der Hausarzt seine Einschätzung der Beschwerden in klaren Feststellungen. Ein wichtiges Element der Problemdefinition ist, daß der Hausarzt deutlich merken läßt, daß die Phase der Informationsgewinnung abgeschlossen ist („Wenn ich alles der Reihe nach betrachte, dann meine ich . . ." oder „Ich will mal kurz zusammenfassen und sehen, was wir jetzt wissen") und daß er damit den Übergang zu einer weiteren Phase (Aufreihen der Informationen) definitiv markiert.

Weiter ist wichtig, daß der Hausarzt seine Sicht der Dinge in der Weise ändert, daß der Patient sich einen Eindruck machen kann über das, was der Hausarzt denkt, und die Möglichkeit hat, darauf einzugehen, falls er nicht damit einverstanden ist („Ich denke . . .", „Was halten Sie davon?" oder „Ich finde keinen Anhalt, daß mit Ihren Lungen etwas nicht in Ordnung ist. Sie sind ganz schön erkältet gewesen, aber ich nehme an, daß dies schnell wieder vorübergeht. Beruhigt Sie das zur Genüge?"). Dies bietet denn auch die Möglichkeit der Rückkoppelung zum ursprünglichen Hilfeersuchen, den anfangs gehegten Wünschen und Erwartungen des Patienten.

Außer daß die Problemdefinition das Ergebnis der Problemklärung klarmacht, gibt sie gleichzeitig die Richtung weiterer Maßnahmen oder eines Therapieplans hinsichtlich der Beschwerden oder Probleme an (z. B.: „Ich sehe zwei Dinge. An erster Stelle die Kopfschmerzen, die immer stärker werden und die es Ihnen stets schwerer machen, die normale Arbeit zu leisten. Gleichzeitig die Hektik in Ihrem Haushalt und die Sticheleien wegen Ihres Kopfes, wodurch die Schmerzen immer schlimmer werden. Meiner Meinung nach sollten wir ab jetzt beides berücksichtigen").

Eine explizite Problemdefinition kann mehr oder weniger umfassend sein, je nach Art der Beschwerden und des Befundes, sie kann auch mehr oder weniger definitiv sein. Meist wird sie nicht endgültig sein und mehr den Charakter einer Arbeitshypothese annehmen, die bei neuen Informationen modifiziert werden kann.

Der Patient kann allerdings auf die Problemdefinition auch so reagieren, daß der Hausarzt erneut mit der Problemklärung beginnen muß. Im Idealfall wird diese Phase der Klärung dann erneut mit einer expliziten Zusammenfassung abgeschlossen. Wenn man die Interaktion zwischen Hausarzt und Patient allgemein so strukturiert wie auf S.69 angegeben, dann bildet die Problemdefinition die Grenze zwischen dem Abschnitt der Klärung und dem auf Veränderung abzielenden Abschnitt. In der Tat ist sie die Achse, um die sich alles dreht. Sie liefert die Zusammenfassung der vorhergehenden und bestimmt gleichzeitig die Richtung der nachfolgenden Phase (s. unten).

Beratung über den Therapieplan

Eine gute Problemdefinition schließt zuweilen teilweise die Richtung der folgenden Maßnahmen ein, die im weiteren Verlauf wegen der Beschwerden oder Probleme ergriffen werden müssen; das gilt selbst dann, wenn man als Hausarzt dem Patienten sagen muß: „Ich kann keine Erklärung für die Beschwerden liefern, mir scheint, daß alles in Ordnung ist". Viele Hausärzte lassen die Problemdefinition jedoch gleich in einen Therapieplan übergehen, wobei ersteres ein wenig dürftig wegkommt. Außerdem wird der Therapieplan meist vom Hausarzt allein entworfen. Wenn der Patient im ersten Teil des Kontakts genügend Raum für seinen Beitrag erhält, dann wird ihm in dieser Phase meist gar keiner mehr dafür eingeräumt. Es besteht die Gefahr, daß der Hausarzt ein Vorgehen für den Patienten vorzeichnet, das den Wünschen oder den Möglichkeiten des Patienten nicht entspricht und das auch wenig erfolgreich sein wird. Im Idealfall folgt deshalb der Problemdefinition vor der endgültigen Festlegung des weiteren Vorgehens eine kurze Phase, in der beraten wird, was mit den Beschwerden oder Problemen zu geschehen hat. Der Patient wird vom Hausarzt aufgefordert oder angeregt, seine Meinung oder seine Wünsche dazu zu äußern. „Was möchten Sie weiter? Haben Sie selbst eine Meinung darüber?" „Die Erkältung geht von selbst, auch ohne Medikamente vorüber; Sie können nun entscheiden, ob Sie einen Hustenblocker haben möchten". „Wenn Sie jetzt wissen, daß die Kopfschmerzen in erster Linie von Ihrer Belastung zu Hause herrühren, haben Sie dann eine Idee, was jetzt geschehen soll? Wie kann ich Ihnen hier weiterhelfen?"

Die Information über die Meinung und die Wünsche des Patienten enthebt den Hausarzt übrigens nicht seiner Verantwortung, aufgrund seiner beruflichen Kompetenz die möglichen Alternativen aufzuzeigen und zuweilen auch deutlich zu machen, welches Vorgehen aus ärztlicher Sicht den Vorzug verdient. Ob der Schwerpunkt der Beratung beim Patienten oder gerade beim Hausarzt liegt, hängt ab von der Art der Problematik und selbstverständlich auch von der Einstellung des Patienten bei dieser Beratung.

An einem bestimmten Punkt wird das Abwägen möglicher alternativer Vorgehensweisen in einen *Plan* einmünden, also eine Reihe konkreter Absprachen über die Schritte, die nacheinander getan werden müssen. Der Hausarzt bringt deutlich zum Ausdruck, wie was zu geschehen hat, wann was getan werden muß, zu welchem Zweck etwas unternommen wird, was davon zu erwarten ist, was vom Patienten im einzelnen erwartet wird und was getan wird, wenn das erwartete Ergebnis ausbleibt etc. Bei einem Patienten mit Magenbeschwerden könnte das so ablaufen: „Wie es jetzt aussieht, können Sie am besten 14 Tage lang Diät halten. Nach meiner Erfahrung wird es dann in vielen Fällen schon sehr viel besser sein. Wir wollen uns einigen, daß Sie wiederkommen, wenn es nach 14 Tagen noch genauso ist wie heute. Möglicherweise müssen wir dann den Magen röntgen lassen".

Es ist sehr wichtig, daß der Plan am Ende der Beratung feststeht. Der Hausarzt sollte zugleich prüfen, ob der Patient dem Plan zustimmt oder ob er für ihn auch durchführbar ist und ob er verstanden hat, was im einzelnen gemeint ist und was der Hausarzt von ihm erwartet:

„Wir sind uns also einig, daß ich Ihnen ein paar Schmerztabletten für Ihre Kopfschmerzen gebe, die Sie nehmen können, wenn es ganz schlimm ist. Weiter notieren Sie die Augenblicke, wann die Schmerzen am schlimmsten sind: was vorher passiert, was Sie in dem Augenblick gedacht oder gefühlt haben. Nach einer Woche kommen Sie wieder und wir sehen dann, ob Sie etwas mehr über Ihre Kopfschmerzen wissen. Ist Ihnen jetzt ganz klar, was Sie tun sollen?" – „Sie schonen also das Knie ein paar Tage und sehen, wie es geht. Wenn es innerhalb einer Woche nicht vorbei ist, kommen Sie wieder, und wir entscheiden dann, was wir weiter tun. Einverstanden?"

Die Evaluation der Beratung

Am Schluß des Kontakts hat der Hausarzt eine letzte Gelegenheit, alles noch einmal auf eine Linie zu bringen, evtl. etwas zu ergänzen und dann den Kontakt definitiv zu beenden. Im Idealfall geschieht dies durch eine explizite Evaluation des ärztlichen Hilfsangebotes.

Die gleichen beiden Elemente wie in den vorhergehenden Erörterungen sind auch hier wichtig. An erster Stelle gibt der Hausarzt dem Patienten die Gelegenheit zu reagieren, um herauszufinden, ob dieser zufrieden ist, ob alles klar ist und ob der Grund seines Kommens ausreichende Beachtung gefunden hat („Haben wir alles besprochen? Kommen Sie so zurecht? Sind Sie mit dem, was wir besprochen haben, zufrieden?"). Gleichzeitig markiert der Hausarzt damit deutlich das Ende der Beratung.

Eine solche Evaluation am Schluß des Kontakts birgt die Möglichkeit, daß der Patient neue wesentliche Informationen vorbringt, die es erforderlich machen können, eine Reihe von Abschnitten noch einmal durchzuarbeiten. Oder der Patient kann mit neuen Beschwerden oder Problemen kommen oder gerade jetzt erzählen, weswegen er *eigentlich* gekommen ist (Türklinkenphänomen). Dieses Risiko ist jedoch in den meisten Fällen minimal, wenn der Hausarzt zu Beginn eine gute Bestandsaufnahme hinsichtlich des Hilfeersuchens des Patienten gemacht hat und wenn er dessen Meinungen und Erwartungen hinreichend abgeklärt hat.

Gezieltes und systematisches Vorgehen bei der Langzeitbehandlung

Ein schrittweises Vorgehen, wie es in diesem Kapitel skizziert wurde, erstreckt sich oft über mehrere Beratungen. Analyse und Behandlung vieler Beschwerden und Probleme erfordern Zeit. Gleichzeitig läßt das Abwarten des natürlichen Verlaufs eine Aufteilung in verschiedene Kontakte wünschenswert erscheinen. Dabei ist wichtig, daß auch über eine Reihe von Kontakten hin eine deutliche Linie zugrunde gelegt wird, mit anderen Worten, daß auch über längere Zeit hinweg gezielt und systematisch vorgegangen wird. Dies kann verschiedenes bedeuten:

a) Man entwirft einen konkreten Behandlungsplan, in dem enthalten ist, was man sukzessive während der Folgeberatungen tut (z. B.: „Ihr Blutdruck ist deutlich erhöht. Wir sind uns einig, daß Sie zuerst mit einer Diät versuchen, abzunehmen. Wenn das nicht die gewünschte Wirkung hat, dann gehen wir über zu Medikamenten . . .").

b) In dem Behandlungsplan wird festgelegt, was bis zur nächstfolgenden Konsultation vom Patienten im einzelnen erwartet wird. Dies kann zum Inhalt haben, daß der Patient einen bestimmten Auftrag erhält oder bestimmte Anweisungen ausführen muß („Sie führen also genau Buch über die Augenblicke, wo die Kopfschmerzen am schlimmsten sind. Bevor Sie wiederkommen, schauen Sie Ihre Notizen an und sehen, ob daraus etwas Genaueres erkennbar wird. Wir sprechen dann gemeinsam weiter darüber, was Sie herausgefunden haben").

c) Während der Eingangsphase des nachfolgenden Zusammentreffens bezieht der Hausarzt den Verlauf der vorhergehenden Konsultation und die getroffenen Vereinbarungen in das Gespräch ein. Der Faden wird erneut aufgenommen und zugleich vermieden, daß das Gespräch eine Wiederholung des vorigen wird („Beim vorigen Mal habe ich alle möglichen Dinge untersucht und keine körperliche Erklärung für Ihre Kopfschmerzen finden können. Wir hatten abgemacht, daß Sie zwei Wochen lang genaue Notizen machen und dann wiederkommen sollten, um mir Ihre Feststellungen zu berichten. Wie ging es damit? Sind Sie einen Schritt weitergekommen?")

d) Es wird klar, daß für ein solches gezieltes und systematisches Vorgehen eine gute Dokumentation unentbehrlich ist. Darauf gehen wir in Kap. 10 näher ein.

Ein gut durchdachtes und phasenweises Wiederbestellen bildet einen wichtigen Bestandteil des gezielten und systematischen Vorgehens über eine Reihe von Beratungen hin. In vielen Fällen ist ein Wiederbestellen nicht nötig; ungeplant könnte dies auch einer Abhängigkeit vom Arzt Vorschub leisten. Eine Wiederbestellung muß stets im Rahmen eines festen Plans erfolgen. Darauf wird in Kap. 8 weiter eingegangen.

Zusammenfassung

Gezieltes und systematisches Vorgehen bedeutet, daß der Hausarzt bei seiner Tätigkeit möglichst wissenschaftlich vorgeht; daß er also bestimmte wichtige Schritte auf eine für den Patienten durchschaubare Weise tut, beginnend mit einer allgemeinen Orientierung über die Beschwerden und einer guten ausreichenden Abklärung des eigentlichen Anliegens. Daneben sorgt er dafür, daß die Schritte in einer bestimmten Reihenfolge unternommen werden, so daß der Behandlungsprozeß eine Struktur erhält und daß die Übergänge von einem Schritt zum nächsten deutlich markiert werden.

Literatur

Feinstein A (1962) Clinical judgement. Williams & Wilkens, Baltimore
Hampton JR et al (1975) Relative contributions of history taking, physical examination and laboratory investigation to diagnosis and management of medical outpatients. Br Med J II: 486
Holten-Vriesema J et al (1978) Methodisch werken [Methodisches Vorgehen]. Huisarts en Wetenschap 21: 322
Melker RA de, Earl F, Everwijn S (1979) Kijken naar de huisarts [Der Hausarzt im Blickpunkt]. Huisarts en Wetenschap 22: 266
Rund DA (1978) Problem solving. In: Taylor R (ed) Family medicine. Springer, Berlin Heidelberg New York
Schouten J (1982) Anamnese en advies [Anamnese und ärztlicher Rat]. Stafleu, Alphen

7 Umgang mit der Hausarzt-Patienten-Beziehung

Einleitung

Weil Krankheit und Gesundheit eines Menschen mehr bedeuten als das Funktionieren oder Nichtfunktionieren seiner Organe, beschränken sich die Kontakte mit dem Hausarzt nicht nur auf medizinische Inhalte. Als ein Mensch mit seinen eigenen Wünschen, Auffassungen und Erwartungen über den Kontakt zum Patienten wird der Hausarzt mit einem anderen Menschen befaßt, der Hilfe sucht, vielleicht beunruhigt ist, sich abhängig vom Urteil des Arztes fühlt und der selbst auch bestimmte Meinungen, Wünsche und Erwartungen an den Kontakt knüpft. Ob nun eine tragbare Beziehung zwischen Arzt und Patient entsteht, hängt denn auch zum großen Teil davon ab, wie der Arzt dem persönlichen Kontakt zum Patienten Gestalt zu verleihen versteht: ob er eine Atmosphäre von Offenheit, Sicherheit, wechselseitigem Vertrauen und gegenseitiger Akzeptanz zu schaffen vermag und ob er dem Patienten die Konsultation leicht macht, ihm gut zuhört, seine Beschwerden und Probleme ernst nimmt etc.

Im Rahmen der Prävention somatischer Fixierung ist in diesem Zusammenhang v. a. wichtig, daß der Hausarzt dafür Sorge trägt, daß der Patient nicht abhängier von seinem Urteil wird als unbedingt nötig. Dazu muß er die Beziehung zum Patienten so gestalten, daß beide, Arzt und Patient, als gleichwertige Partner ihren Anteil an der Verantwortung tragen. Der Patient muß in der Lage sein, mitzudenken über das, was mit ihm nicht in Ordnung ist, und mitzuentscheiden über das, was mit seinen Beschwerden oder Problemen zu geschehen hat.

Um die Beziehung zum Patienten in eine gute Bahn zu leiten, sollte der Hausarzt in jedem Falle 3 Punkte beachten:

a) Dem Patienten Raum geben und ihn stimulieren, mit seinen Meinungen, Empfindungen und Wünschen hinsichtlich der Beschwerden herauszukommen.
b) Deutlich die eigene Meinung, die eigenen Gefühle und Wünsche sehen und das eigene Denken und Handeln richtig und verständlich deuten.
c) Ein guter Gesprächsführer sein, d. h. den Raum für den Patienten und den eigenen Beitrag im Gleichgewicht halten und mit einer schlecht laufenden Beziehung gut umgehen.

Dem Patienten Raum geben

In Kap. 1 und 4 haben wir als eine der Voraussetzungen für eine gute Beziehung eine Art gegenseitiger Einflußnahme kennengelernt, die den anderen nicht einengt. Für die Hausarzt-Patienten-Beziehung bedeutet dies, daß der Arzt ein Klima schafft, in dem der Patient Spielraum erhält, seine eigenen Wünsche und Ideen vorzubringen und diese den Vorstellungen und Wünschen des Hausarztes an die Seite zu stellen. Mit anderen Worten, der Hausarzt sollte mit dem Patienten so umgehen, daß irgendwelche „Manöver", die den Patienten in einer passiven, abhängigen Position halten, unterbleiben. Er versucht vielmehr, den Patienten soviel wie möglich zu eigenem Nachdenken anzuregen über das, was vorliegt, und darüber mit nachzudenken, was geschehen soll. Letzten Endes geht es ja um Leben und Gesundheit des Patienten. Und obendrein kann der Hausarzt das Problem nicht gezielt angehen ohne diese Mitwirkung des Patienten.

In erster Linie kann er dies fördern durch gutes *Zuhören*. Dies bedeutet u. a. wörtlich: dem Patienten Raum geben und ihn zu Wort kommen lassen. Dadurch, daß der Arzt sich in Haltung und Sichtweise auf den Patienten einstellt, daß er den Mund hält, gibt er diesem Gelegenheit, seine Meinung vorzubringen. Durch Interjektionen („Nun . . .", oh ja . . ." etc.) ermuntert er ihn zum Weitersprechen. Vor allem zu Beginn der Beratung achtet er darauf, daß er den Patienten nicht unterbricht, es sei denn, dieser redet „zuviel" und läßt seinerseits dem Arzt keinerlei Raum. Bei passiven Patienten ist es freilich sehr verlockend, selbst das Wort zu nehmen, sich im eigenen Denkschema zu bewegen und von Anfang an den eigenen Voraussetzungen des Problems zu folgen.

Zuhören ist nicht nur eine passive Beschäftigung (still sein), Zuhören muß aktiv geschehen. Dabei legt sich der Hausarzt immer die Frage vor: „Was will der Patient mir sagen, was meint er eigentlich, was bereitet ihm im Augenblick solche Schwierigkeiten?" Es ist ein Zwischen-den-Zeilen-Hören auf die vermutlichen Wünsche, Erwartungen und Gefühle des Patienten. Dazu gehören natürlich Übung und Konzentration.

Hiermit sind wir bei einem anderen Aspekt der Grundhaltung, die darauf abzielt, dem Patienten Raum zu geben: ihn *ernst nehmen,* d. h. ihm Aufmerksamkeit und Interesse zeigen und akzeptieren, was er als Problem vorbringt. Der Hausarzt kann den Patienten spüren lassen, daß er ihn ernst nimmt, in dem er ihn z. B. nach für ihn wichtigen Themen fragt und indem er auf dessen Bericht wirklich eingeht. Gut und aktiv zuhören ist eine Vorbedingung dafür. Dadurch, daß er das vom Patienten Gesagte hin und wieder zusammenfaßt, daß er dessen Wünsche und Gefühle verbalisiert oder daß er anspricht, was ihm am Patienten auffällt (Angst, Unruhe, Nervosität, Depressivität), kann er vermitteln, daß er gut zugehört oder sich gut in den Patienten hineinversetzt hat („Wenn ich Sie richtig verstanden habe, sind Sie ziemlich in Sorge, daß mit Ihrem Kopf etwas nicht stimmt, und Sie wollen da gern Gewißheit haben, stimmt das?" oder „Also wenn Sie still sitzen, fühlen Sie das Herz klopfen, und dann denken Sie plötzlich: ‚Es geht wieder schlecht mit meinem Herzen'. Und dann geraten Sie immer mehr in Panik; ist es so?").

Es ist sehr wichtig, die Beschwerden und Probleme, mit denen der Patient kommt, ernst zu nehmen und zu akzeptieren. Wenn der Patient zum soundsovielten Male mit etwas Vagem oder Harmlosem kommt - wie der Arzt meint -, dann neigt dieser automatisch dazu, die Beschwerden weniger ernst zu nehmen. Die Folge davon ist aber, daß der Patient sich fallengelassen fühlt. Er erfährt die Beschwerden ja schließlich am eigenen Leibe, er hat Schmerzen und fühlt sich nicht wohl. Seine Beschwerden sind für ihn ganz real vorhanden, auch wenn der Hausarzt weiß, daß nichts Ernstes vorliegt. Folglich ist es auf jeden Fall angebracht, ernsthaft auf die Beschwerden einzugehen, auch wenn das nicht bedeuten muß, alle Konsequenzen, die dem Patienten vorschweben mögen (Medikamente, Überweisungen, eine „ärztliche Lösung" um jeden Preis u.ä.) zu akzeptieren.

An diesem Punkte neigen viele Ärzte dazu, stark „somatisierende" Patienten schnell wieder hinauszukomplimentieren. Ernst nehmen kann dagegen bedeuten, daß der Arzt dem Patienten vorschlägt, bei Fortbestehen der Zweifel über seine Beschwerden gleich wiederzukommen, um nochmals darüber zu sprechen. Viele Patienten fürchten wahrscheinlich mit Recht, daß die anderen und v.a. der Doktor denken, „sie stellten sich an". Sie sind unsicher, ob sie nun in die Sprechstunde gehen sollen oder nicht. Wenn sie sich dann zum Arztbesuch entschließen, werden sie auf ihre Beschwerden besonderen Nachdruck legen, weil sie fürchten, nicht ernst genommen zu werden.

Wenn der Hausarzt dem Patienten selbst anbietet, daß er wiederkommen kann, dann braucht er im Sprechzimmer seine Beschwerden nicht zu übertreiben, um als „echt" akzeptiert zu werden.

Der Hausarzt kann i.allg. eine Beziehung, in der sich der Patient ernst genommen fühlt, dadurch aufbauen, daß er Einfühlung und Interesse an der Lebenswelt des Patienten spürbar werden läßt, und dadurch, daß er sich dem Umgangstil und dem Sprachgebrauch des Patienten soweit als möglich anpaßt.

Schließlich kann der Hausarzt durch *aktives Stimulieren* dem Patienten Raum geben, mitzudenken und mitzuentscheiden. Er versucht, mittels gezielter offener Fragen (s.auch Kap.6) den Patienten zu veranlassen, über das, was eigentlich vorliegt und was zu geschehen hat, nachzudenken. Er kann explizit die Wünsche, Meinungen und Erwartungen des Patienten erfragen („Was denken Sie selbst, was los sein könnte?" oder „Woher kommen Ihrer Meinung nach die Beschwerden?"). Er kann den Patienten anregen, selbst nach Lösungen oder Möglichkeiten der Änderung zu suchen („Was soll Ihrer Meinung nach geschehen?" oder „Wie kann ich Ihnen in diesem Fall helfen?" oder „Haben Sie eine Idee, was Sie selbst bei den Beschwerden/dem Problem tun können?").

Der Hausarzt wird es vermeiden, gleich selbst mit einem Urteil oder einer Schlußfolgerung herauszukommen. Vor allem die Eingangsphase muß den Charakter einer allgemeinen Orientierung haben, wobei der Patient die Hypothesen weitgehend beeinflussen kann (vgl. Kap.6). Wenn der Arzt sich eine Meinung oder eine Hypothese gebildet hat, muß er diese in jedem Fall mit dem Patienten besprechen („Wie ich das jetzt betrachte, denke ich, daß Sie keine Angst vor einem neuen Infarkt zu haben brauchen. Nach meiner Meinung sind v.a. die Angst, daß es noch einmal passieren könnte, und Ihre Sorge, ob Sie wieder der alte werden und bei der Arbeit wieder vollwertig sein können, die Ursache dafür, daß Sie sich körperlich so schlecht fühlen. Was denken Sie über solch eine Erklärung?").

Selbst wenn er eine Lösung, Ratschläge oder eine Verordnung im Sinn hat, versucht er doch, dem Patienten seine Gedanken möglichst klar mitzuteilen („Ich neige dazu, Sie nicht gleich wieder zum Kardiologen zu schicken, sondern mit Ihnen und Ihrer Frau bald noch einmal über Ihre Ängste und Besorgnisse Ihrer Familie zu sprechen und über das, was Sie können und was nicht – vorausgesetzt, Sie sind damit einverstanden"). Wenn es nur um Ratschläge oder Lösungen geht, auf die der Patient im Prinzip auch selbst kommen könnte, kann der Arzt das Gespräch so zu lenken versuchen, daß der Patient auch wirklich selbst auf die Idee kommt.

Der Beitrag des Hausarztes

In Kap. 1 und 4 haben wir die Wichtigkeit eines direkten und deutlichen Informationsaustausches zwischen den Partnern in einer Beziehung herausgestellt. Der Hausarzt kann den Patienten ermuntern, eigene Ideen, Gefühl und Wünsche direkt und deutlich zu äußern. Es ist aber mindestens ebenso wichtig, daß seine eigenen Meinungen, Ziele, Gefühle und Erwartungen deutlich werden. Nur für den Patienten offen zu sein, genügt nicht, ein deutlicher eigener Beitrag des Hausarztes ist genauso wesentlich.

Wenn der Hausarzt beim Patienten möglichst viel Mitverantwortung für seine Gesundheit und möglichst wenig Abhängigkeit von sich (dem Helfer) erreichen will, dann muß er den Patienten in jeder Beratung aufs neue so konkret und so deutlich wie möglich informieren, damit dieser sich ein eigenes Urteil über den Grund der Beschwerden bilden und über weitere Maßnahmen mitentscheiden kann.

Aus Untersuchungen über die Erwartungen von Patienten an ihren Hausarzt geht als wichtigster Punkt hervor, daß sie weitestgehend über die Art der Beschwerden und Probleme, über die Verordnung oder Verweigerung eines bestimmten Medikaments und über die Gründe für eine bestimmte Überweisung usw. informiert sein wollen. Um dem entgegen zu kommen, muß der Hausarzt seine Einschätzung so formulieren, daß dem Patienten völlig klar wird, was er tut und warum er etwas tut; dazu wird er alle möglichen Punkte im Prozeß der Problemlösung verbalisieren.

Beispiele

– Erklären, welche Untersuchung er vornimmt und warum:
„Ich will Ihr Herz abhören und den Blutdruck messen. Dadurch kann man einen Infarkt nicht völlig ausschließen; deswegen können wir evtl. noch an ein EKG denken . . ."

– Besprechung unangenehmer Begleiterscheinungen einer Untersuchung:
Zum Beispiel bei rektaler Untersuchung: „Ich muß Sie nun von innen untersuchen. Ich führe den Finger in Ihren Darm ein. Ich bin ganz vorsichtig. Ich nehme ein wenig Gleitmittel an meinen Handschuh, damit es leichter geht. Sehen Sie, jetzt drücke ich gegen den Schließmuskel, Sie fühlen, daß er nachgibt, so als wenn Sie Stuhlgang hätten . . ."

– Vorschlag einer Hypothese über die Beschwerden des Patienten:
„Aufgrund meiner bisherigen Untersuchungen scheint es sehr unwahrscheinlich, daß eine Herzkrankheit vorliegt. Ihr Blutdruck ist normal, und am Herzen ist nichts Besonderes. Ich habe den Eindruck, daß Ihre Beklemmungen und Schmerzen mehr mit Ihrer Angst zu tun haben, es könnte noch einmal passieren. Sie beschäftigen sich soviel mit Ihrem Körper, daß Sie davon Beklemmungen bekommen . . ."

- Erklärung des Sinnes und des praktischen Ablaufs bei Laboruntersuchungen:
Zum Beispiel bei Leibschmerzen, Stuhl auf okkultes Blut: „Wir können Ihren Darm beurteilen, wenn wir den Stuhl auf Blut untersuchen. Wenn das negativ ausfällt, ist wahrscheinlich mit Ihrem Darm alles in Ordnung. Sie müssen erst ein paar Tage Diät einhalten und dann eine Stuhlprobe abliefern. Meine Helferin wird Ihnen genau erklären, wie Sie das machen müssen ...“

- Erläuterung der Wirkung oder eventueller Nebenwirkungen von Medikamenten:
Zum Beispiel Nitrokörper bei Stenokardien: „Ich werde Ihnen Tabletten aufschreiben, die Sie bei sich haben müssen und die Sie dann nehmen können, wenn Sie Herzschmerzen verspüren. Sobald Sie etwas merken, nehmen Sie eine Tablette und lassen diese unter der Zunge ... Sehen Sie, so ... Am besten legen oder setzen Sie sich hin, denn Sie können etwas schwindlig werden. Die Tabletten bewirken nämlich eine Erweiterung der Blutgefäße am Herzen. Dadurch kann der Kopf weniger Blut bekommen, aber das ist völlig ungefährlich. Sie können auch danach Kopfschmerzen bekommen, aber das ist ebenfalls harmlos und geht schnell wieder vorbei. Wenn Sie merken, daß es besser wird, können Sie die Tablette für gewöhnlich wieder ausspucken ...“

- Mögliche negative Effekte bei Überweisung an den Facharzt:
Beispielsweise zum Neurologen bei Kopfschmerzen: „Der Neurologe wird die gleiche Untersuchung machen wie ich, nur etwas ausführlicher. Weiter wird er ein EEG und Röntgenuntersuchungen machen. Aber es gibt auch die Möglichkeit, daß er Sie stationär aufnehmen und eine Lumbalpunktion und eine Untersuchung Ihrer Hirngefäße durchführen will. Diese Untersuchungen sind nicht angenehm und auch nicht völlig ungefährlich. Ich möchte Ihnen das ersparen, und Sie müssen selbst abwägen, ob es Ihnen das wert ist ...“

Die Informationen des Hausarztes genügen meist nicht, wenn sie sich auf eine Reihe von Einzelmaßnahmen, einen Rat oder eine Verordnung beschränken, weil man dann riskiert, daß der Patient den Nutzen bestimmter Schritte nicht begreift oder nicht motiviert ist oder eine falsche Vorstellung von den Dingen erhält. In jedem Fall muß der Patient alles richtig verstehen können.

Der Hausarzt sollte sich des medizinischen Fachjargons enthalten und versuchen, auch komplizierte Zusammenhänge mit einfachen Worten (in der Sprache des Patienten) zu erklären. Für einen schwindeligen Patienten, der das Gefühl hat, ohnmächtig zu werden, und bei dem der Hausarzt eine Tachypnoe feststellt, wird die Information „das kommt daher, daß Sie hyperventilieren“ ebenso unbegreiflich und vielleicht beunruhigend sein wie die Mitteilung, „daß mit dem CO_2-Gehalt des Körpers etwas nicht stimmt“.

Die Information sollte klar, sachbezogen, realistisch und auf Tatsachen gegründet sein. Der Hausarzt darf nichts beschönigen. Die Information soll aber möglichst eine beruhigende Wirkung haben, also keine unnötige Unruhe auslösen.

Beispiele

- Informationen über den natürlichen Verlauf einer Krankheit:
Bei einer Mutter, deren Kind eine Halsentzündung hat: „Der Hals ist entzündet, und die Mandeln sind geschwollen. Darüber brauchen Sie sich keine Sorgen zu machen, das ist mehr eine lästige und schmerzhafte Begleiterscheinung einer natürlichen Reaktion. Früher nahm man in fast allen Fällen die Mandeln heraus. Heute beginnt man, dahinter zu kommen, daß

sie wichtig sind und der Körper sie braucht zur Infektabwehr. Sie werden sehen, daß die Halsentzündung ungefähr eine Woche dauert und dann von selbst wieder verschwindet. Ich werde Ihnen höchstens ein Mittel geben, das die Schmerzen und das Fieber unterdrückt, wenn Sie wollen ..."

– Prognostische Aussagen:
Zum Beispiel Otitis media nach Parazentese: „Nach dem Durchstechen der Trommelfelle werden Sie merken, daß die Schmerzen sofort weg sind und Sie sich rasch besser fühlen. Es kann noch Feuchtigkeit aus dem Ohr kommen, weil der Eiter hinter dem Trommelfell dann abfließen kann. Wenn es weiter eitert, möchte ich Sie wiedersehen ..."

Genauso wichtig wie eine verständliche Auslegung und Information über das eigene Denken und Handeln ist die eindeutige Vermittlung oder das Ansprechen der eigenen Gefühle und das Verbalisieren der eigenen Wünsche und Erwartungen hinsichtlich des Verlaufs der Beratungen. Die Beziehung zwischen Hausarzt und Patient ist eine zwischenmenschliche: der Hausarzt sitzt nicht wie ein Roboter da, sondern als ein Mensch mit eigenen Wünschen und Gefühlen.

Im Idealfall bringt der Hausarzt diese direkt und offen in das Gespräch ein. Er läßt nicht auf Umwegen deutlich werden, was er will oder meint, er verdrängt Schwierigkeiten nicht durch Lachen, er verschweigt seine ärgerlichen Gefühle nicht, sondern bespricht sie offen mit dem Patienten.

Viele Ärzte leben in der Vorstellung, gegenüber dem Patienten keine Gefühle, besonders keine negativen Gefühle haben zu dürfen, geschweige denn, daß sie solche Gefühle zu zeigen wagen. Für viele paßt dies nicht zum Bild des guten Arztes: ein allzeit verständnisvoller, sich selbst völlig zurücknehmender und ausklammernder Helfer. Diese Auffassung ist natürlich unrealistisch und tut einer gleichwertigen Arzt-Patienten-Beziehung Abbruch. Gemeinsame Arbeit an einem Problem wird schwierig, wenn der Patient seine Intimsphäre preisgeben soll, während der Hausarzt nichts merken läßt: keine Freude, keinen Verdruß, keine Spannung, keine Unsicherheit, keinen Ärger, keine Zuneigung oder Ohnmacht. Wie der Hausarzt solche Gefühle ansprechen kann, wird im nächsten Abschnitt erläutert.

Die Gesprächsführung

In Kap. 1 und 4 haben wir auf die Wichtigkeit der flexiblen Struktur einer Beziehung hingewiesen, eines anpassungsfähigen Musters von Regeln des Umgangs der Partner einer Beziehung miteinander: wer was zu sagen hat oder wem die Initiative zukommt. Dies gilt genauso für die Hausarzt-Patienten-Beziehung.

Im Idealfall weiß der Hausarzt diese Beziehung so zu gestalten, daß in einer flexiblen Struktur Hausarzt und Patient abwechselnd jeder für seinen Teil bestimmt, was sich während des Kontakts abspielt. Einmal wird der Hausarzt aktiv und ergreift die Initiative oder trifft Entscheidungen, ein anderes Mal gibt der Patient die Richtung an, je nach Gesprächsgegenstand oder Entscheidung, abhängig von der jeweiligen Zuständigkeit und Verantwortung.

Der Hausarzt wird v. a. dann die Initiative ergreifen und demnach die Gesprächsführung übernehmen, wenn es um anamnestische Fragen, um eine körperliche Untersuchung oder um somatische Ratschläge und Verordnungen geht. Es wäre auch kaum sinnvoll, wenn der Hausarzt diesen Teil dem Patienten zuschieben würde. Hier liegt primär seine Fachkompetenz als Arzt und folglich auch seine Verantwortlichkeit. Dieses hat jedoch seine Grenzen, und dann muß der Patient Gelegenheit erhalten, seinerseits Initiativen zu entfalten. Er muß Informationen über sich liefern, er muß über das, was mit ihm los ist, mit nachdenken, sich dazu äußern, welche Lösungsmöglichkeiten vorhanden sind und zu Hause weiter an der Besserung seiner Beschwerden oder Probleme arbeiten. Für bestimmte Entscheidungen über Leben und Gesundheit liegt die Verantwortung *ganz* beim Patienten (z. B. bei der Frage der Sterilisation) und der Hausarzt kann höchstens die erforderlichen Informationen anbieten.

In den vorhergehenden Abschnitten ist bereits ausführlich besprochen worden, wie der Hausarzt zu einer gleichwertigen Beziehung beitragen kann. Daneben kann er dafür sorgen, den Kontakt so zu strukturieren, daß beide Parteien immer ausreichend partizipieren können. Er muß also real ein guter „Verhandlungsführer" oder ein guter „Gesprächsführer" sein. Das bedeutet, daß er das Gespräch geordnet und übersichtlich durcharbeitet und nicht alle Fragen und Informationen durcheinander anbringt. Zuweilen wird er den Patienten bremsen müssen, wenn ihn der Patient mit einem Schwall von Worten und Informationen übergießt. Ein anderes Mal wird er sein Bestes tun müssen, um einen schweigsamen oder verlegenen Patienten soweit wie möglich in das Gespräch einzubeziehen. In jedem Fall muß er verhüten, daß er selbst das Gespräch an sich zieht oder daß der Patient allein den Ton angibt. Mit anderen Worten, er muß für ein gutes *Gleichgewicht* zwischen seinem Anteil und dem des Patienten sorgen.

Umgang mit einer schlechtlaufenden Beziehung

Ein schwieriger Aspekt der „Gesprächsleitung" des Hausarztes ist die Kanalisierung einer nicht gut funktionierenden Arbeitsbeziehung mit dem Patienten in eine positive Richtung. Dies ist deshalb so schwierig, weil der Hausarzt selbst einen Teil der Beziehung bildet und durch seinen eigenen Anteil oder durch seine Haltung zu einer Störung der Beziehung beigetragen haben kann. Wie wir gesehen haben, gehen sowohl der Patient als auch der Hausarzt mit bestimmten Vorstellungen, Wünschen und Erwartungen an den Kontakt heran und versuchen, den anderen auf direkte und indirekte Weise zu beeinflussen bzw. für den eigenen Standpunkt zu gewinnen.

Die Auffassungen und Wünsche des Hausarztes und des Patienten stimmen natürlich nicht immer überein. In einigen Fällen bestehen Meinungsverschiedenheiten über das, was nicht in Ordnung ist, oder darüber, was mit den Beschwerden oder Problemen geschehen soll. Wenn dies nicht offen besprochen wird, kann eine Meinungsverschiedenheit zu einem „Streit" auswachsen, der sehr direkt, aber auch mit sehr subtilen Waffen ausgetragen werden kann (s. Kap. 4). Der Widerstand äußert sich oft in einer somatischen Definition oder in der Erwartung somatischer ärztlicher Maßnahmen seitens des Patienten oder im Abschieben der Verantwortlichkeit für die Lösung von Problemen. Der Arzt kann in einem solchen Fall den Wünschen des Patienten folgen, weil er dem Druck nicht widerstehen kann oder weil er den Patienten nicht verlieren will, weil er nicht durchschaut, was los ist, oder aus anderen Gründen; all dies verstärkt aber das Risiko somatischer Fixierung. Wenn er sich dagegen den Wünschen des Patienten widersetzt und seine eigenen Gedanken verfolgt oder die Wünsche des Patienten einfach negiert, geht er das Risiko ein, daß ein Machtkampf ausbricht. Vielleicht baut der Patient keinen offenen Widerstand auf, er wird aber vielleicht früher wiederkommen als verabredet, um den Hausarzt möglichst davon zu überzeugen, daß seine Beschwerden „wirklich ernster zu nehmen" sind. Sowohl sich den Wünschen des Patienten zu widersetzen als auch ihnen zu folgen kann auf diese Weise einen Prozeß der somatischen Fixierung weitertreiben. Dem Hausarzt steht aber eine Reihe von Möglichkeiten zu Gebote, um einem solchen Dilemma zu entgehen.

Die Suche nach einem Kompromiß

Sowohl der Hausarzt als auch der Patient opfern etwas von ihren Wünschen und suchen auf diese Weise eine Lösung, um aus dem Konflikt herauszukommen. Der Hausarzt kann dem Patienten eine Zwischenlösung anbieten, bei der sich beide vorläufig treffen können (z. B.: „Ich will Sie wegen Ihrer Kopfschmerzen wohl zum Neurologen schicken, aber wir wollen doch absprechen, daß wir, wenn dieser nichts findet, weiter über Ihre familiäre Situation sprechen").

Obwohl dies dem Hausarzt das Gefühl gibt, daß die Sache nicht verloren ist, und die Hoffnung auf eine mehrgleisige Behandlung bestehen bleibt, bedeutet die Suche nach einem Kompromiß in vielen Fällen doch ein Vorsichherschieben des Problems. Der eigentliche Punkt der Meinungsverschiedenheit kommt nicht zur Sprache, und der Patient behält das Gefühl, in seinen somatischen Wünschen bestärkt worden zu sein. Eher zu empfehlen scheint uns dann eine bewußte Strategie.

Nachgeben und widerstehen

Der Hausarzt läßt eingangs seine Bereitschaft spüren, auf die Wünsche und die Sicht des Patienten einzugehen, und daß er darum nicht streiten möchte (z. B.: „Ich selbst habe nicht das Gefühl, daß eine weitere neurologische Untersuchung zum gegenwärtigen Zeitpunkt der beste Weg ist, wenn Sie aber darauf bestehen und glauben, daß dies das einzige Mittel ist, Sie zu beruhigen, dann will ich Ihnen wohl eine Überweisung geben. Ich halte es nicht für gut, darüber jetzt zu streiten").

Der Hausarzt denkt sich in die Situation des Patienten hinein, ohne die damit verknüpften Erwartungen widerspruchslos zu akzeptieren. Wenn der Patient das Gefühl erhalten hat, ernstgenommen zu werden, ist es möglich, ihm die eigene Meinung vorzulegen oder vorzugreifen für den Fall, daß die vom Patienten gewünschten Maßnahmen keinen Erfolg haben („Stellen Sie sich vor, daß der Neurologe nichts findet, was sollen wir dann Ihrer Meinung nach tun? Wo kommen dann die Kopfschmerzen her? Vielleicht können wir eben über diesen Punkt einmal sprechen").

Den eigenen Gefühlen Ausdruck geben

In Kap. 5 haben wir gesehen, daß der Hausarzt die Gefühle, die der Patientenkontakt bei ihm auslöst, als Gradmesser für den Verlauf der Interaktion benutzen kann.

Sowohl positive wie auch negative Gefühle können ihn warnen, daß die Beziehung nicht in Ordnung ist und daß möglicherweise eine Diskrepanz zwischen Wünschen bzw. Erwartungen des Patienten und seiner eigenen Einschätzung vorliegt. In solchen Augenblicken tut er gut daran, seine Gefühle dem Patienten direkt und deutlich zu vermitteln. „Ich finde, daß unser Gespräch nicht gut läuft".

Viele Patienten sind bei ihrem Arztbesuch sehr unsicher wegen ihrer Beschwerden und können nur schwer damit umgehen. In diesem Zusammenhang kann der Hausarzt von sich selbst berichten, wie er seine körperlichen Beschwerden empfindet und wie er damit umgeht. Er kann sagen, daß er auch gelegentlich ängstlich und besorgt ist, eine ernste Krankheit zu haben, und wie er sich dann zu beruhigen weiß. Er darf daraus natürlich keine Erfolgsstory machen oder dem Patienten den Eindruck vermitteln, daß dieser seine Probleme auf genau die gleiche Art lösen muß. Die Betonung soll auf den Schwierigkeiten liegen, die ihm selbst bei seinen Problemen erwachsen sind.

Weiter kann der Hausarzt, je nach Gesprächsverlauf, seine Gefühle mit bestimmten Lenkungsabsichten artikulieren.

Beispiele

- Das Gefühl der Irritation:
„Ich versuche, das Gespräch auf ihre häusliche Situation zu bringen, aber Sie fangen immer wieder davon an, wie schlimm Ihre Kopfschmerzen sind. Ich begreife wohl, daß die Kopfschmerzen für Sie im Moment das Wichtigste sind, aber wir kommen damit allein nicht weiter. Ich spüre, wie ich mich dabei ärgere und das möchte ich gern vermeiden."

- Sich geschmeichelt fühlen:
„Ich finde es schön, daß Sie glauben, Ihnen immer gut geholfen zu haben. Aber was wollen Sie jetzt damit sagen? Meinen Sie, daß ich auch jetzt wieder tun muß, was Sie gern möchten?"

- Das Gefühl der Unsicherheit:
„Ich kann nichts finden. Ehrlich gesagt, ich weiß auch nicht genau, was dahinterstecken kann. Vielleicht haben Sie eine Idee?"

- Das Gefühl der Ohnmacht:
„Ich möchte ihnen bei Ihren Beschwerden sehr gern helfen, aber was ich auch tue - es führt nicht weiter. Ich komme mir langsam aber sicher ein bißchen machtlos vor. Ich weiß nicht, was wir nun noch tun sollen."

Wenn der Hausarzt negativ besetzte Gefühle vorbringt, dann muß dies - und das wird in vielen Fällen sehr schwer sein - auf eine möglichst wenig angreifende bzw. provozierende Weise geschehen. Der Patient kann dies als einen Vorwurf ihm gegenüber oder als eine neue Waffe im Kampf auffassen. Gefühle müssen daher auch immer in der ersten („Ich fühle mich unwohl") und nicht in der zweiten Person („Sie machen es mir schwer") geäußert werden.

Markieren der eigenen Grenzen

Indem er seine Unsicherheit und dem Gefühl der Ohnmacht Ausdruck verleiht, zeigt der Hausarzt bereits auf, daß seine Hilfs- und Heilungsmöglichkeiten sehr begrenzt sind. Dies stellt ein Durchbrechen des tradierten Verhaltensmusters dar. Es wird für den Arzt nicht einfach sein, seinen Status als „Allwissender" abzulegen, während es für den Patienten in vielen Fällen noch schwieriger ist, mehr Verantwortung zu übernehmen, v. a. wenn sich sein Vertrauen auf die ihm als Tatsache erscheinende Annahme gründet, daß der Hausarzt sein Problem „schon lösen wird".

Es ist deshalb sehr wichtig, daß der Hausarzt ausdrücklich seine Grenzen aufzeigt. Wo und wie er helfen kann und was er für den Patienten nicht tun kann, wo also dessen eigene Verantwortung beginnt („Ich kann schwer für Sie entscheiden, ob man sich nun sterilisieren lassen soll. Es geht um Ihren Körper und Ihre Gesundheit, und Sie haben selbst zu bestimmen, was damit geschehen soll. Dies ist eine Entscheidung, die Sie und Ihr Partner gemeinsam treffen müssen, und ich kann Ihnen höchstens die Vor- und Nachteile erläutern"). Der Arzt betont die Entscheidungsfreiheit des Patienten und spricht nötigenfalls eine von ihm abhängige, passive Haltung des Patienten an („Sei möchten am liebsten, daß ich Ihnen sage: ‚Tu dies und das, dann verschwinden die Beschwerden von selbst'. Aber das kann ich nicht so einfach. Sie müssen mit darüber nachdenken, was nun genau mit Ihnen los ist, allein komme ich zu keinem Ergebnis!"). Er kann den Patienten drängen, ihn alles zu fragen, immer zu sagen, wann er mit etwas nicht einverstanden ist und sich nicht abspeisen zu lassen. Er kann den Patienten herausfordern und stimulieren, in dem Kontakt mehr Initiative zu entwickeln.

Besprechen der bestehenden Beziehung

Wie wir gesehen haben, gibt es beim Hausarzt und beim Patienten gegensätzliche Wünsche und Erwartungen, und sowohl nachzugeben als auch sich den Wünschen des Patienten zu widersetzen, birgt bestimmte Risiken. Eine gute Möglichkeit, aus dem Machtkampf herauszukommen ist, die Beziehung selbst und die offensichtlich entstandene Uneinigkeit oder den Streit anzusprechen. Die Kommunikation wird zu diesem Zweck auf ein anderes Niveau gebracht (auf das der Metakommunikation, d.h. das Sprechen über Kommunikation, über das, was zwischen den Zeilen passiert und gesagt wird). Der Hausarzt spricht darüber, was sich zwischen beiden abspielt: daß der eine die Dinge so sieht und der andere anders, daß der eine dies möchte und der andere jenes und daß eine solche Meinungsverschiedenheit der angemessenen Lösung des Problems im Wege steht („Ich bin mit dem jetzigen Verlauf nicht zufrieden. Ich versuche, ein Gespräch über Ihre häusliche Situation anzusteuern, während Sie sagen, dort gäbe es keine Schwierigkeiten, und der Meinung sind, es sei mit ihrem Kopf etwas nicht in Ordnung. Sie wollen zum Neurologen, und das sehe ich wiederum etwas anders. So sitzen wir uns gegenüber und kommen eigentlich nicht recht weiter"). Das beiderseitige Verhalten wird besprochen sowie dessen Einfluß auf den Verlauf des Kontakts. Der Hausarzt achtet darauf, nur für sich selbst zu sprechen und nicht mit erhobenem Zeigefinger auf den Patienten zu deuten.

Zusammenfassung

In diesem Kapitel wurde besprochen, wie der Hausarzt dafür Sorge tragen kann, daß eine Beziehung zum Patienten entsteht, in der dieser so wenig wie möglich von somatischer ärztlicher Hilfe abhängig wird. Verständliche Informationen und eindeutige Kommunikation, aktives Zuhören und Ernstnehmen des Patienten, die Anregung, mitzudenken und mitzuentscheiden, die Strukturierung des Kontakts in der Weise, daß beide Partner ihre Anteile voll und ganz einbringen können, tragen dazu bei. Für den Fall von Meinungsverschiedenheiten oder Diskrepanzen hinsichtlich der Wünsche und Erwartungen steht dem Hausarzt eine Reihe von Strategien zu Gebote, um die Beziehung zu bearbeiten.

Literatur

Lange A, van der Hart O (1975) Gedragsveranderingen in gezinnen [Wandlungen im Familienverhalten]. Tjeenk Willink, Groningen

Van Lith de Jeude H (1971) De huisarts in de maalstroom der emoties [Der Hausarzt im Strudel der Emotionen]. Stenfert Kroese, Leiden

Van Loon AJ, Schmidt HG (1977) Opnieuw de arts-patiëntrelatie [Immer wieder die Arzt-Patienten-Beziehung]. Med Contact 274: 32

Schoten J (1982) Anamnese en advies [Anamnese und ärztlicher Rat]. Stafleu, Alphen

Stam J (1977) Psycho-somatische klachten: waar huisarts en patiënt vaak de mist ingaan [Psychosomatische Beschwerden: Wo Hausarzt und Patient häufig im Nebel stehen]. Intermediair 13: 11

Watzlawick P, Beavin JH, Jackson DD (1969) Menschliche Kommunikation. Formen, Störungen und Paradoxien. Huber, Bern

8 Das somatische Vorgehen des Hausarztes

Einleitung

In Kap. 6 haben wir besprochen, wie der Arzt sein Vorgehen strukturiert und plant. In diesem Kapitel werden wir auf die medizinisch-technischen Aspekte dieses Vorgehens eingehen; auch hierbei kann der Hausarzt einen Prozeß der somatischen Fixierung positiv oder negativ beeinflussen. Zu jedem Zeitpunkt seiner Tätigkeit steht der Arzt vor der Frage: „Was ist beim augenblicklichen Stand im Kontext der Beschwerden und meinem augenblicklichen Informationsstand der beste Schritt?" Seine Entscheidung, also das Vorgehen, zu dem er sich entschließt, wird Auswirkungen haben auf die Art und Weise, wie der Patient weiterhin mit seinen Beschwerden umgeht, welche Rolle den Beschwerden weiterhin in der Beziehung des Patienten zu anderen Menschen und seinem sozialen Umfeld zukommt, und auf den weiteren Kontakt zwischen ihm selbst und dem Patienten.

In der klinischen Medizin lösen bestimmte Beschwerden meist ein ziemlich fest umrissenes Muster von Fragen und diagnostischen Maßnahmen aus. Diese in der klinischen Situation zu vertretende Arbeitsweise ist in der Allgemeinmedizin meist weniger gut zu gebrauchen. Der klinische Spezialist hat in der Regel mit Patienten zu tun, die mit einer mehr oder weniger konkreten Fragestellung überwiesen werden (Bestätigung oder Ausschluß einer Erkrankung, Mithilfe bei der Therapie). In der allgemeinmedizinischen Situation ist die Ausgangslage (die Beschwerden oder das Problem des Patienten) oft weniger deutlich vorgegeben, und man muß mit einem viel breiteren Kontext von Faktoren rechnen.

Außer auf somatische Hinweise und Informationen muß der Hausarzt bei seinen diagnostischen und therapeutischen Entscheidungen auf die Bitten, die Wünsche und Erwartungen des Patienten achten, auf nicht somatische Informationen und Hinweise, auf die Vorgeschichte und auf eventuelle Informationen aus vorhergehenden Arztbesuchen.

All dies läßt die Lösung medizinischer Probleme und das ärztliche Handeln des Hausarztes zu einem komplexen, von der klinischen Situation abweichenden Prozeß werden. Es ist äußerst wichtig, daß dieser Prozeß Schritt für Schritt und wohlüberlegt aufgebaut wird. In Kap. 6 haben wir dies modellhaft vorgestellt. Im folgenden wird dieses Stufenmodell nun weiter ausgearbeitet und auf die ärztliche Problemlösung zugeschnitten, es dient als Ausgangspunkt für eine detailliertere Beleuchtung einer Reihe von wichtigen Bestandteilen ärztlich-somatischen Vorgehens. Letzteres geschieht anhand eines „Protokolls", aus dem hervorgeht, was angemessenes, ungenügendes oder überflüssiges ärztliches Handeln ausmacht.

Der Aufbau des medizinischen Problemlösungsprozesses

Während des Medizinstudiums hat der Hausarzt differentialdiagnostisches Denken gelernt, d.h. er hat gelernt, bei bestimmten Symptomen oder Symptomkomplexen eine Reihe von Assoziationen zu entwickeln oder eine Reihe von Verbindungen herzustellen. Wenngleich nun diese differentialdiagnostischen Kenntnisse auch für den Hausarzt wichtig sind, so ist doch die in der Klinik angewendete Methode, Probleme zu lösen, für die Allgemeinpraxis zu umfangreich und somit weniger gut brauchbar. In erster Linie scheint sich die klinische Empidemiologie von der in der Allgemeinmedizin wesentlich zu unterscheiden. Der Löwenanteil der Erkrankungen, mit denen der Hausarzt zu tun hat, betrifft einfache Krankheiten, die häufig von selbst vorübergehen; folglich müssen hier auch andere differentialdiagnostische Möglichkeiten in Betracht gezogen werden.

Des weiteren muß der Hausarzt, wie gesagt, außer mit somatischen Informationen, mit Hintergrundgegebenheiten, mit den Wünschen des Patienten und mit psychosozialen Fakten rechnen. Dadurch haben seine Hypothesen im Idealfall einen mehr integrierenden Charakter, sie haben mehr den Patienten und seine Beschwerden zum Inhalt als die Krankheit oder den Befund, wie dies in der Klinik meist der Fall ist. Schließlich strebt die Klinik einen anderen Grad von Sicherheit an als die Allgemeinpraxis. Der klinische Spezialist wird versuchen, seine Diagnose mit einem Höchstmaß an Genauigkeit abzusichern, was für den Hausarzt nicht machbar und meist auch nicht erwünscht ist; er kann sich meist mit einer Wahrscheinlichkeitsdiagnose oder mit einer Arbeitshypothese begnügen, die er auf durch einfache Methoden zu gewinnende Informationen stützt.

Aufgrund einer solchen Ausgangssituation wird der Prozeß der Problemlösung beim Hausarzt anders aussehen als in der Klinik. Analog dem Stufenmodell bei der Beratung kann man diesen Prozeß folgendermaßen beschreiben:

1. Eingabe (allgemeine Orientierung)

Wenn dem Hausarzt Beschwerden oder ein Problem vorgestellt werden, dann beginnt er u. a. mit der Ermittlung somatischer Informationen. Dies verschafft ihm eine Übersicht über wichtige medizinische Gesichtspunkte und eine Basis für eine Reihe von Hypothesen hinsichtlich der Beschwerden. Dabei benutzt er (mit gleicher Relevanz) die ihm bekannten Hintergrundinformationen (Kartei).

2. Reihenfolge der Hypothesen

Mit Hilfe seiner allgemeinärztlichen epidemiologischen Kenntnisse und Erfahrungen kann der Hausarzt den Wahrscheinlichkeitsgrad jeder seiner Arbeitshypothesen festlegen. So bildet sich eine Rangfolge dieser Hypothesen. Wir wollen dies anhand des Beispiels der Kopfschmerzpatientin aus den ersten Kapiteln des Buches illustrieren. Ihre Beschwerden sind übereinstimmendes Merkmal einer Reihe von Diagnosen, die im Laufe des weiteren diagnostischen Ablaufes zur Hypothesenbildung führen.

Nach dem Wahrscheinlichkeitsgrad allgemeinärztlicher Epidemiologie wären das in diesem Fall:

- Spannungs- oder funktioneller Kopfschmerz;
- Kopfschmerzen bei akuter Sinusitis;
- vaskulärer Kopfschmerz, Migräne, Menses, orale Kontrazeption;
- Kopfschmerz als Ausdruck von Visus- oder Gefäßanomalien;
- posttraumatischer Kopfschmerz;
- Kopfschmerz infolge Intoxikation (CO);
- Kopfschmerz bei Hirntumor;
- Kopfschmerz bei intrakraniellen Infektionen.

Der Hausarzt sieht tagtäglich Spannungskopfschmerzen, während er kaum in seinem Leben jemals mit der Diagnose Hirntumor zu tun hat. Diese Tatsache bestimmt die Rang- und Reihenfolge der Hypothesen.

3. Begrenzung und Auswahl der Hypothesen

Dies geschieht nach der allgemeinen Information und der Aufreihung der Hypothesen mittels Gewinnung gezielter Informationen („gezielte Klärung des Problems"). Mit Hilfe anamnestischer Fragen und der Besprechung weiterer Hinweise kann der Hausarzt versuchen, die Zahl der möglichen Arbeitshypothesen zu reduzieren. Gleichzeitig kann er so den übrigen Hypothesen ihre Priorität zuerkennen.

4. Größere Wahrscheinlichkeit, daß eine Hypothese zutrifft

Bei seiner Diagnostik sucht der Hausarzt die Hypothese mit der größten Wahrscheinlichkeit und zwar durch gezielte Überprüfung bestimmter Hypothesen. Im Idealfall verläuft die Überprüfung vom Einfachen zum Komplexen: Der Hausarzt versucht, in erster Linie mit einfachen, in der Allgemeinpraxis allgemein vorkommenden Erklärungen weiterzukommen. Erst wenn diese nicht ausreichen, kann er komplexere, schwerwiegendere, seltenere Erklärungen heranziehen. Durch eine ganz gezielte Anamnese und körperliche oder andere Untersuchung, ggf. auch durch Besprechung psychologischer Gegebenheiten oder auch eine Überweisung zur Diagnostik kann der Hausarzt an einem bestimmten Punkt zur Hypothese mit der größten Wahrscheinlichkeit vordringen (Problemdefinition).

5. Überprüfung der wahrscheinlichsten Hypothese

Die am ehesten zutreffende Hypothese kann der Hausarzt im weiteren Verlauf überprüfen durch eine bestimmte Therapie oder durch Abwarten des natürlichen Verlaufs, durch eine Überweisung zu spezieller Therapie oder durch weiterführende Untersuchungen. Man kann diesen diagnostischen Prozeß folgendermaßen schematisieren:

Diagnostisches Vorgehen des Hausarztes

Anliegen des Patienten (Beschwerden, Problem, z. B. „Ich habe Kopfschmerzen")	
↓	
Allgemeine Orientierung	→ mittels Gewinnung allgemeiner Informationen, sowohl somatisch als auch psychosozial: daraus ergeben sich bestimmte Arbeitshypothesen.
↓	
Ordnen der Hypothesen nach dem Grad der Wahrscheinlichkeit	→ mit Hilfe praktischer Erfahrungen und epidemiologischer Kenntnisse.
↓	
Begrenzung und Auswahl der Hypothesen, ggf. neue Hypothesen	→ durch gezielte Informationen mittels Anamnese, des Ansprechens von Hinweiszeichen etc.
↓	
Größerer Wahrscheinlichkeitsgrad einer bestimmten Hypothese	→ durch noch gezieltere Anamnese, körperliche und andere Untersuchung, gezielte psychosoziale Information, evtl. Überweisung zur Diagnostik.
↓	
Überprüfen der wahrscheinlichsten Hypothese (Problemdefinition)	→ durch eine gezielte Therapie, Abwarten des natürlichen Verlaufs, therapeutische Überweisung, weiterführende Diagnostik.
↓	
Ggf. Bestätigung oder Verwerfen der Hypothese, Aufstellen neuer Hypothesen	→ etc.

Der hier beschriebene diagnostische Prozeß kann sich auch über mehrere Konsultationen erstrecken. Zur Analyse einer Reihe von Beschwerden ist meist mehr Zeit erforderlich, als während einer Beratung zur Verfügung steht. Gleichzeitig läßt das Abwarten des natürlichen Verlaufs eine Aufteilung auf verschiedene Konsultationen wünschenswert erscheinen.

Der diagnostische Prozeß sollte deshalb so strukturiert sein, daß während der Folgeberatung der Faden wieder aufgenommen werden kann, während der Patient in der Zwischenzeit Gelegenheit erhält, diagnostische Prozeduren zu durchlaufen oder eine sich aus der Diagnostik ergebenden Therapie zu erproben. Daraus wird deutlich, daß eine gute Dokumentation eine Voraussetzung ist für eine solche gezielte und systematische Art medizinischer Problemlösung.

Zuviel oder zuwenig Maßnahmen

Die meisten Hausärzte haben aufgrund ihrer Weiterbildung bei ihrer täglichen Arbeit einen eigenen Stil entwickelt, sie treffen ihre Entscheidungen aus einer gewissen Routine heraus. Diese Routine ist für die hausärztliche Tätigkeit notwendig, denn sie erleichtert die umfangreiche Arbeit.

Eingeschliffene Gewohnheiten können aber auch blinde Flecken enthalten, deren man sich nicht bewußt ist. Untersuchungen haben gezeigt, daß zwischen Hausärzten große Unterschiede bestehen hinsichtlich ihres Vorgehens bei gewöhnlichen Erkrankungen und Problemen in der täglichen Praxis. Dennoch sehen die meisten Hausärzte ihre Arbeitsweise als selbstverständlich und allgemeingültig an. Man tut Dinge, die man schon immer so gemacht hat und die man meist während der Weiterbildung gelernt hat. Dadurch kommt es vor, daß man an bestimmten Stellen mehr tut als nötig ist oder gerade wichtige Dinge vernachlässigt; beides begünstigt den Prozeß somatischer Fixierung.

Die Hauptgefahr besteht darin, daß mehr getan wird, als für das Hilfeersuchen des Patienten und nach den somatischen und psychosozialen Hinweisen nötig ist. Dies kann dazu führen, daß der Patient zu Unrecht in seiner Rolle als Kranker fixiert wird oder in die Mühlen der Medizin gerät, wobei immer mehr Untersuchungen vorgenommen werden, während der gesamte Kontext seiner Beschwerden immer mehr aus dem Blickfeld verschwindet: Bei der Kopfschmerzpatientin aus Kap. 1 spielte z. B. die familiäre Belastung eine wichtige Rolle.

Aus Untersuchungen geht hervor, daß Refraktionsabweichungen selten eine Erklärung für Kopfschmerzen liefern. Wenn der Hausarzt seine Patientin zur weiteren Abklärung an den Augenarzt überweist, dann ist dies hinsichtlich des Hilfeersuchens der Patientin und aufgrund der somatischen und psychosozialen Hinweise überflüssig.

Der Hausarzt kann aber auch zuwenig tun, d. h. wichtige somatische Hinweise, die auf einen Organbefund deuten, nicht erkennen, auf der Hand liegende Erklärungen für die Beschwerden übersehen oder die Bitte des Patienten nur ungenügend berücksichtigen. Wenn die Kopfschmerzpatientin in erster Linie die Angst vor einem Hirntumor quält und in dieser Hinsicht vom Arzt beruhigt werden möchte, dann wird ihre Besorgnis eher noch zunehmen, wenn der Hausarzt sie nicht zu beruhigen versteht oder seine Aufmerksamkeit selbst auf irgendetwas anderes richtet (z. B. ausschließlich auf die Müdigkeit und eine eventuelle Anämie) oder lediglich auf möglicherweise vorhandene psychosoziale Probleme eingeht.

Überflüssige und ungenügende Maßnahmen gehören oft zusammen: ein Zuwenig auf der einen Seite bedeutet in vielen Fällen ein Zuviel auf der anderen und umgekehrt. Wenn der Hausarzt bei der Anamnese nicht genau fragt, bei welchen Gelegenheiten Kopfschmerzen und Ermattung auftreten, dann ist die Chance groß, daß er Untersuchungen ausführt bzw. ausführen läßt oder therapeutische Maßnahmen vorschlägt, die in Wirklichkeit überflüssig sind.

Protokolle für das somatische Vorgehen des Hausarztes

Wir wissen aus der allgemeinmedizinischen Epidemiologie, daß eine relativ kleine Auswahl an Krankheiten dem Löwenanteil der Beschwerden zugrunde liegt, derentwegen der Hausarzt konsultiert wird. Die häufigsten Beschwerden sind ihrerseits wieder durch ein begrenztes Spektrum an differentialdiagnostischen somatischen Hypothesen zu charakterisieren. Auf der Grundlage dieser häufig vorkommenden Beschwerden kann man Protokolle entwerfen, die die differentialdiagnostischen Möglichkeiten berücksichtigen und alle Aspekte hausärztlicher Tätigkeit aufzählen. In diesen Protokollen kann man für die verschiedenen Schritte und Phasen der ärztlichen Problemlösung und Behandlung so ausführlich wie möglich festhalten, wie bei bestimmten Beschwerden vorzugehen ist, mit anderen Worten, was angemessen ist bzw. was zuviel oder zuwenig an ärztlichen Maßnahmen bedeutet.

An unserem Institut (Nijmeegs Universitair Huisartseninstituut, NUHI) ist eine große Zahl dieser Protokolle entwickelt worden, wobei von dem in Kap. 6 geschilderten Modell der Strukturierung des Ablaufs ärztlichen Vorgehens ausgegangen wurde. Auf jeder Stufe der Beratung kommt eine Reihe medizinischer Maßnahmen in Betracht.

Medizinische Maßnahmen des Hausarztes

	Behandlungsphase	*Medizinische Maßnahmen*
Maßnahmen zur Abklärung	Eingabephase	Allgemeine somatische Orientierung
	Gezielte Klärung des Problems	Gezielte Anamnese Körperliche Untersuchung Eigenes Labor Fremde Labor- und Röntgenuntersuchungen
	Problemdefinition	Diagnose Erläuterungen und Ratschläge
Maßnahmen zur Veränderung	Entwurf und Durchführung des Therapieplans	Therapie Überweisung Wiederbestellen

In den nachfolgenden Abschnitten werden wir diese medizinischen Maßnahmen am Beispiel des Protokolls „Kopfschmerzen" ausführlich erläutern.

Beim Entwurf der Protokolle, die nach dem obigen Modell entstanden sind, haben wir eine Reihe von Grundprinzipien für adäquates hausärztliches Vorgehen benutzt:

a) Der Hausarzt muß logisch und konsistent vorgehen; bei jeder Maßnahme oder allen Tätigkeiten während der Beratung muß er die Informationen, die er aus früheren Maßnahmen gewonnen hat, berücksichtigen und logisch daran anknüpfen oder darauf aufbauen. Ob ein bestimmtes Vorgehen, eine Abklärung oder Untersuchung nötig ist oder nicht, hängt also außer von der Art der Beschwerden gleichzeitig davon ab, was vorausgegangen ist. Findet der Hausarzt beispielsweise bei der Anamnese der Kopfschmerzbeschwerden Hinweise für eine Sinusitis (Erkältung, Schmerzen beim Bücken), dann ist der Ausschluß eines von den Nasennebenhöhlen herrührenden Klopf- und Druckschmerzes sinnvoll. Liegen solche Hinweise nicht vor, dann erübrigt sich diese Untersuchung und ist deshalb überflüssig.

b) Bei seinem Vorgehen sollte der Hausarzt das Schadensrisiko für den Patienten so klein wie möglich halten. Daher muß er sich bei jeder medizinischen Maßnahme fragen, welche Folgen diese für den Patienten haben kann.

Bei der Diagnostik wählt er möglichst spezifische Untersuchungsmethoden, wodurch falsch-positive Befunde, die den Patienten zu Unrecht für krank erklären, vermieden werden. Bei der Wahl der Therapiemethoden berücksichtigt er die Nebenwirkungen. So wird eine Blutsenkung bei Kopfschmerzen nur Sinn haben beim Verdacht auf chronische Sinusitis oder Arteriitis temporalis, in anderen Fällen ist sie überflüssig und trägt zu einem Prozeß somatischer Fixierung bei.

c) Der Hausarzt sollte sich stets bewußt sein, daß eine große Zahl der ihm vorgetragenen Beschwerden auf „von selbst heilende" Erkrankungen hindeutet. Durch eine unnötige Behandlung dieser „Krankheiten" kann der Hausarzt dazu beitragen, den Patienten in der Patientenrolle zu bestätigen und das Risiko iatrogenen Schadens zu vergrößern. Die Kenntnis der allgemeinmedizinischen Epidemiologie ist dafür sehr wichtig. Aufgrund dieser Kenntnisse und Erfahrungen wird der Hausarzt beim Verlauf von Erkältungskrankheiten bei mit einem Infekt einhergehenden Kopfschmerzen hinsichtlich der Diagnostik in erster Linie eine abwartende Haltung einnehmen und höchstens eine symptomatische Therapie verordnen.

d) Der Hausarzt versucht, Diagnostik und Therapie in der Hand zu behalten; er wird die Überprüfung seiner Hypothesen möglichst in eigener Regie vornehmen und den Patienten nur überweisen, wenn es unbedingt nötig ist. Dadurch kann er einen unnötig langen Krankheitsverlauf, aber auch einen wie immer gearteten iatrogenen Schaden verhüten oder begrenzen. Wenn der Hausarzt z. B. bei Verdacht auf Sinusitis selbst Röntgenaufnahmen der Nasennebenhöhlen veranlaßt, dann wird der Patient dies weniger beunruhigen als eine Überweisung zum Facharzt.

Man kann also das Vorgehen des Hausarztes als angemessen, überflüssig oder ungenügend klassifizieren. In den Protokollen findet man an erster Stelle eine Reihe von Maßnahmen, die bei den betreffenden Beschwerden immer notwendig oder „in jedem Falle obligat" sind. Wenn diese ausgelassen werden, tut man zuwenig. Die im Protokoll nicht aufgeführten Maßnahmen sind im Prinzip überflüssig oder zuviel. Eine Reihe von Maßnahmen, die zur Diagnostik in geringerem Maße beitragen oder einen mehr symptomatisch-therapeutischen Charakter tragen, sind als „fakultativ" (weder obligat noch überflüssig) bezeichnet.

Bei seinem Vorgehen muß der Hausarzt ferner mit einer Reihe von Umständen rechnen, die ihm bereits bekannt sind oder die ihm aus seinen diagnostischen Aktivitäten bekanntgeworden sind. In den Protokollen sind diese Konditionen („Wenn …") mit den in diesem Falle notwendigen Maßnahmen („… dann …") angegeben. Demgemäß ist beim Vorliegen dieser oder jener Kondition eine bestimmte Maßnahme als obligat oder fakultativ anzusehen, während sie beim Nichtvorliegen überflüssig oder allenfalls fakultativ ist.

Zur endgültigen Erstellung der Protokolle haben wir die allgemein zugängliche Literatur benutzt sowie die Ergebnisse einer Konferenz von 20 Hausärzten an unserem Institut. Die Protokolle wurden mit einer Reihe erfahrener Hausärzte durchgearbeitet und in der Praxis erprobt und getestet.

Anhand eines der Protokolle, und zwar desjenigen über Kopfschmerzen, werden wir im folgenden das medizinisch-technische Vorgehen Schritt für Schritt besprechen und zeigen, wie der Hausarzt seinen Anteil am Prozeß der somatischen Fixierung niedrig halten kann.

Die Anamnese

In der Phase, wo der Hausarzt versucht, mit Hilfe von Arbeitshypothesen und deren Überprüfung über die Beschwerden des Patienten mehr Klarheit zu gewinnen, nimmt die Anamnese einen hohen Stellenwert ein. Durch offene oder gezielte Fragen erhält der Arzt Informationen, die zu weiteren Fragen oder weiteren Untersuchungen oder bestimmten Entscheidungen führen. In Kap. 7 haben wir gesehen, daß der Hausarzt in der ersten Phase des Kontakts vorzugsweise versucht, sich allgemein und ungezielt über die Beschwerden des Patienten zu orientieren (etwa durch Fragen wie „Können Sie etwas mehr erzählen?" oder „Was stört Sie nun genau?" oder „Wodurch sind die Beschwerden am schlimmsten?"). Diese Phase dient gleichzeitig dazu, mehr darüber zu erfahren, was der Patient vom Arzt erwartet (Klärung seiner Wünsche).

Im Idealfall wird in der Eingangsphase also nicht nur über die Beschwerden des Patienten, sondern auch über dessen „eigentliches" Ersuchen (ggf. psychosoziale Indikationen) größere Klarheit gewonnen. Diese ersten Eindrücke bestimmen die weitere Anamnese: ihre Ausführlichkeit und ihre Richtung. In der Eingangsphase können einige Punkte regelmäßig zur Sprache: der Zeitfaktor (Wie lange bestehen die Beschwerden bereits; zu welcher Tageszeit treten sie auf?), der Charakter der Beschwerden, der Zusammenhang mit anderen Faktoren, Begleitsymptome, die Reaktion auf die Beschwerden und ggf. die bisherige Selbstbehandlung. In der Phase der allgemeinen Orientierung geht es um eine Reihe ziemlich standardisierter Fragen, die für alle Protokolle mehr oder weniger gleich lauten.

Die Beantwortung dieser Fragen seitens des Patienten in Kombination mit seinem Anliegen, somatischen und psychosozialen Hinweisen, der Vorgeschichte des Patienten und eventuellen Risikofaktoren, bestimmt dann weiter, welche differentialdiagnostischen Hypothesen weiter geprüft werden müssen. Die folgenden Beispiele können dies illustrieren:

Die Patientin kommt mit Kopfschmerzbeschwerden. Nach der Aufforderung, etwas mehr zu berichten, wird angegeben, daß die Schmerzen vorzugsweise abends auftreten und namentlich im Nacken und im Hinterkopf lokalisiert sind. Aspirin hilft kaum, und die Patientin möchte deshalb gern ein Mittel vom Arzt, das die Schmerzen besser bekämpft. Die Schmerzen sind schlimmer an Tagen, wo die Kinder sehr lebhaft oder krank sind.

In diesem Falle fehlen eindeutige somatische Hinweise. Der Charakter der Beschwerden und die Tatsache, daß Analgetika keine Linderung bringen, weisen in Richtung einer nichtsomatischen Ursache der Schmerzen. So wird denn auch die erste Hypothese sein: „Schwierigkeiten mit der häuslichen Situation". Die Anamnese wird in diesem Falle inhaltlich bestimmt durch *psychosoziale Hinweise*. Weitere Nachfragen über Spannungen in ihren Lebensumständen und den Zusammenhang zwischen der häuslichen Situation und ihren Beschwerden werden Befunde ergeben, die die Hypothese mehr oder weniger bestätigen.

Die Patientin kommt mit Kopfschmerzen, die als ein Reifen um den Kopf beschrieben werden. Auf die Frage, was sie selbst denke, womit dies zusammenhänge, antwortet sie, daß sie Angst vor einem Hirntumor habe, und zwar wegen eines solchen Falles in ihrem Bekanntenkreis.

Bei dieser eingangs gestellten gezielten Frage: „Deuten meine Kopfschmerzen auf einen Hirntumor?" werden sich die Anamnese und ggf. weitere Schritte vorzugsweise darauf richten, Tumorsymptome auszuschließen und eine eventuelle andere Ursache zu Tage zu fördern. Auch hier fehlen zunächst somatische Hinweise.

Die Patientin, die gewisse Schwierigkeiten hat, klare Angaben zu machen, kommt mit rechtsseitigen Kopfschmerzen; diese Schmerzen beeinträchtigten sie schon seit einigen Monaten, hätten aber in den letzten Tagen stark zugenommen. Gestern habe sie eine kurzdauernde Regelblutung gehabt. Sie könne auch schlechter sehen. Sie sagt: „Ich bin wegen der Beschwerden beunruhigt". Aus der Kartei ist ersichtlich, daß die Patientin früher einmal wegen eines Nierenleidens behandelt wurde.

In dieser Beratung ist von deutlichen somatischen Hinweisen die Rede, die der Anamnese die Richtung geben. Im Prozeß der Abklärung wird die Möglichkeit der zerebrovaskulären Genese, mit oder ohne Blutdruckerhöhung, geprüft werden. Außerdem muß der Arzt mit einer intrakraniellen Druckerhöhung aus anderer Ursache rechnen.

Diese Beispiele illustrieren, wie die Kombination von Informationen, die sich aus der ersten orientierenden Phase des Kontakts ergeben, das weitere Vorgehen des Hausarztes bestimmen. Dabei spielt die Dokumentation der Vorgeschichte, der Risikofaktoren und der Lebensumstände im weitesten Sinne (s. auch Kap. 10) eine wichtige Rolle. Im Hinblick auf die Prävention somatischer Fixierung ist die angemessene Berücksichtigung der Anamnese sehr wichtig, da die weitere Beratung und auch eventuelle Folgekonsultationen darauf aufbauen. Außerdem stellt die Anamnese ein wichtiges Untersuchungsinstrument dar: mit Hilfe der Anamnese und einer körperlichen Untersuchung kann man in 75% aller Fälle zu einer befriedigenden Problemdefinition gelangen. Überflüssige Fragen zur Vorgeschichte, das Auslassen „obligater" Fragen, die Berücksichtigung oder das Außerachtlassen bestimmter (Begleit)umstände können dazu führen, daß der Arzt im weiteren Verlauf zuviel oder zuwenig tut und so zu einem Prozeß somatischer Fixierung beiträgt.

Wenn sich der Hausarzt z. B. in der Eingangsphase zuwenig allgemein orientiert, kann dies zur Entwicklung mangelhafter Arbeitshypothesen führen: einerseits können wichtige Hypothesen gar nicht in Betracht gezogen, andererseits unwichtige in den diagnostischen Prozeß einbezogen werden. Daraus erwächst die Gefahr, daß in der Phase der gezielten Informationsgewinnung (gezielte Anamnese, Untersuchung) zuwenig oder zuviel getan wird, was im folgenden wiederum Konsequenzen für das weitere Vorgehen, v. a. aber für die Wahl der Therapie haben wird.

Nachstehende Übersicht faßt in Protokollform die anamnestischen Fragen beim Kopfschmerz zusammen.

In der ersten Rubrik stehen obligatorische Fragen, die den Hausarzt in die Lage versetzen, sich über die Beschwerden des Patienten allgemein zu orientieren. Sie sind notwendig, um sich ein Bild zu verschaffen und die Wichtigkeit der verschiedenen Hypothesen, die beim Kopfschmerz in Frage kommen, richtig einschätzen zu können. Ein Außerachtlassen dieser Fragen kann man als „zuwenig tun" einschätzen. Dies gilt genauso für diejenigen Fragen, die unter bestimmten Umständen obligat sind.

Für die Fragen in der Rubrik „immer fakultativ" gilt, daß sie nicht gerade zuviel oder überflüssig sind, aber auch nicht nennenswert zur Diagnostik beitragen. Mögliche weitere anamnestische Fragen, die nicht im Protokoll stehen, kann man folglich als „überflüssig" bezeichnen.

Fragen zur Kopfschmerzanamnese

In jedem Fall obligatorisch

- Zeitfaktor (Dauer der Beschwerden, zu welcher Tageszeit)?
- Schmerzcharakter?
- Lokalisation, Prodrome?
- Verlauf der Beschwerden?
- Begleitsymptome (Lichtscheu, Übelkeit)?
- Zusammenhang mit evtl. somatischen Faktoren (Infekte, Kopfhaltung, orale Kontrazeptiva, Menses)?
- Zusammenhang mit psychosozialen Begleitumständen?
- Reaktion auf die Kopfschmerzen?

Immer fakultativ

- Bisherige Selbstbehandlung?
- Intoxikationen ausschließen!

Bei Vorliegen bestimmter Gegebenheiten obligatorisch/bei Nichtvorliegen fakultativ

Wenn	*dann*
- Prodrome, Übelkeit, Lichtscheu:	- Migräneanamnese

Das Protokoll gibt eine gewisse anamnestische Routine wieder, ein eingefahrenes Fragemuster, das man bei bestimmten Beschwerden entwickelt. Es besteht das Risiko, daß dieses Muster einige Lücken aufweist, daß also notwendige Fragen nicht und/oder (für die Kopfschmerzdiagnostik) überflüssige Fragen gestellt werden. Dies wirkt sich auf die Herausbildung einer Arbeitshypothese aus und damit auch auf die weitere Diagnostik sowie die nachfolgende Behandlung.

Wird beispielsweise nie die Frage nach der Lokalisation der Kopfschmerzen gestellt, dann besteht das Risiko, daß wichtige Überlegungen nicht in die Diagnostik einbezogen werden (wie z.B. die Diagnose „Sinusitis" bei Stirnkopfschmerz oder die Diagnose „nervös-funktioneller Kopfschmerz" bei Schmerzen im Nacken oder Hinterkopf). Dadurch, daß eine Reihe obligater Fragen nicht gestellt wird, können wichtige Informationen fehlen und bestimmte Umstände unaufgeklärt bleiben, was sowohl für die Differentialdiagnose als auch für die Bearbeitung der weiteren Schritte Folgen zeitigt; auch bei den körperlichen und anderen Untersuchungen können Begleitumstände unaufgeklärt bleiben, woraufhin dann notwendige diagnostische Maßnahmen unterbleiben. Dies wiederum kann zu einem falschen Vorgehen beim Entwurf des Therapieplans führen. Ernstere Erkrankungen bleiben dadurch möglicherweise zu lange ohne Behandlung. Dabei besteht gleichzeitig das Risiko, daß sich der Patient nicht ernstgenommen fühlt, weil auf seine Beschwerden ungenügend eingegangen worden ist.

Eine solche Arbeitsweise sieht man v.a. dann, wenn - was in vielen hausärztlichen Beratungen passiert - der Arzt sogleich von der ersten Beschwerdeäußerung an oder in einem relativ frühen Stadium eine bestimmte Arbeitshypothese, eine bestimmte differentialdiagnostische Spur verfolgt, weil er glaubt, schon umgehend ein klares Bild von der Erkrankung zu haben. Dann besteht das Risiko des „Hineininterpretierens": alle weiter gewonnenen Informationen werden zur Bestätigung der Hypothese ausgelegt. Der Hausarzt verschließt sich gegenüber abweichenden Informationen. Zweifelhafte positive Ergebnisse rufen Verwirrung und Unruhe hervor und können ihrerseits zu überflüssigen ärztlichen Maßnahmen Anlaß geben. Der Hausarzt gerät auf ein falsches Gleis mit allen Folgen. Als Beispiel kann man die in Kap. 2 beschriebene Situation anführen, wo die Kopfschmerzpatientin unter der Verdachtsdiagnose einer Arachnoidalblutung vom stellvertretenden Kollegen zum Neurologen überwiesen wurde.

Es wird deutlich, wie wichtig eine fundierte, breit angelegte Anamnese zu Beginn des Kontakts ist; unangemessenes Vorgehen in der Eingabephase führt zu unangemessenen Maßnahmen in den darauf folgenden Phasen, wodurch ein eventueller Prozeß somatischer Fixierung gefördert wird.

Körperliche Untersuchung

Der nächstfolgende Schritt in der Phase der gezielten Problemklärung ist die körperliche Untersuchung. Im Idealfall ergibt sich die körperliche Untersuchung aus den anamnestischen Gegebenheiten. Die Vorgeschichte darf also nicht routinemäßig und planlos, sondern muß gezielt und selektiert erhoben werden.

Eine umfassende oder sehr umfangreiche körperliche Untersuchung wird dann auch selten notwendig sein. Der Hausarzt beschränkt sich auf diejenigen Untersuchungen, die sich in den Prozeß der Überprüfung seiner Hypothesen einfügen, die er auf der Basis der während der Anamnese gewonnenen Informationen erstellt hat und die in soweit epidemiologisch relevant sind. Weiter müssen Umstände, die durch die Anamnese klargeworden sind, mittels körperlicher Untersuchung weiter herausgearbeitet werden. Der Hausarzt muß sich also davor hüten, routinemäßig eine Reihe von körperlichen Untersuchungen ablaufen zu lassen.

Stellen wir uns vor, das Ergebnis der Anamnese bei der Kopfschmerzpatientin sei jeweils wie folgt:

- Stirnkopfschmerz nach einer Erkältung, Zunahme beim Bücken:
Die körperliche Untersuchung wird sich auf die Überprüfung des Klopf- und Druckschmerzes der Sinus beschränken. Eventuell kann man eine Diaphanoskopie ausführen.

- Kopfschmerzen, die als bandförmig beschrieben werden, v. a. abends nach anstrengendem Tagewerk:
In diesem Fall kann eine körperliche Untersuchung unterbleiben, weil die Kopfschmerzen fast mit Sicherheit nicht organisch bedingt sind.

- Anfallsweise auftretender Kopfschmerz mit Erbrechen:
Aufgrund der anamnestischen Fragen wird sich als wahrscheinlichste Hypothese Migräne ergeben. Die körperliche Untersuchung kann sich auf eine knappe neurologische Untersuchung beschränken - zum Ausschluß einer ernsten neurologischen Erkrankung mit gleicher Symptomatik.

In diesen Beispielen erfolgt die körperliche Untersuchung also selektiv. Anders ist es, wenn die Anamnese absolut keinen Anknüpfungspunkt hinsichtlich der Ursachen der Beschwerden liefert. Dann brauchen wir eine umfangreichere körperliche Untersuchung zum Entwurf und zur Überprüfung einer neuen Arbeitshypothese.

Der körperlichen Untersuchung kommen auch noch andere Funktionen zu, z. B. im Rahmen der Vorsorge oder bei Screening bestimmter Erkrankungen (Blutdruckmessungen, Brustuntersuchung, Zervixabstrich etc.), zur Beruhigung des Patienten (eine eher therapeutische Maßnahme mit oft magischem oder rituellem Charakter) oder zur Überprüfung des Therapieerfolgs oder zur Verlaufskontrolle bestimmter Krankheiten. Wird die Untersuchung aus diesen Gründen vorgenommen, dann sollte der Hausarzt dies auch deutlich sagen, weil sonst bei dem Patienten ein falscher Eindruck entstehen kann und seine Beunruhigung oder sein Krankheitsgefühl dadurch möglicherweise zunehmen. Weiter kann eine körperliche Untersuchung schon deshalb stattfinden, weil der Patient sie vom Hausarzt erwartet. Dann ist es wichtig, daß diese Erwartung angesprochen wird.

Weil die Untersuchung auf den Ergebnissen der Anamnese aufbaut und sich daraus deren Art ergibt, können wir meist von Bedingungen, d.h. von Voraussetzungen

Körperliche Untersuchung beim Kopfschmerz

Bei Vorliegen obligatorisch/bei Nichtvorliegen überflüssig

Wenn	*dann*
- Sehstörungen bei über 65jährigen, - einseitig rotes Auge:	- Messung des Augeninnendruckes
- Sinusitisbeschwerden (Stirnkopfschmerz, Zunahme beim Bücken, Erkältung):	- Klopf- und Druckschmerz der Nasennebenhöhlen, Diaphanoskopie
- Nackenbeschwerden und Hinterkopfschmerzen in der Anamnese:	- Beweglichkeit der HWS, Druckpunkte
- anamnestisch Zahnbeschwerden:	- Inspektion des Gebisses, Klopfschmerz, Palpation des Kiefergelenks
- Schläfenkopfschmerz, Übelkeit:	- Palpation der A. temporalis

Bei Vorliegen obligatorisch/bei Nichtvorliegen fakultativ

Wenn	*dann*
- bekannter Hochdruckpatient:	- Blutdruckmessung
- Sehstörungen:	- Sehschärfenbestimmung, - Fundusuntersuchung
- anamnestisch keine Anhaltspunkte:	- Beweglichkeit der HWS, - neurologische Untersuchung, - Klopf- und Druckschmerz der Nasennebenhöhlen - Diaphanoskopie
- Hinweissymptome für einen Hirntumor (Erbrechen in Verbindung mit Sehstörungen, Ausfallserscheinungen):	- neurologische Untersuchung

sprechen, unter denen diese Untersuchung durchgeführt werden muß. Bei Nichtvorliegen dieser Vorbedingungen sind bestimmte Untersuchungen weniger erforderlich oder sogar eindeutig überflüssig. Nachlässiges oder zuwenig ärztliches Handeln liegt dann vor, wenn der Hausarzt bei bestimmten Voraussetzungen, also bei
bestimmten aus der Anamnese erhaltenen Informationen, eine körperliche Untersuchung, die sich auf diese Information gründet, unterläßt (s. folgendes Beispiel).
Es kann sein, daß der Hausarzt auf einem schmalen, routinediagnostischen Gleis
fährt und nur diese Spur verfolgt. Er kann auch routinemäßig bei bestimmten Beschwerden sogleich an bestimmte Ursachen denken (z. B. beim Kopfschmerz:
Spannungskopfschmerz oder Migräne), wodurch er für andere Arbeitshypothesen
nicht mehr offen ist, auf einem falschen Gleis bleibt und im weiteren Verlauf des
Patientenkontakts ungenügend eingreift oder Überflüssiges tut – mit allen Risiken
eines solchen Handelns.

Überflüssiges oder zuviel tut der Hausarzt, wenn er unabhängig von der Eingangsfrage des Patienten und ungeachtet der Ergebnisse der Anamnese, also ohne
Rücksicht auf das Vorliegen bestimmter Voraussetzungen, systematisch alle differentialdiagnostischen Möglichkeiten durch körperliche Untersuchungen abklärt.
Beim Patienten wird dann der Eindruck erweckt, daß etwas Schwerwiegendes vorliegt, und so können seine Beschwerden für ihn selbst eine andere Bedeutung erlangen. Zuviel sind meist Untersuchungen, die der Hausarzt bei nervös-funktionellen
Beschwerden vornimmt, ohne von vornherein zu relativieren oder klare Begrün-
dungen dafür anzugeben.

Der Hausarzt sollte sich angesichts geplanter körperlicher Untersuchungen also
immer fragen, welches Ziel er vor Augen hat, ob die Untersuchung aufgrund der
vorhandenen Informationen notwendig ist und wie sie sich hinsichtlich eines möglichen Prozesses somatischer Fixierung auswirken könnte.

Eigene Labor- oder anderweitige Untersuchungen

Gelegentlich wird der Hausarzt im Rahmen der Diagnostik weitere Labor- oder
Röntgenuntersuchungen für nötig erachten. Auch für diesen Fall gilt im Prinzip das
gleiche, was wir im Abschnitt „Körperliche Untersuchung" geschrieben haben: sie
sollten selektiv und eindeutig gezielt vorgenommen werden – im Rahmen der Begründung und Bestätigung einer Arbeitshypothese.

Es ergibt sich hier jedoch ein Unterschied: das Risiko somatischer Fixierung ist
bei dieser Art Untersuchungen viel größer! In den Augen der Patienten sind sie, besonders wenn sie im Krankenhaus durchgeführt werden, ja doch sehr wichtig,
schließlich werden sie nicht ohne Grund veranlaßt. Ihre Notwendigkeit wird also
auch vom Hausarzt sorgfältig abgewogen werden müssen. Wenn er sich dazu entschließt, so muß er vorzugsweise solche Untersuchungen wählen, deren Wichtigkeit
für die Diagnostik erwiesen ist und bei denen die große Wahrscheinlichkeit besteht,
daß mit ihrer Hilfe eine bestimmte Arbeitshypothese bestätigt, oder verworfen werden kann. So wird z. B. im Falle der Kopfschmerzen eine normale Schädelaufnah-
me zur Diagnostik selten etwas beisteuern. Wenn dagegen eine Sinusitis vermutet
wird, dann werden meist Aufnahmen der Nasennebenhöhlen die Diagnose entkräf-
ten oder bestätigen.

Neben der Wahl der Untersuchungen ist v.a. auch die Interpretation der Ergebnisse sehr wichtig. Aufgrund biologischer Atypien oder technischer Fehler besteht
die Möglichkeit, daß Labor- oder Röntgenbefunde, die vom Normalen abweichen,
dennoch keine Erklärung für die Ursache der Beschwerden liefern. Bei der Patientin mit Spannungskopfschmerz kann die Röntgenuntersuchung der Halswirbelsäu-
le sehr wohl Normabweichungen ergeben, die in keinerlei Zusammenhang mit den
Beschwerden stehen. Werden diese zufällig entdeckten Abweichungen dann als Erklärung benutzt, dann kann sich das Risiko somatischer Fixierung enorm vergrößern, schon dadurch, daß der Aufhellung der Hintergrundproblematik keine Aufmerksamkeit mehr geschenkt wird. Für unser Beispiel empfiehlt sich folgende Vorgehensweise:

Labor- und Röntgenuntersuchungen bei Kopfschmerzen

A. Eigene Untersuchungen
Bei Vorliegen fakultativ/bei Nichtvorliegen überflüssig

Wenn	*dann*
- Verdacht auf Anämie:	- Hb-Bestimmung
- einseitiger temporaler Kopfschmerz:	- BSG

B. Fremduntersuchungen
Bei Vorliegen fakultativ/bei Nichtvorliegen überflüssig

Wenn	*dann*
- anamnestische Angaben oder Befunde, die auf Sinusitis deuten:	- Röntgenaufnahmen der Nasennebenhöhlen

Für diese Art Untersuchungen gilt: lieber zuwenig als zuviel! Der Hausarzt wird,
wenn er an die während der Ausbildung erworbenen Kenntnisse oder an das, was
die Kollegen zu tun gewohnt sind, denkt, das Gefühl haben, daß er bei diesen Untersuchungen „zuwenig" tut. Er sollte sich dann vor Augen halten, daß im Rahmen
einer gezielten Diagnostik viele Untersuchungen wenig spezifisch und in vielen Fällen nicht nötig sind. In der Allgemeinmedizin können umfassende Orientierung,
Anamnese und knappe körperliche Untersuchung in den meisten Fällen zu einer
brauchbaren Arbeitshypothese führen.

Problemdefinition

Die Phase der allgemeinen Orientierung und gezielten Informationsgewinnung
wird durch die Problemdefinition beendet, und dieser Punkt nimmt in der ganzen
Arzt-Patienten-Interaktion eine Schlüsselrolle ein. Er stellt einen bewußten Abschluß der Abklärungsphase dar, eine Besinnung auf Art, Ursache, Folgen und
Umfang der Beschwerden, und er gibt die Richtung der folgenden Phase an, in der
der Therapieplan erstellt wird. Beim gewöhnlichen Lauf der Dinge bleibt eine Problemdefinition bei dem Kontakt häufig unbemerkt, oder sie wird in Verbindung mit
therapeutischen Maßnahmen vorgebracht.

Trotzdem ist es wichtig, hier bewußt innezuhalten. Die Formulierung der Problemdefinition zwingt den Hausarzt, alle verfügbaren Informationen zu ordnen und zusammenzufassen. Eventuelle Lücken in der Diagnostik können so erkannt werden. Die Zusammenfassung der Informationen und eine mehr oder weniger endgültige Schlußfolgerung bilden einen logischen Übergang hin zu den auf Veränderung zielenden Maßnahmen und verhütet falsche, ungenügende oder überflüssige Aktionen. Wir haben die Vokabel „Problemdefintion" bewußt gewählt, weil sie mehr umfaßt und der allgemeinärztlichen Situation besser angemessen erscheint als der Begriff „Diagnose".

Im Gegensatz zum klinischen Bereich ist in der Allgemeinmedizin ein kompletter Beweis für die Richtigkeit einer bestimmten Hypothese *nicht* oder selten erforderlich. Die Diagnose hat für den Hausarzt mehr die Funktion einer Arbeitshypothese, die durch den Verlauf und ggf. durch die Therapie überprüft wird. Außerdem umfaßt sie mehr als nur die somatischen Ursachen der Beschwerden. Der gesamt Kontext von somatischen wie auch nichtsomatischen Ursachen und Folgen und v. a. deren Wechselwirkungen sollte darin zum Ausdruck kommen.

Im Fall der Kopfschmerzpatientin wird die Problemdefinition „Kopfschmerz infolge angespannter familiärer Situation mit Verstärkung durch Angst vor Hirntumor und durch die Reaktion der Familie" mehr aussagen als die Diagnose „nervös-funktionelle Kopfschmerzen". Außerdem liefert die erste Formulierung die Richtung der Behandlungsstrategie.

Die Entwicklung einer definitiven Problemdefinition kann sich über eine Reihe von Beratungen hinziehen. Vor der definitiven kann der Hausarzt nämlich schon eine vorläufige Problemdefinition, eine Zusammenfassung vom Stand der Dinge bis zu diesem Zeitpunkt formulieren. Eine Problemdefinition kann deshalb je nach Situation einen unterschiedlichen Charakter und demzufolge auch unterschiedliche Implikationen für die Phase der auf Veränderung zielenden Maßnahmen aufweisen.

a) In einigen Fällen betrifft dies eine exakte Diagnose, d. h. eine genau umschriebene somatische oder nichtsomatische Erklärung für die Beschwerden.
   Beispiel: „Sie haben eine Stirnhöhlenentzündung". Die Problemdefinition besteht aus einer Umschreibung einer ärztlichen Diagnose (Sinusitis acuta). Diese gibt zugleich die Richtung des Behandlungsplans an.

b) In den meisten Fällen ist in der Situation der Allgemeinpraxis keine völlig eindeutige Erklärung zu geben, hier bezieht sich die Problemdefinition auf eine Arbeitshypothese, d. h. eine vorläufige, weiter zu überprüfende Schlußfolgerung aus den gewonnenen Informationen.
   Beispiel: „Ich bin mir nicht ganz sicher, aber es könnte sich um Migräne handeln." Die anamnestischen und diagnostischen Ergebnisse können zu dieser Problemdefinition führen, obwohl von dem klassischen Vollbild keine Rede sein kann. Bei der Auslösung eines Anfalls spielt z. B. die Reaktion auf Spannungen eine große Rolle. Man kann nun eine Migränebehandlung einleiten, um diese Arbeitshypothese zu überprüfen. Der Patient kann auch eine Art Anfallsbuch führen, um die Umstände zu notieren, unter denen eine Kopfschmerzattacke auftritt, und welches die Folgen sind.

c) Häufig ergibt sich in der Allgemeinpraxis die Situation, daß eine nähere Umschreibung des Problems bereits die Problemdefinition darstellt. Angenommen, der Patient kommt mit der Frage: „Könnte ich einen Hirntumor haben?", und der Hausarzt kann diesen Verdacht mit Hilfe von Anamnese und Untersuchung weitestgehend ausschließen. In diesem Falle kommt der Problemdefinition („Ich habe für einen Hirntumor keinen Anhalt gefunden. Wahrscheinlich haben Sie darüber gegrübelt, und dadurch sind die Schmerzen noch stärker geworden") ein aufklärender oder beruhigender Charakter zu, während weitere somatische Maßnahmen nicht nötig sind.

Die ausdrückliche Formulierung einer mehr oder weniger definitiven Problemdefinition der Beschwerden ist immer sehr wichtig. Wenn er es unterläßt, alle Informationen bewußt abzuwägen und daraus eine Schlußfolgerung zu ziehen, könnte sich der Hausarzt z. B. für eine symptomatische (in bestimmten Fällen überflüssige) Therapie entscheiden; auch könnte er eine Lösung in der falschen Richtung suchen, wenn eine essentielle Information unbeachtet bleibt.

Wird eine bestimmte Problemdefinition in Form einer Diagnose zu früh oder nicht aufgrund überzeugender Hinweise formuliert, so kann diese den Prozeß der somatischen Fixierung fördern. Dabei geht es vorzugsweise um Diagnosen wie Rheuma, Migräne, Bronchitis, Bluthochdruck, Krankheiten, die beim Patienten alle möglichen Ängste und Empfindungen auslösen können („Innerer Zyklus") und die auch in den Beziehungen zur Umgebung „Äußerer Zyklus") möglicherweise eine große Rolle spielen.

Die bewußte Formulierung einer Problemdefinition bildet also ein wichtiges Hilfsmittel, um den Kontakt unter Kontrolle zu halten und damit einen Zuviel oder Zuwenig an ärztlichen Maßnahmen vorzubeugen.

Aufklären und Beraten

Gesundheitliche Aufklärung, Erklärungen und Informationen spielen in allen Phasen der Beratung eine große Rolle, z. B. wenn das Vorgehen bei der körperlichen Untersuchung oder die Gründe für bestimmte Fragen deutlich gemacht werden oder wenn der Hausarzt erläutert, warum einige Dinge getan werden und andere *nicht*. Die Aufklärung des Patienten ist v. a. bei der Problemdefinition und in der Therapiephase wichtig. Die Erläuterung über Art, Ursachen und Zusammenhang der Beschwerden oder Krankheit oder eine mögliche Therapie ermöglicht dem Patienten einen Einblick in die Situation.

Dies ist eine wichtige Voraussetzung für die *Befolgung* der therapeutischen Ratschläge (Patientencompliance). Die Reaktionsweise des Patienten auf die Aufklärung macht gleichzeitig deutlich, ob das Vorgehen durchführbar ist. Darüber hinaus kommt der Aufklärung eine beruhigende Wirkung zu. Die Beruhigung erfolgt hauptsächlich in der Schlußphase der Beratung, damit wirkt sie dann bereits therapeutisch. Der Hausarzt kann seine epidemiologischen Kenntnisse und den Verlauf benutzen, um für den Patienten ein relativierendes Bild zu entwerfen, so daß dieser seine Beschwerden in einem anderen Licht sieht. Oder er kann die Ergebnisse von Anamnese und Untersuchung benutzen, um den Patienten zu beruhigen.

Gesetzt den Fall, die Kopfschmerzpatientin hat in erster Linie Angst, einen Tumor zu haben. Aufgrund der Anamnese und einer kurzen neurologischen Untersuchung und mit Hilfe der Epidemiologie kommt der Hausarzt zu dem Ergebnis, daß die Wahrscheinlichkeit eines Hirntumors minimal ist. Die Symptome und psychosoziale Hinweise deuten vielmehr in die Richtung von Spannungskopfschmerzen. Er kann dann der Patientin klarmachen, daß ein Hirntumor ein seltenes Vorkommnis darstellt und daß er bei seiner Untersuchung auch keinen Anhalt dafür gefunden hat, daß ihre Schmerzen nicht so entstehen, wie das für Tumorpatienten typisch ist, und daß er aus ihrer Schilderung den Eindruck gewonnen hat, sie stehe durch die Situation zu Hause so unter Druck, daß ihr das Kopfschmerzen bereitet. Die Angst vor einem Hirntumor können die Kopfschmerzen noch verstärken usw.

Aufklärung und Beratung können mancherlei Formen annehmen: Erläuterung des Therapieziels und des Verlaufs der Untersuchung oder Überweisung, die Abgabe einer Prognose, eine Besprechung des normalen Verlaufs, präventive Ratschläge (z. B. gegen Rauchen, Adipositas etc.), Erklärung der Wirkungen und Nebenwirkungen von Arzneimitteln etc. Wir sind hierauf in Kap. 7 bereits näher eingegangen, wo die Auswirkung der Information des Patienten auf die Arzt-Patienten-Beziehung im Mittelpunkt stand. In der folgenden Übersicht fassen wir zusammen, wie diese Informationsvermittlung nach dem Protokoll bei Kopfschmerzen aussehen sollte.

Aufklärung und Beratung beim Kopfschmerz

In jedem Fall obligatorisch
- Erläuterung der Beschwerdeursachen
- Besprechen der Prognose

Bei Vorliegen obligatorisch/bei Nichtvorliegen überflüssig

Wenn	*dann*
- anamnestisch Spannungskopfschmerz:	- Erläuterung des Zusammenhangs Beschwerden - Spannung, Angst-Beschwerden-Zyklus
- Therapie:	- Erläuterung des Therapiezieles
- keine Therapie:	- Erklärung, warum keine Therapie erfolgt
- weitere Diagnostik:	- Information, warum weitere Untersuchungen nötig sind

Bei Vorliegen obligatorisch/bei Nichtvorliegen fakultativ

Wenn	*dann*
- offensichtlich funktionelle Ursachen:	- Zusammenhang mit Lebensweise besprechen

Bei Vorliegen fakultativ/bei Nichtvorliegen überflüssig

Wenn	*dann*
- Migräne:	- Lebensweise besprechen
- anamnestisch Intoxikationen:	- Folgeerscheinungen und Prävention besprechen

Es ist immer obligat, und dies gilt für alle erstmals vorgebrachten Beschwerden, daß der Hausarzt eine Erklärung der möglichen Ursachen der Beschwerden und eine

Prognose abgibt. Wie wir gesehen haben, vermittelt dies dem Patienten einen Einblick in seine eigenen Beschwerden und modifiziert ggf. die Erwartungen hinsichtlich deren Dauer. Eine Reihe von Umständen, die sich in der Phase der Informationsgewinnung ergeben haben, erfordern ein bestimmtes informatives Vorgehen des Hausarztes. Beim Spannungskopfschmerz ist eine gute Erläuterung von essentieller Bedeutung. Das Unterlassen einer als obligat angegebenen Patienteninformation ist eine Art von *nachlässigem Handeln*. Bei vielen Hausärzten gehört die Vernachlässigung einer Erläuterung der Beschwerdeursachen zur Routine. Oft wird eine sumarische Diagnose formuliert, oder sagt ein paar beruhigende Worte („Da ist nichts", „Es ist alles gut", „Nichts Beunruhigendes"), woraufhin unmittelbar die Therapie einsetzt.

Wenn der Arzt keine Auskünfte gibt oder die Beschwerden bagatellisiert und der Patient keinen Einblick erhält in das, was vor sich geht, dann kann sich dies in der auf Abänderung zielenden Phase negativ auswirken. Der Patient wird dann nicht einsehen, warum ein bestimmtes Vorgehen oder auch gerade Nichtstun in seinem Fall das Beste ist, und wird im ungünstigsten Fall die Maßnahme des Hausarztes boykottieren oder viel Druck ausüben, um den Arzt zu einem anderen Vorgehen zu bringen. In diesem Rahmen ist es darum sehr wichtig zu prüfen, ob der Patient die Erläuterungen und Informationen auch wirklich verstanden hat und ob er wirklich beruhigt ist.

Überflüssiges (zuviel tun) kann sich ergeben, wenn der Hausarzt ohne ersichtlichen Grund (individuelle Gegebenheiten oder Arbeitshypothesen) Erklärungen oder Ratschläge gibt. Informationen, die nicht zur Sache gehören, können den Patienten unnötig beunruhigen und sollten deshalb besser unterbleiben. Beruhigung zu einem zu frühen Zeitpunkt, bevor alle Faktoren geprüft und abgewogen sind, kann dem Patienten das Gefühl vermitteln, daß seine Beschwerden nicht ernst genug genommen werden.

Beruhigung des Patienten ist selbstverständlich nur dann indiziert, wenn sich im Verlauf des Kontakts auch tatsächlich Beruhigendes ergeben hat. Wenn die Beschwerden, die Symtome oder Untersuchungsergebnisse eine ernstere Erkrankung vermuten lassen, ist eine Beruhigung des Patienten natürlich ganz und gar fehl am Platze.

In großen Zügen gilt das gleiche für ärztliche Ratschläge. Viele Hausärzte neigen dazu, Ratschläge zu erteilen, ohne die Frage, ob und wie der Patient sie realisieren kann, in das Gespräch einzubeziehen. Ein Ratschlag wie z. B. „Lassen Sie alles ein wenig ruhiger angehen" ist für viele Patienten schwer zu befolgen und kann eher weitere Probleme als Erleichterung mit sich bringen. Ein ärztlicher Rat wird sich demnach sowohl nach den Beschwerdeursachen als auch nach den Verhaltensmöglichkeiten des Patienten richten.

Therapie

In einer großen Zahl von Fällen wird der Hausarzt im weiteren Verlauf eine Therapie oder einen therapeutischen Rat für notwendig erachten. Er kann dafür folgende Gründe haben:

a) Es besteht eine medizinische Notwendigkeit, d. h. eine Erkrankung erfordert nach ihrer Art und Prognose eine Therapie (z. B. Hypertonie, Pneumonie, rheumatisches Fieber etc.).

b) Eine Therapie erfolgt aus diagnostischen Erwägungen, d. h. sie dient zur Bestätigung einer bestimmten Diagnose (z. B. eine Migränetherapie bei entsprechendem Verdacht).

c) Eine Therapie ist rein symptomatisch. Oft wird die Bitte des Patienten diese veranlassen (z. B. Tranquilizer bei Spannungskopfschmerzen, Analgetika bei Myalgie).

d) Eine wichtige therapeutische Entscheidung kann darin bestehen, gerade *keine Therapie* zu verordnen. Viele Erkrankungen gehen ohne Therapie zurück. Das Abwarten des natürlichen Verlaufs kann daher eine wichtige Entscheidung darstellen.

Vom gesundheitlichen Standpunkt ist es in vielen Fällen besser, ohne Medikamente auszukommen (z. B. wird bei Fieber ohne Antibiotika die körpereigene Abwehr aufgebaut), nicht zuletzt wegen der Nebenwirkungen. Auch kann der Verzicht auf eine Therapie bedeutsame Folgen für das Krankheitsverhalten des Patienten haben; er lernt, daß viele Beschwerden von selber vorübergehen und daß nicht jeder Arztbesuch mit einem Rezept beendet werden muß.

Eine Reihe therapeutischer Maßnahmen birgt ein höheres Risiko somatischer Fixierung als andere. Eine Medikation in Form von Injektionen oder eine Inhalationsbehandlung können beim Patienten mehr Abhängigkeit oder Krankheitsgefühl auslösen als andere medikamentöse Therapieformen.

Ratschläge hinsichtlich der Lebensweise und Diätvorschriften sind oft sehr eingreifend, und der Patient und sein soziales Umfeld können so unsachgemäß damit umgehen, daß dadurch ein Prozeß somatischer Fixierung verstärkt wird. Auch die Physiotherapie birgt ein großes Risiko des Abhängigwerdens, v. a. dann, wenn sie ohne weitere Relativierung bei nervös-funktionellen Beschwerden angewendet wird, und eine Placebotherapie kann in diesem Falle durch ihren suggestiven Charakter ebenfalls zur Somatisierung beitragen.

Fassen wir die therapeutischen Möglichkeiten beim Kopfschmerz zusammen:

Therapie beim Kopfschmerz

In jedem Fall fakultativ
- milde Analgetika

Bei Vorliegen obligatorisch/bei Nichtvorliegen überflüssig

Wenn	*dann*
- Spannungskopfschmerz:	- Besprechung des Hintergrunds der Kopfschmerzbeschwerden

Bei Vorliegen fakultativ/bei Nichtvorliegen überflüssig

Wenn	*dann*
- Sinusitis:	- Nasentropfen
	- Sekretolytika
	- Antibiotika
- Migräne:	- Ergotaminderivate, β-Blocker

Wir finden in diesem Protokoll keine obligate medikamentöse Therapie. Auch in den Fällen, in denen viele Ärzte und Patienten eine bestimmte Therapie für erforderlich erachten (z. B. Antibiotika bei Sinusitis), können wir diese keineswegs als prinzipiell unerläßlich ansehen. Ein Schmerzmittel kann bei Kopfschmerz nicht viel schaden, aber dann sollte man dem Patienten erklären, warum es verordnet wird und was man davon erwartet. Für die medikamentöse Therapie gilt grundsätzlich *lieber zuwenig als zuviel*. Ein therapeutischer Versager wird nur in sehr speziellen Fällen vorkommen.

Viele Hausärzte geben jedoch aus Gewohnheit - routinemäßig - ihren Patienten etwas gegen die Beschwerden, oder der Patient bittet ausdrücklich darum. Das Rezept wird dann als eine Art Ritual benutzt, dem der Gedanke zugrunde liegt, daß der Patient mit „etwas Konkretem" nach Hause gehen muß. Dies kommt dem Bedürfnis vieler Ärzte entgegen, für ihre Patienten „etwas zu tun"; dieses Tun ist jedoch in vielen Fällen überflüssig (und birgt gewisse Risiken).

Im Rahmen der Prävention der somatischen Fixierung ist ein Gespräch mit dem Patienten über seine Wünsche und Erwartungen und über die Wünschbarkeit und Durchführbarkeit einer medikamentösen Therapie unabdingbar.

Überweisung

Bei der Prävention somatischer Fixierung ist es äußerst wichtig, daß die Überweisung zum Spezialarzt wohlüberlegt und gezielt erfolgt. In dem Augenblick, wo der Hausarzt einen Patienten aus der Hand gibt, tut dieser einen weiteren Schritt in den Medizinbetrieb hinein, und so wird das Risiko vergrößert, auf eine ausschließlich somatische Schiene zu geraten. Eine Überweisung bedarf stets einer eindeutigen Begründung:

a) Aus *diagnostischen* Gründen, wenn der Hausarzt eine bestimmte Arbeitshypothese weiter überprüfen will und ihm dazu die Möglichkeiten fehlen oder wenn die Anamnese und die hausärztliche Untersuchung keinen eindeutigen Anhaltspunkt für eine Arbeitshypothese liefern. Dabei muß man sich aber immer fragen, ob man diese zusätzliche Information wirklich benötigt In den meisten Fällen ergeben Anamnese und die eigene Untersuchung genügend Anhaltspunkte; die spezialärztliche Untersuchung trägt hingegen nur sehr begrenzt dazu bei, die Arbeitshypothese zu untermauern.

b) Aus *therapeutischen* Gründen, wenn der Hausarzt eine bestimmte Erkrankung nicht behandeln kann oder will.

c) Zur *Beruhigung*, wenn der Patient dringend darum bittet und anders seine Unruhe und Angst nicht loswird. Bei der Überweisung ist das Risiko somatischer Fixierung deshalb besonders groß, weil die Möglichkeit besteht, daß doch eine (unbedeutende) Abweichung gefunden wird, die für sich keine Relevanz hat, die aber sehr wohl einen Ansatz zu weiteren Untersuchungen oder zur Weiterüberweisung an einen anderen Spezialisten bietet. Auch besteht dann die Möglichkeit, daß der Facharzt den Patienten wiederbestellt, weil er fürchtet, einen abweichenden Befund zu übersehen. Der Patient kann aus diesen Situationen ableiten, daß mit seiner Gesundheit eindeutig etwas nicht in Ordnung ist, wodurch seine Beunruhigung weiter zunimmt.

Angenommen, die Kopfschmerzpatientin sei zum Neurologen überwiesen worden und das EEG habe eine geringfügige Irrigularität über der linken Temporalregion gezeigt, dann kann dies dazu führen, daß eine Arbeitshypothese in Betracht gezogen wird, derzufolge eine ernste Erkrankung auszuschließen wäre. Gewinnt man keine ausreichende Klarheit, werden weitere Schritte in Erwägung gezogen etc.

Eine Beruhigung wird schwer zu erreichen sein, wenn die Untersuchungsergebnisse unergiebig sind und wenn die Beschwerden nicht nachlassen; das Bedürfnis nach Sicherheit und nach weiteren fachärztlichen Untersuchungen wird bestehen bleiben. Wenn man trotzdem den Patienten überweisen will, damit ihn das beruhigt, dann wird man mit ihm immer sehr genau Sinn und Zweck der Überweisung und die damit verbundenen Risiken besprechen müssen.

Nicht nur der Anlaß, auch der *Zeitpunkt der Überweisung* ist wichtig. Die Zeit muß dazu reif sein, und der Hausarzt muß das Gefühl haben, daß dies tatsächlich die einzige Möglichkeit ist, weiterzukommen. Wenn er aus eigener Beunruhigung oder aus Unkenntnis plötzlich überweist, dann kann dies Angst auslösen und das Krankheitsgefühl des Patienten verstärken. Und wenn er die Bitte des Patienten um eine Überweisung oder dessen Beunruhigung wegen der Beschwerden unmittelbar mit einem Brief an den Fachkollegen beantwortet, ohne vorher selbst alle Hilfsmöglichkeiten geprüft zu haben, dann liefert er eventuell einen Beitrag zum Prozeß der somatischen Fixierung.

Weiter ist wichtig, *zu welchem Facharzt* überwiesen wird. Regelmäßige Kontakte mit bestimmten Fachärzten vermitteln dem Hausarzt ein Bild von deren Arbeitsweise. Wenn er das Gefühl hat, daß ein Kollege alles bis auf den Grund untersucht oder nur einen Blick für die somatische Seite der Beschwerden hat oder an andere Spezialisten weiterüberweist, ohne den Hausarzt in angemessener Weise einzubeziehen, dann bedeutet die Überweisung zu einem solchen Spezialisten ein Risiko.

Wenn man die Kopfschmerzpatientin ohne weitere Relativierung und Abklärung zur Massage der verspannten Nackenmuskulatur zum Physiotherapeuten schickt, dann kann auch dies einen Prozeß somatischer Fixierung verstärken, weil damit wiederum eine somatische Lösung gewählt wird und die Lebenssituation der Patientin unberücksichtigt bleibt.

Der Hausarzt sollte sich weiter beschäftigen mit der *Art der Überweisung*. Eine Überweisung ist um so effektiver und weniger risikoreich, wenn der Arzt oder die Einrichtung, wohin überwiesen wird, ein vollständiges Bild von der Art des Problems und von der Fragestellung des Hausarztes erhält. Ein Überweisungsbrief sollte vorzugsweise folgende Angaben enthalten:

- Vorgeschichte des Patienten;
- klinische und somatische Symptome und bisheriger Verlauf;
- eigene Untersuchungsbefunde oder Therapie;
- eigene differentialdiagnostische und therapeutische Überlegungen;
- ggf. eine kurze Schilderung früherer Erkrankungen, Operationen und wichtiger Befunde (z. B. Allergie);
- ggf. wichtige psychosoziale Hindergrundinformationen;
- die Reaktion des Patienten auf die Beschwerden, sein Einblick etc.;
- die spezielle Frage des Hausarztes an den Spezialisten und zwar in möglichst konkreter Umschreibung;

- deutlich formulierte Wünsche des Hausarztes hinsichtlich des weiteren Vorgehens nach der Konsultation des Facharztes (z. B. Rücküberweisung).

Die beiden letzten Punkte sind essentieller Bestandteil des Überweisungsbriefes und dürfen nicht fehlen. Eventuell kann diese schriftliche Information noch durch eine mündliche Erläuterung ergänzt werden.

Eine so überlegte und motivierte Überweisung verringert die Möglichkeit, daß der Patient sich bereits ausgeführten Untersuchungen und Fragestellungen erneut unterwerfen muß und daß der Hausarzt den Patienten „verliert". Dabei ist zugleich wichtig, mit dem Patienten die Gründe für die Maßnahme und den weiteren Gang der Dinge nach der Überweisung eingehend zu besprechen. Der Patient ist dann besser vorbereitet und vielleicht auch weniger ängstlich; er kann als Subjekt „mitspielen" und wird nicht das Gefühl haben, als „Objekt" des Medizinbetriebs zu fungieren. In den meisten Fällen wird es von Nutzen sein, den Überweisungsbrief mit dem Patienten zusammen durchzugehen, so daß er weiß, was der Hausarzt von der Überweisung erwartet und welche Informationen der Spezialist erhalten hat. Eventuelle Fragen oder Unklarheiten können dabei noch zutage treten.

Durch eine Überweisung wird das Problem des Patienten zum Teil aus der Hand gegeben. Im Rahmen der Prävention somatischer Fixierung ist es wichtig, daß der Hausarzt nach der Überweisung auf dem laufenden bleibt und daß der Patient nicht länger als unbedingt nötig beim Facharzt „hängenbleibt". Durch eine gezielte Überweisung an einen Facharzt, dessen Arbeitsstil dem Hausarzt bekannt ist, durch die Notizen in der eigenen Kartei und durch das Deutlichmachen der eigenen Wünsche an den Spezialisten auf brieflichem Wege hat man dies einigermaßen in der Hand. In bestimmten Fällen ist es empfehlenswert, mit dem Patienten zu vereinbaren, nach der Überweisung wiederzukommen.

Überweisung beim Kopfschmerz

Bei Vorliegen obligatorisch/bei Nichtvorliegen überflüssig	
Wenn	*dann*
- objektive Sehfehler:	- Augenarzt
- aus Anamnese und eigener Untersuchung sich ergebender Verdacht auf neurologische Ursache:	- Neurologe

Bei Kopfschmerzen ist, wie obiges Schema zeigt, eine Überweisung also lediglich unter bestimmten Voraussetzungen obligatorisch, nämlich dann, wenn vorher deutliche Hinweise für Sehstörungen oder ein ernsthafter neurologischer Befund vorlagen. Fehlen diese besonderen Bedingungen, dann gibt es keinen medizinischen Grund für eine Überweisung, sie wäre überflüssig oder zuviel. Zu einer solch überflüssigen Maßnahme kann es kommen, wenn schon von Beginn der Konsultation an der falsche Weg beschritten oder der Patient nur zur Beruhigung überwiesen wird. Wie schon oben erwähnt, muß jede weitere Untersuchung mit dem Patienten besprochen werden. Wenn der Patient über Sinn und Zweck und das zu erwartende Ergebnis und die mit der Überweisung verbundenen Risiken unzureichend aufgeklärt wird, dann besteht die große Wahrscheinlichkeit, daß er immer tiefer in den Medizinbetrieb hineingerät.

Wiederbestellung

Am Ende der Beratung wird der Hausarzt entscheiden, ob er den Patienten wiedersehen möchte oder nicht. Dabei ergeben sich folgende Möglichkeiten:

a) Er kann dem Patienten mitteilen, daß es nicht nötig ist, wieder in die Sprechstunde zu kommen. Dies muß bei der Problemdefinition und bei der Besprechung des Therapieplans bereits deutlich geworden sein.
b) Er kann dem Patienten raten, sich wieder vorzustellen, falls sich die Beschwerden nicht bessern oder wenn sie einen ungünstigen Verlauf nehmen. Die Initiative kommt also dem Patienten zu.
c) Er kann eine Wiederholungsberatung verabreden, er bestellt also den Patienten aus eigener Initiative wieder ein. Der Grund dafür kann sein, daß die Diagnostik noch nicht abgerundet erscheint und daß noch bestimmte Ergebnisse abgewartet werden müssen. Eine Wiedervorstellung kann im Rahmen der Therapie stattfinden: z. B. wenn der Arzt bestimmte Dinge erneut besprechen will (etwa Diät oder Lebensweise, die Betroffenheit der Umgebung durch die Beschwerden). Manchmal erfordert die ernste Erkrankung oder die Therapie eine ärztliche Kontrolle (z. B. bei Hypertonie), oder es muß der Erfolg einer bestimmten Therapie überwacht und diese ggf. geändert werden (z. B. bei Antihypertensiva).

Wichtig ist in diesem Zusammenhang auch eine Wiedervorstellung zur Evaluation der Überweisung zum Facharzt. Schließlich kann der Hausarzt den Patienten wiederbestellen zur eigenen Unterrichtung, um die Auswirkungen eines bestimmten Vorgehens kennenzulernen.

Wenn der Hausarzt den Patienten wiederbestellt, dann muß er dafür immer einen eindeutigen Grund angeben, und auch dem Patienten muß Sinn und Zweck der Wiederbestellung klar sein.

Die Wiedervorstellung als Teil des Kopfschmerzprotokolls läßt sich wie folgt notieren:

Wiederbestellen bei Kopfschmerz

In jedem Fall obligatorisch
- Die Notwendigkeit der Wiederbestellung muß besprochen werden bei Zunahme der Beschwerden und je nach Prognose

Bei Vorliegen obligatorisch/bei Nichtvorliegen überflüssig

Wenn	*dann*
- antibiotisch behandelte Sinusitis:	- Wiederbestellung nach Abschluß dieser Therapie

---

Als Bestandteil des Abschlusses der Beratung wird der Hausarzt dem Patienten erläutern müssen, ob er wiederkommen muß oder nicht. Man kann dies als eine für jede Beratung obligatorische Maßnahme ansehen. Unter gewissen Voraussetzungen ist eine Wiederholungsberatung auch nötig: Art und Verlauf sowie die Prognose einer Erkrankung und die Form der Therapie können den Umständen entsprechend eine Wiedervorstellung notwendig machen. Die Unterlassung einer eindeutigen Vereinbarung über die Wiedervorstellung ist eine Form von *zuwenig tun*. Dies kommt manchmal vor, weil viele Hausärzte das Ausstellen eines Rezepts oder die Erteilung eines ärztlichen Rates als Beendigung der Beratung betrachten und an die Vereinbarung einer Wiedervorstellung gar nicht denken. Das bedeutet weniger Klarheit für den Patienten, wodurch seine Beunruhigung unnötigerweise zunehmen kann.

Überflüssiges wird getan, wenn der Hausarzt den Patienten ohne eindeutigen Grund oder zu früh wiederbestellt, z. B. wenn eine Besserung noch kaum zu erwarten ist oder wenn es sich um Beschwerden handelt, die von selbst, ohne ärztliches Eingreifen vorübergehen. Zu häufiges Wiederbestellen oder eine ärztliche Kontrolle des Patienten ohne eindeutigen Sinn kann den Ernst der Beschwerden übertrieben erscheinen lassen, kann ein Zuviel an ärztlichem Handeln zur Folge haben und somit einer somatischen Fixierung Vorschub leisten.

Zusammenfassung

In diesem Kapitel haben wir besprochen, wie der Hausarzt der Gefahr vorbeugen kann, daß er durch sein *somatisches* Vorgehen zum Prozeß der somatischen Fixierung beiträgt. Um festzustellen, welche ärztlichen Maßnahmen notwendig sind, soll der Hausarzt nicht nur auf somatische Hinweise achten, sondern zugleich auf die Fragen des Patienten und auf nicht somatische Informationen. Einen Leitfaden für das Vorgehen stellen sog. Protokolle dar, aus denen abzulesen ist, was als angemessenes und was als zuviel oder zuwenig somatisches Handeln bei den vom Patienten vorgebrachten Beschwerden zu gelten hat. Anhand des Kopfschmerzprotokolls haben wir in diesem Kapitel demonstriert, wie der Hausarzt stufenweise bei der Anamnese, während der körperlichen Untersuchung, bei Labor- oder Fremduntersuchungen, bei der Diagnose oder Problemdefinition, bei der Aufklärung des Patienten, bei der Therapie, bei Überweisungen und bei der Wiedervorstellung vorgehen kann.

Literatur

Apley J, McKeith R (1982) The child and his symptoms. Blackwell Scientific Publications, Oxford
Azarnoff DL et al. (eds) (1978) Handbook of clinical pharmacology. Little Brown, Boston
Fry J (1979) Common diseases, their nature, incidence and care. MTP, Lancaster
Huisartsgeneeskundig-Handelen-Conferenties op het Nijmeegs Universitair Huisartsen Instituut: Serie artikilen in Huisarts en Wetenschap 1979–1983 [Konferenzen über allgemeinmedizinisches Handeln am Allgemeinmedizinischen Institut der Universität Nijmegen: Artikelserie in Huisarts en Wetenschap 1979–1983]
Illingworth RS (1979) The incidence of disease in general practice. Practitioner 222: 701
McWhinney J (1972) Beyond diagnosis. Engl J Med 287: 384
Wright HJ, McAdam DB (1979) Clinical thinking and practice. Diagnosis and decision in patientcare. Churchill-Linvingstone, Edinburgh

9 Das psychosoziale Vorgehen des Hausarztes

Einleitung

Mit „psychosozialem Handeln" meinen wir die Fähigkeit des Hausarztes, dem gesamten Funktionieren des Patienten Aufmerksamkeit zu widmen und somatische sowie psychische Aspekte in gegenseitiger Abstimmung in den Prozeß ärztlicher Hilfeleistung einzubeziehen. Diese Fähigkeit hat genauso wie das somatische Handeln einen Bezug zum Inhalt der Hilfeleistung, d. h. es geht um diejenigen ärztlichen Maßnahmen in der Sprechstunde, die eine Antwort liefern sollen auf Fragen wie: Was ist mit diesem Patienten los? Was fehlt ihm? Wie sieht sein Problem aus? Wie kann der Patient sein Problem angehen beziehungsweise lösen? Diese Fähigkeit kann man, wie bereits erwähnt, nicht isoliert vom medizinischen Vorgehen sehen, von der Art und Weise, wie der Hausarzt seine ärztliche Hilfe strukturiert (gezieltes und systematisches Vorgehen) und von der Art und Weise, in der er eine Beziehung zum Patienten aufbaut (Umgang mit der Arzt-Patienten-Beziehung). Das psychosoziale Handeln als besondere Fähigkeit haben wir in verschiedene Teilaspekte unterteilt, die wir zur besseren Übersicht entsprechend den wichtigsten Schritten beim Patientenkontakt geordnet haben (Eingabe, gezielte Problemklärung, Problemdefinition, Therapieplan). Wenn auch bestimmte Fähigkeiten bei einer speziellen Phase der Konsultation aufgeführt sind, so bedeutet dies nicht, daß sie nicht auch in anderen Phasen von Bedeutung sein können. Dieses Kapitel handelt nacheinander ab: die Anfangsphase des Kontakts; Hinweise auf psychosoziale Aspekte; psychosoziale Abklärung; Einordnen der Informationen und ihre Deutung für den Patienten; Entwurf eines Therapieplans.

Die Anfangsphase der Beratung: Das Erkennen psychosozialer Aspekte

In Kap. 5 findet der Leser eine Übersicht von Hinweiszeichen: Anhaltspunkte dafür, daß beim Patienten oder in seiner Umgebung oder in der Arzt-Patienten-Beziehung ein Prozeß der somatischen Fixierung abläuft oder ablaufen könnte. Wir haben dort darauf hingewiesen, daß Hinweiszeichen selten oder nie konkrete Beweise darstellen. Meist handelt es sich lediglich um Eindrücke, Gefühle oder Hypothesen, die sich im Laufe eines oder mehrerer Kontakte herausbilden und die der Hausarzt daraufhin zu überprüfen hat, ob sie zutreffen.

Das Erkennen besteht aus dem Abschätzen des Risikos somatischer Fixierung anhand aller möglicher Eindrücke und verbaler sowie averbaler Informationen, die sich aus dem Sprechstundenkontakt mit dem Patienten, während des Hausbesuches oder über andere Hilfsinstanzen oder aus informellen Kontakten ergeben.

Das Erkennen geht nicht von selbst. Der Hausarzt muß über bestimmte Fähigkeiten verfügen:

a) An erster Stelle muß er gut hören und sehen können. Er muß die Sensibilität besitzen, alle möglichen verbalen und averbalen Informationen adäquat aufzunehmen und nichts Wichtiges zu übersehen. Ein Beobachtungs- und Wahrnehmungstraining kann eine gute Hilfe dazu sein.

b) Gut hören und beobachten allein ist jedoch nicht genug, weil der Hausarzt bei jedem Patienten aufs neue mit einem komplexen Ganzen von Eindrücken und Informationen konfrontiert wird. Er muß deshalb selektieren können, d.h. wichtige von unwichtigen Informationen zu trennen vermögen; insbesondere muß er Hinweise, die auf die Möglichkeit somatischer Fixierung hindeuten, erkennen können.

c) Es ist jedoch unmöglich, eine lange Liste mit hunderten von Hinweisen parat zu haben und außerdem noch zu wissen, was sie bedeuten können. Deshalb muß der Hausarzt über einen theoretischen Rahmen verfügen, von dem aus er den Arzt-Patienten-Kontakt betrachten kann, und imstande sein, Hinweise in diesen Rahmen einzufügen. Der theoretische Rahmen, der in Teil 1 beschrieben wurde, bietet dem Hausarzt die Möglichkeit, Hinweise zu kategorisieren und mit dem in Verbindung zu bringen, auf was sie hindeuten.

Wir sind davon überzeugt, daß das Erkennen von Zusammenhängen und damit das psychosoziale Handeln insgesamt in starkem Maße bestimmt wird von der Art und Weise, wie der Hausarzt in der Eingangsphase (der Eingabe) vorgeht. Dadurch, daß man dem Patienten in der Eingangsphase ausreichend Gelegenheit gibt, sein Anliegen vorzubringen, schafft man die Basis für eine „integrierte" Einschätzung seiner Beschwerden. Der Hausarzt sollte abwarten können, bis die Denkweise des Patienten erkennbar wird, und nicht sogleich spezielle Informationen erfragen wollen, die nur dazu geeignet sind, seine eigenen Vermutungen zu überprüfen.

In der Anfangsphase des Kontakts kann sich der Hausarzt mittels offener Fragen darauf konzentrieren, die Unlustgefühle des Patienten genauer zu ergründen, und sich einen umfassenden Eindruck zu verschaffen über dessen Gedanken und Empfindungen hinsichtlich seiner Beschwerden: Was sind das genau für Beschwerden? Womit hat der Patient im einzelnen Schwierigkeiten? Wie und was denkt der Patient über seine Beschwerden? Macht er sich Sorgen darüber? Inwieweit wird er dadurch beeinträchtigt oder behindert? Inwieweit nehmen die Beschwerden Einfluß auf sein tägliches Leben? Wie reagiert sein soziales Umfeld darauf? Was hat er selbst schon unternommen?

So bietet der Hausarzt dem Patienten die Möglichkeit, eventuelle psychologische Informationen zu liefern, die die richtige Einschätzung des Unwohlseins relevant sind. Die Bedeutung der Hinweise kann der Hausarzt dadurch ermitteln, daß er gezielt darauf eingeht und sie mit dem Patienten bespricht.

Psychosoziale Abklärung

In der anschließenden Phase des Kontakts (gezielte Problemabklärung) kann der Hausarzt den Informationen, die sich bei der allgemeinen Orientierung ergeben haben, weiter nachgehen. Er kann gezielt vorgehen, um herauszubekommen, wie die Beschwerden oder Probleme zusammenhängen. Wie er dies auf adäquate Weise tun kann, wird in den nachfolgenden Abschnitten erläutert.

Das Besprechen von Hinweisen

Um größere Klarheit zu gewinnen, wird der Hausarzt zunächst direkt ansprechen, was der Patient vorgebracht hat oder was ihm von anderen (etwa dessen Bekannten oder Verwandten) zur Kenntnis gebracht wurde. In vielen Fällen wird für eine solche direkte Besprechung eine tragfähige Beziehung bereits eine Voraussetzung sein, weil sonst die Möglichkeit besteht, daß Widerstände hervorgerufen werden. Der Patient ist sich z. B. des Zusammenhangs zwischen seinen Beschwerden und seiner Arbeitswelt oder der Tatsache, daß er mit seinem Anliegen den Arzt „unter Druck setzt", nicht bewußt. Zur Vermeidung von Widerständen tut der Hausarzt gut daran, sein Feedback nicht als (negative) Kritik zu präsentieren, sondern soweit als möglich positiv zu formulieren.

Eine Mutter kommt z. B. regelmäßig mit ihrem Kind in die Sprechstunde und bringt alle möglichen belanglosen Beschwerden vor. Sie tut sehr besorgt, führt stets das Wort, während das Kind ziemlich scheu wirkt. Der Hausarzt könnte ihr Verhalten wie folgt zur Sprache bringen: „Sie sind in der letzten Zeit öfters mit Sabine hier gewesen, und ich habe das Gefühl, daß Sie sich ihretwegen Sorgen machen. Ich glaube, es ist nicht leicht, ein Kind zu haben, das manchmal kränkelt, aber ich finde es gut, daß Sie alles im Auge behalten. Sie können sich aber auch zuviel Sorgen machen und zu schnell denken, daß irgend etwas nicht in Ordnung sei". Auf diese Weise bestätigt er die Mutter und bringt dennoch zum Ausdruck, daß er sie für überängstlich hält, was dem Kind eher schaden könnte.

Zur Besprechung der Hinweise ist es sinnvoll, sich zu überlegen, welchem Zyklus sie entstammen, weil dies dem Hausarzt einen Anhaltspunkt dafür liefert, sie im richtigen Kontext zu sehen. Wir werden anhand der Zyklen eine Reihe von Beispielen für das Eingehen auf psychosoziale Informationen geben.

Innerer Zyklus

Der Arzt versucht, den Umgang des Patienten mit seinen Beschwerden oder Problemen zur Sprache zu bringen. *Beispiele:*

- Das Ansprechen des vagen oder nervös-funktionellen Charakters der Beschwerden:
  „Die Kopfschmerzen und die Müdigkeit können auch ein Hinweis dafür sein, daß Sie eine Reihe von Dingen nicht gut abkönnen". - „Daß Sie jetzt Schmerzen in der Brust haben, muß noch nicht bedeuten, daß mit Ihrem Herzen wieder etwas nicht in Ordnung ist. Es kann genauso gut sein, daß Ihnen einiges quer geht, worüber Sie sich große Sorgen machen".

- Das Ansprechen von Vorkommnissen und Problemen im Zusammenhang mit
  den Beschwerden:
  „Es ist ganz natürlich, daß Sie jetzt auch körperliche Beschwerden haben. Ihr Mann ist gerade erst verstorben, und dann ist das eine ganz normale Reaktion". – „Sie haben mir kürz-
  lich erzählt, daß es in Ihrer Firma ziemlich rumort und daß Sie möglicherweise in Kürze auf
  der Straße liegen. Könnte das auch etwas mit Ihren Beschwerden zu tun haben?"

- Das Ansprechen des Beschwerdemusters während der letzten Zeit:
  „Mir ist aufgefallen, daß Sie in letzter Zeit ziemlich kränkeln. Jetzt Kopfschmerzen, vor einiger Zeit Bauchbeschwerden. Läuft bei Ihnen vielleicht etwas schief?" – „Seit einem oder
  zwei Monaten sehe ich Sie beinahe jede Woche einmal. Wir haben alles gemacht, aber es ist
  kaum besser geworden. Ich frage mich, wie es nun weitergehen soll."

- Das direkte Ansprechen der Angst und Beunruhigung des Patienten:
  „Sie machen einen ziemlich gespannten Eindruck, haben Sie vor etwas Angst?" – „Sind Sie
  in Sorge, daß etwas Ernstes vorliegt?" – „Wenn Sie andauernd über Ihren Körper grübeln,
  dann nimmt Ihre Spannung zu und Sie fühlen sich eigentlich immer schlechter, nicht
  wahr?" – „Mir fällt an Ihnen auf, daß Sie leicht in Panik geraten, wenn Sie sich nicht wohl-
  fühlen, und meist ist es dann nachher halb so schlimm. Wie kommt das?"

- Das Ansprechen von Vermeidungsverhalten:
  „Immer wenn ich frage, ob Sie etwas beschäftigt, sagen Sie nein. Überall ist mal was los,
  und damit ist der Bart ab. Währenddessen haben Sie weiter Ihre Beschwerden. Wie soll ich
  das nun auffassen? Ist es wirklich belanglos, oder finden Sie es unangenehm, mit mir darüber zu sprechen?"

- Das Ansprechen des Krankheitsverhaltens des Patienten:
  „Seit Sie Ihr Rheuma haben, überlassen Sie am liebsten alles den anderen. Ich kann das
  zwar verstehen, aber Sie haben dann die große Chance, daß Ihnen bald nichts anderes
  mehr übrig bleibt, als nur noch krank zu sein. Das fände ich sehr schade."

Äußerer Zyklus

Der Arzt versucht, auf die Bedeutung und Funktion der Beschwerden für die Beziehung des Patienten zu seiner unmittelbaren Umgebung einzugehen. *Beispiele:*

- Das Ansprechen des Inanspruchnahme- und Beschwerdemusters der Familie:
  „In der letzten Zeit ist bei Ihnen oft jemand krank. Der eine ist noch nicht gesund, da fängt
  der nächste schon an. Und meist auch noch am Wochenende. Das finde ich nicht gut, ich
  weiß nicht, was ich davon halten soll!"

- Das Ansprechen der Art und Weise, in der andere Menschen des sozialen Umfel-
  des mit den Beschwerden des Patienten umgehen:
  „Was hält man bei Ihnen zu Hause davon, daß Sie so krank sind?" – „Es scheint, daß man
  Ihnen zu Hause alles aus der Hand nimmt. Das ist natürlich sehr gut gemeint, aber es ist die
  Frage, ob Ihnen damit wirklich geholfen ist." – „Es fällt mir auf, daß Sie, wenn die Kinder
  ein bißchen krank sind, immer gleich sehr beunruhigt sind. Woran denken Sie dann?"

- Das Ansprechen der Art und Weise, wie der Patient seine Beschwerden benutzt
  im Umgang mit anderen:

„Aus dem, was Sie berichten, gewinne ich den Eindruck, daß Ihr Mann immer, wenn Sie sich nicht wohl fühlen, ganz lieb und besorgt ist. Was ist der Grund dafür, denn normalerweise hat er doch gerade für seine Familie sehr wenig Zeit?" – „Vielleicht können Sie sich jetzt, wo Sie krank sind, auch wieder ein wenig von der Überanstrengung bei der Arbeit erholen".

Die Hausarzt-Patienten-Beziehung

Der Arzt versucht, Hinweise aus dem Kontakt mit dem Patienten anzusprechen.
Beispiele:

- Eingehen auf das Präsentieren der Beschwerden:
  „Sie machen auf mich einen gehetzten Eindruck, während Sie sonst doch ganz ruhig sind." – „Ich habe das Gefühl, daß Sie irgend etwas haben, aber nicht wissen, wie Sie es sagen sollen."

- Eingehen auf die Manipulationsversuche des Patienten:
  „Sie möchten gern zum Internisten, und ich finde das eigentlich nicht nötig. Ich weiß nicht, wie es nun weitergehen soll." – „Sie tun jetzt so, daß ich das Gefühl habe, als wollten Sie sagen: Hilf mir, ich weiß nicht mehr weiter! Stimmt das?" – „Es scheint, als erwarten Sie, daß ich eine Tablette für Ihr Problem habe und daß Sie es dann los sind. Ich fürchte, so einfach ist das nicht!" – „Wenn ich Sie recht verstanden habe, dann möchten Sie eigentlich eine Weile zu Hause bleiben, weil Ihnen die Arbeit zu schwer wird. Aber Sie fürchten, daß der Vertrauensarzt das nicht durchgehen läßt ..."

- Das Ansprechen der eigenen Gefühle:
  „So langsam weiß ich nicht mehr, wie ich Ihnen noch helfen kann. Ich habe alles versucht, aber eine Besserung ist nicht in Sicht. Es ist wirklich langsam zum Haare ausraufen. Wie meinen Sie soll es nun weitergehen?"

In Kap. 7 sind wir auf diesen Komplex bereits ausführlich eingegangen.

Gezielte Abklärung der Beschwerden

Bei den oben zitierten Beispielen wurde in erster Linie von der Situation ausgegangen, daß mehr oder weniger deutliche Hinweise vorliegen, auf die der Hausarzt eingehen kann. Daneben kann er versuchen, gemeinsam mit dem Patienten die Beschwerden, Unlustgefühle oder Probleme zu präzisieren oder zu konkretisieren. Dies gelingt meist weniger gut durch offen-passives Verhalten, das den Patienten animiert, alle möglichen psychosozialen Informationen oder Probleme vorzubringen, sondern besser durch eine aktive Teilnahme, durch den gemeinsamen Versuch, einen Zugang zum Grund der Beschwerden zu finden. Bei der Präsentation von Gesundheitsstörungen tendiert der Hausarzt gewöhnlich dazu, *ausschließlich* nach den Ursachen zu forschen. Dies ist auf das medizinische Denkschema zurückzuführen, mit dem der Hausarzt vertraut ist und das von der Voraussetzung ausgeht, daß eine bekannte Ursache auch zu beheben ist; nach psychosozialen Ursachen wird erst dann gefragt, wenn organische nicht zu finden sind. In diesem Falle werden z. B.

verschiedene Lebensbereiche des Patienten angesprochen („Wie geht es am Arbeitsplatz? Haben Sie selbst eine Idee, von wo die Spannungen herrühren könnten? Gibt es vielleicht zu Hause Probleme? Machen Sie sich um irgend etwas Sorgen?" etc.), und hierbei handelt es sich ebenfalls um eine *kausale Betrachtungsweise*. Dies ist zuweilen sehr sinnvoll, aber ebenso oft wenig ergiebig. Viele Ursachen sind nämlich unbekannt, und wenn sie bekannt sind, lassen sie sich nur schwer beseitigen. Ein solches Vorgehen entartet oft zu unverbindlichen Praktiken, die dem Patienten den Eindruck vermitteln, als suche der Hausarzt nach nicht existierenden Problemen und als nähme er die somatische Seite der Beschwerden nicht ernst.

Es ist deshalb besser, die psychosoziale Abklärung eng mit den Beschwerden zu koppeln und die Frage, wie sie vom Patienten erlebt werden, nicht zu vergessen. Schritt für Schritt verhilft der Hausarzt dem Patienten zur Erkenntnis des Hintergrundes seiner Unlustgefühle. Auf diese Weise wird deutlich, welche Rolle den Beschwerden in der sozialen Sphäre des Patienten zukommt, welche Bedeutung oder Funktion sie für den Patienten und sein soziales Umfeld haben. Zu diesem Zweck kann der Hausarzt außer auf die Ursachen auch auf die Folgen der Beschwerden eingehen und darauf, wie diese Folgen erneut dazu beitragen, die Beschwerden aufrechtzuerhalten („Was verspüren Sie im einzelnen, wenn die Beschwerden da sind? Was denken Sie dann? Und wenn Sie Angst bekommen, was passiert dann? Wie fühlen Sie sich dann?"). Ebenso sollte er die Art und Weise, wie der Patient damit umgeht, bewußt machen („Was tun Sie, wenn die Beschwerden sehr stark sind? Wieweit können Sie sie aushalten und wann nicht mehr? Was sagen Sie dann Ihren Angehörigen?"). Und auch die Reaktion der Umgebung auf die Beschwerden wäre ggf. zu berücksichtigen („Merkt man zu Hause oder auf der Arbeit, wenn Sie sich nicht wohl fühlen? Was machen dann die anderen?"). Mittels solcher Fragen kann sich der Arzt ein Bild machen, inwieweit der Patient und/oder seine Umgebung die Beschwerden *brauchen*. Gleichzeitig läßt er dadurch sein Interesse für die Persönlichkeit des Patienten und dessen Situation erkennen.

Vor allem bei schweren Erkrankungen ist es sinnvoll, deren Auswirkungen auf das Leben des Patienten anzusprechen („Wie empfinden Sie das, daß Sie jetzt nur noch halbtags arbeiten können? Was haben Sie weiter vor? Was hält Ihre Frau davon, daß Sie jetzt ganze Tage zu Hause sind?" etc.).

Der Hausarzt kann auch das gerade stattfindende Gespräch zum Thema machen, besonders wenn er das Gefühl hat, an der Lebenssphäre des Patienten beteiligt zu sein („Was berichten Sie gleich zu Hause über unser Gespräch? Erzählen Sie Ihrem Mann alles, was Sie auch mit mir besprochen haben? Warum wollen Sie ihm lieber nicht erzählen, daß Ihnen der Haushalt so schwer fällt?"); damit kann er ggf. verhüten, daß er vor einen fremden Karren gespannt wird. Gleichzeitig erhält er einen Einblick in die Realisierbarkeit seiner Empfehlungen, inwieweit diese durch Dritte hintertrieben werden und inwieweit der Patient durch andere gesteuert wird.

Die Integration somatischer und psychosozialer Aspekte

Die Besprechung psychosozialer Informationen ist als solche nicht schon ohne weiteres angemessen oder heilsam. Das „Wie" und das Denkmuster, das dem zugrunde liegt, ist genauso wichtig. Wie wir gesehen haben, suchen viele Hausärzte in erster

Linie nach einer organischen Klärung für die Beschwerden ihrer Patienten. Wenn man eine diagnostizierbare körperliche Erkrankung gefunden hat, hält man es in den meisten Fällen für weniger wichtig, auch den psychosozialen Aspekten einige Aufmerksamkeit zu widmen. Findet der Hausarzt dagegen keinen somatischen Befund, dann sagt er dem Patienten, daß ihm „nichts fehle" oder daß „nichts zu finden sei" und steigt im nachhinein auf das psychosoziale Gleis um. Dieses psychosoziale Gleis kommt dann meist nur bei nervös-funktionellen Beschwerden ins Spiel, während in vielen Fällen (ernste) diagnostizierbare Krankheiten genausogut das Risiko somatischer Fixierung bergen und genauso ein zweigleisiges Vorgehen erfordern.

Die traditionelle Vorgehensweise unterscheidet also deutlich zwischen Soma und Psyche. Dabei geht der Hausarzt jedoch das Risiko ein, daß sich der Patient nicht akzeptiert oder ernst genommen fühlt. Es liegt ganz gewiß etwas vor, er fühlt sich nicht gut, hat Kopfschmerzen und kann kaum einen Fuß vor den anderen setzen! Wenn nun der Arzt sagt, daß alles in Ordnung sei, dann ist das schwer begreiflich und trifft auch nicht zu. Die Beschwerden sind real, lediglich die Klärung der Ursache bleibt zunächst im Ungewissen.

Es ist darum wichtig, daß der Hausarzt auf beiden Gleisen gleichzeitig fahren kann, wobei er flexibel vom somatischen auf das psychosoziale Gleis umsteigen kann - und umgekehrt, ohne eines der beiden aus dem Auge zu verlieren. Er muß die Beschwerden ernst nehmen (d. h. ihnen angemessene, aber keine übermäßige Aufmerksamkeit widmen) und gleichzeitig das Gefühl vermitteln, daß noch mehr dahintersteckt könnte als nur die Beschwerden. Wir nennen dies „zweigleisige Arbeitsweise"; demnach sehen wir das somatische und das psychosoziale Vorgehen nicht als zwei getrennte Aktivitäten, sondern gehen davon aus, daß beide bei jedem Kontakt Hand in Hand gehen, wobei der Akzent einmal auf dem somatischen, ein anderes Mal auf dem nichtsomatischen Aspekt liegt, je nach Art der Beschwerden und nach dem Stand der Dinge.

Der Hausarzt kann dies bewerkstelligen durch Fragen, die sowohl somatische als auch nichtsomatische Informationen ergeben, dadurch, daß er während der Beschäftigung mit der somatischen Seite gleichsam spielend psychosoziale Aspekte in Betracht zieht, oder dadurch, daß er, wenn er auf die psychosoziale Seite abzielt, nebenher merken läßt, daß er auch die körperlichen Beschwerden im Auge behält. *Beispiele:*

(Zur Kopfschmerzpatientin:) „Ich habe alles gründlich angesehen, Sie brauchen sich keine Sorgen zu machen wegen eines Hirntumors. Trotzdem fühlen Sie sich ganz und gar nicht gut, das spüre ich auch. Vielleicht können wir gemeinsam sehen, woher das kommt".

(Zum Herzinfarktpatienten:) „Ich werde gleich Ihren Blutdruck messen und Ihr Herz nochmal genau abhören. Mir fällt auf, daß Sie so bedrückt aussehen. Sitzt Ihnen etwas quer?"

Es kann den Patienten beruhigen und seine Angst wegnehmen, wenn er das Gefühl erhalten hat, daß man auf die körperliche Seite seiner Beschwerden sehr ernsthaft eingeht. Dies kann dann einen Ansatz bieten, andere Facetten der Beschwerden zu besprechen.

Das Ordnen der Informationen und ihre Deutung für den Patienten

Es ist wichtig, daß die Integration der somatischen und der psychosozialen Aspekte später auch in der Problemdefinition zum Ausdruck kommt. Der Hausarzt gibt eine explizite Zusammenfassung dessen, was die Klärung des Problems ergeben hat, und er bringt darin auch seine Vermutungen oder Vorstellungen über den Einfluß psychosozialer Faktoren auf die Beschwerden unter.

Er kann dies dadurch bewerkstelligen, daß er die verfügbaren Informationen auf eine für den Patienten verstehbare Weise ordnet und in einen gewissen Rahmen stellt. Er gibt dem Patienten eine eindeutige Erläuterung, wie nach seiner Meinung die Beschwerden verursacht werden oder wie bestimmte Folgen oder der Umgang mit den Beschwerden für deren Aufrechterhaltung verantwortlich zu machen sind. Der Hausarzt kann dazu mehrere theoretische Konzepte benutzen.

Das in den Anfangskapiteln dieses Buches vorgestellte Konzept der 3 Zyklen kann eine gute Hilfe sein, die verfügbaren Informationen zu ordnen:

1. *Innerer Zyklus:* Der Hausarzt kann z. B. die Beziehung zwischen Schwierigkeiten oder Spannungen und körperlichen Mißempfindungen erläutern, die Folgen der Beunruhigung wegen dieser Mißempfindungen (Angst-Beschwerden-Zyklus) oder die Gefühle von Minderwertigkeit oder Depression als Reaktion auf die Probleme oder die Krankheit.
2. *Äußerer Zyklus:* Der Hausarzt kann den Patienten unter anderem über die Folgen der großen Besorgnis wegen der Beschwerden oder über einen „kalkulierten Krankheitsgewinn" bei seinen Angehörigen und Bekannten aufklären.
3. *Hausarzt-Patienten-Beziehung:* Der Hausarzt kann erläutern, wie das Vortragen der Beschwerden und der Druck, der vom Patienten ausgeht, ihn zu einem bestimmten Verhalten veranlassen und wie umgekehrt sein eigenes Verhalten den Patienten beeinflußt und welche Folgen eine solche Beziehung haben kann.

Eine solche Deutung als Zusammenfassung der Abklärungsphase kann für den Patienten schon eine wichtige Hilfe sein. Die Aufreihung der Befunde bringt Ordnung in eine für den Patienten häufig verwirrende Situation; sie bringt ihm möglicherweise mehr Überblick über seine Beschwerden – in vielen Fällen ein notwendiger Schritt in Richtung Änderung! Auch die Beruhigung, die von der Deutung ausgehen kann, wird bereits eine angemessene und ausreichende Antwort auf viele Fragen des Patienten darstellen. Es ist also möglich, daß in einer Reihe von Fällen diese Deutung, vorausgesetzt, daß sie der Denk- und Vorstellungswelt des Patienten entspricht, ausreicht. Genauso oft wird sie nicht ausreichen, denn es kann sein, daß der Patient die Deutung nicht begreift oder mit ihr nicht einverstanden ist. Es kann auch sein, daß der Einblick in die Zusammenhänge zwischen Beschwerden und der Art, damit umzugehen, für eine Änderung nicht ausreicht. Von den Möglichkeiten, die dem Hausarzt in solchen Fällen zur Verfügung stehen, handelt der folgende Abschnitt.

Entwurf einer Strategie

In seine Beratungen mit dem Patienten über das, was mit den Beschwerden oder Problemen nun weiter geschehen soll, bezieht der Hausarzt erforderlichenfalls auch die psychosozialen Faktoren ein, die während des Kontakts zur Sprache gekommen sind. Gemeinsam mit dem Patienten wird überlegt, wieviel und welcherart Aufmerksamkeit diese bedürfen. Weil der Hausarzt oft nur einen geringen Beitrag zur Lösung oder zur Änderung der die Beschwerden unterhaltenden Lebensweise oder Lebenssituation des Patienten leisten kann, ist es sehr wichtig, daß der Patient ermuntert wird, selbst darüber nachzudenken, was mit seinen Beschwerden oder Problemen zu geschehen hat und welche Rolle ihm selbst dabei zukommt.

Aufgrund der Beratungen zwischen Hausarzt und Patient wird ein Plan erstellt, d. h. es wird ein Vorgehen festgelegt, wobei konkret abgesprochen wird, welche Schritte nacheinander getan werden müssen, um zu einer weiteren Klärung, Besserung oder Auflösung der Beschwerden zu gelangen, was im einzelnen vom Patienten erwartet wird und was in eventuellen Folgekontakten geschehen soll.

Dabei kann der Hausarzt das Vorgehen auf eine Reihe von Kontakten ausdehnen; er kann einen Behandlungsplan entwerfen, wonach eine Anzahl von Gesprächen mit dem Patienten stattfinden soll und wonach dieser in der Zwischenzeit in dem Prozeß der Veränderung immer wieder einen Schritt tut.

Es wird nicht immer möglich sein, in dem Behandlungsplan beide Gleise (das somatische und das psychosoziale) gleichzeitig und gleichwertig zur Geltung kommen zu lassen. Zumindest läßt der Hausarzt in seinen Vereinbarungen mit dem Patienten die Möglichkeit eines umfassenderen Vorgehens offen („Wir werden sicherheitshalber Ihr Herz kontrollieren, aber ich denke, da sind auch noch andere Dinge, die Ihnen quersitzen. Wollen wir dann darüber sprechen, wenn wir den Befund haben und wir sicher sein können, daß Sie sich des Herzens wegen nicht zu beunruhigen brauchen?").

Wir ziehen jedoch einen Ansatz vor, bei dem die somatische und die psychosoziale Seite gleichzeitig beachtet werden („Wahrscheinlich sind die Sorgen um den Haushalt etwas zu schwer geworden und Sie grübeln außerdem über Ihre Kopfschmerzen. Ich kann Ihnen zwar etwas verschreiben, damit Sie ein wenig zur Ruhe kommen und die Schmerzen nachlassen. Wichtiger ist aber, daß wir die Lage zu Hause in den Griff bekommen." Oder: „Ich verstehe Ihre Ängste wegen des Herzens, deshalb melde ich Sie gleich beim Kardiologen an. Aber ich finde Ihr Gefühl der Ausweglosigkeit so bedrückend, wo doch der Heilungsprozeß völlig zufriedenstellend verlaufen ist ...").

Neben dem somatisch ausgerichteten Vorgehen, das dem Hausarzt meist vertraut ist, stehen ihm auch eine Reihe von psychosozial ausgerichteten Möglichkeiten in dem Kontakt mit dem Patienten zur Verfügung. Natürlich variiert der Umfang, in dem man davon Gebrauch macht, von Arzt zu Arzt.

Nicht jeder fühlt sich in der Lage, mit psychosozialen Problemen umzugehen, und man kann vom Hausarzt auch nicht erwarten, daß er als ausgebildeter Psychotherapeut agiert. Das Angebot an psychosozialen Problemen ist jedoch so umfangreich, daß einige Grundfähigkeiten sehr wichtig sind, um den Prozeß der somatischen Fixierung im positiven Sinn zu beeinflussen. Wir werden einige Zugangsmöglichkeiten besprechen:

1. weitere Abklärung der Beschwerden bzw. Vermittlung der Einsicht in die Zusammenhänge,
2. Initiieren eines Wandlungsprozesses,
3. Überweisung an psychosoziale Instanzen.

Der Rahmen dieses Buches erlaubt keine vollständige Übersicht und kein tieferes Eingehen auf alle Möglichkeiten. Wir verweisen deshalb auf die Literaturangaben am Kapitelende.

Weitere Abklärung der Beschwerden bzw. Vermittlung der Einsicht in die Zusammenhänge

In vielen Fällen macht das Gespräch dem Hausarzt wie dem Patienten bereits den Hintergrund der Beschwerden deutlich. In einer Reihe von Fällen ist es aber nicht so einfach, Klarheit in die Situation des Patienten zu bringen. Dies betrifft oft Beschwerden, die sich auch somatisch nicht ausreichend erklären lassen. Das Aufspüren relevanter psychosozialer Informationen führt in einem Gespräch auch nicht zum gewünschten Ergebnis; der Patient selbst hat keine Vorstellung von dem, was vorliegt („Es gibt keine Probleme, alles geht gut, außer den Beschwerden"). Der Patient ist auch oft noch nicht imstande, seine Beschwerden, für die er eine organische Begründung voraussetzt, mit zugrundeliegenden Spannungen, falschen Lebensgewohnheiten oder der Art und Weise in Zusammenhang zu bringen, wie er mit anderen Menschen seiner Umgebung damit umgeht.

In solchen Fällen kann der Hausarzt dem Patienten auftragen, „in der nächsten Zeit einmal aufmerksam darauf zu achten", wann nun genau die Beschwerden auftreten. Ein solcher Auftrag wird nur effektiv, wenn er gezielt erteilt wird; die geforderte Selbstbeobachtung kann dann eine gute Hilfe sein, um dem Patienten deutlich zu machen, daß die Beschwerden nicht einfach vom Himmel fallen. Wenn der Patient gut beobachten soll, dann müssen die Beschwerden oder Reaktionen auf die er achten soll, möglichst deutlich und konkret umschrieben sein. Der Hausarzt muß deshalb damit beginnen, zusammen mit dem Patienten genau festzulegen, worauf dieser achten soll: z.B. eine Woche lang genau feststellen, in welchem Augenblick die Beschwerden auftreten, was der Patient in diesem Augenblick fühlt oder denkt, was vorher und was nachher geschah, wer gerade dabei war und wie dieser reagierte. Eine scheinbar so einfache Aufgabe ist zum Scheitern verurteilt, wenn der Hausarzt mit dem Patienten nicht eindeutig abspricht, *wie* er den Auftrag ausführen soll. Dazu kann er gemeinsam mit dem Patienten ein Beispiel schriftlich entwerfen für eine gerade bestehende Mißempfindung, etwa wie folgt: (s. S. 124) Der Patient erhält den Auftrag, 2 Wochen lang alles zu notieren, was mit den Beschwerden zusammenhängt, und dann zu sehen, ob sich eine gewisse Regelmäßigkeit erkennen läßt im Beschwerdemuster und den Umständen, unter denen die Beschwerden auftreten. Dadurch, daß man dem Patienten eine gewisse Selbstbeobachtung auferlegt, erhält er möglicherweise mehr Einblick in die eigene Lebensweise oder Lebenssituation, und so ist der Hausarzt vielleicht eher in der Lage, hintergründige Spannungen anzusprechen. Auch beugt er damit der Gefahr vor, daß sich die Aufmerksamkeit immer nur auf die somatischen Aspekte richtet. Gleichzeitig

Beispiel für ein Beschwerdentagebuch

Datum und Uhrzeit: Freitag, morgens beim Aufstehen.
Beschwerden: Kopfschmerzen, Schwächegefühl in den Beinen.
Gedanken und Gefühle bei den Beschwerden: „Angst, daß etwas nicht in Ordnung ist, wie soll das heute bloß gehen; ich muß aufstehen, sonst kommen die Kinder zu spät."
Vorangegangene Situation: „Unruhige Nacht, viel gegrübelt."
Situation hinterher (was haben Sie gemacht, wie haben die anderen reagiert?): „Trotzdem aufgestanden, mein Mann hatte es eilig; doch noch Brote gemacht, Kinder zur Schule geschickt; danach den ganzen Morgen auf dem Sofa gelegen."

betont er die Selbsthilfe des Patienten und spricht dessen Eigenverantwortlichkeit für seine Gesundheit und sein Wohlbefinden an.

Die Methode der Selbstbeobachtung entstammt der Verhaltenstherapie, die gleichzeitig den kommunikationstheoretischen Auffassungen der Familientherapie entspricht. Dabei geht es darum, das Sichankündigen und die Folgen bestimmter Verhaltensweisen oder Erscheinungen dadurch aufzuspüren, daß man systematisch alle Befunde sammelt, die mit einem bestimmten Verhalten oder bestimmten Geschehnissen in Zusammenhang stehen. Es ist dies aber nicht nur eine Methode, Informationen zu gewinnen, sie kann zugleich den ersten Schritt darstellen in Richtung Bewußtwerdung und Bewußtseinswandel.

Der Auftrag zur Selbstbeobachtung beinhaltet auch die Vereinbarung einer Folgekonsultation zur Erörterung der Ergebnisse. Dabei können Hausarzt und Patient gemeinsam auf sinnvolle Zusammenhänge und Übereinstimmungen achten, z. B. eine Übereinstimmung mit dem Zeitpunkt des Auftretens der Beschwerden oder mit der auslösenden Situation. Viele Informationen ergeben sich auch aus den Gedanken des Patienten vor, während und nach dem Auftreten der Beschwerden: Angstgefühl kann z. B. die Beschwerden verstärken (Angst-Beschwerden-Zyklus). Dadurch, daß man die Ergebnisse in der Terminologie des Patienten und der Menschen, die davon mitbetroffen sind, bespricht, kann der Patient einen Einblick in das „Warum" seiner Beschwerden gewinnen.

In einigen Fällen kann diese Vorgehensweise nicht ausreichen, z. B. weil das Tagebuch kaum eindeutige Anknüpfungspunkte ergibt, weil die Ergebnisse vom Patienten nicht akzeptiert werden oder weil der Patient den Auftrag nicht ausführen kann oder will. In solchen Situationen stößt der Hausarzt an die Grenzen seiner Möglichkeiten im Rahmen der Hausarzt-Patienten-Beziehung. Es ist wichtig, daß sich der Hausarzt zu der Erkenntnis seiner Ratlosigkeit angesichts dieser Situation durchringen und die sich daraus ergebenden Folgen mit dem Patienten durchsprechen kann. Professionelle Helfer tun sich i. allg. sehr schwer, die Grenzen ihrer Kunst offen zu besprechen, und sie neigen eher dazu - gegen besseres Wissen - andere Möglichkeiten zu erschließen. Vorzugsweise der ärztliche Helfer kommt in solchen Situationen in Versuchung, auf dem vertrauten somatischen Gleis weiterzufahren und den Patienten doch noch einmal gründlich zu untersuchen bzw. untersuchen zu lassen. Viele Patienten werden den Hausarzt darin nach Kräften bestärken.

Es kann auch sein, daß die vorausgehende Abklärung eine Reihe von Ergebnissen zutage fördert, die spezielle Aufmerksamkeit erfordern. So kann sich eine streßerzeugende Lebenssituation ergeben oder Angst vor einer ernsten Erkrankung, oder es kann sein, daß Hyperventilation bei der Entstehung und Aufrechterhaltung der

Beschwerden eine Rolle spielt. In solchen Fällen sollte der Hausarzt dies unbedingt deutlich erläutern.

Zur Unterstützung kann man dem Patienten entsprechendes Informationsmaterial mitgeben. In diesem Zusammenhang möchten wir auf die Nützlichkeit einer sog. „Patientenbibliothek" hinweisen, der der Hausarzt ggf. Material für den Patienten entnehmen kann. So hat das Niederländische Institut für Allgemeinmedizin zahlreiche Broschüren zusammengestellt, die sich als „Abreißblock" vorzüglich zur Unterstützung der in der Sprechstunde vermittelten Aufklärung eignen. Besonders zu erwähnen sind in diesem Zusammenhang die Broschüren *Angst vor ernster Krankheit* und *Hyperventilation*.

Wichtig ist noch anzumerken, daß das Austeilen von Aufklärungsmaterial nur sinnvoll ist im Rahmen eines Gesprächs zwischen Hausarzt und Patient: gute Vor- und Nachbesprechung sind unabdingbar. Meist kann so etwas nicht in nur einem Sprechstundenkontakt abgerundet werden.

Initiieren eines Wandlungsprozesses

Wenn die Abklärungsphase einen oder mehrere Befunde geliefert hat, die zwar einigen Einblick bieten, aber noch keine Wandlung in Gang setzen, werden sich Hausarzt und Patient gemeinsam fragen, wie die beabsichtigte Änderung zustande kommen kann. Im Rahmen der ärztlichen Routine neigen viele Hausärzte schnell dazu, einen Rat zu erteilen. Der ärztliche Rat ist meist die einfachste, am wenigsten zeitraubende und oft auch die unverbindlichste Möglichkeit („Vielleicht können Sie darüber einmal mit Ihrem Mann sprechen." – „Haben Sie schon einmal daran gedacht, Ihr Kind auf eine andere Schule zu schicken?" – „Lassen Sie es mal eine Weile etwas ruhiger angehen.").

Viele Patienten erwarten von ihrem Hausarzt einen Rat und hegen die Erwartung, daß er auf allen möglichen Gebieten etwas Kluges raten könne. Der Hausarzt möchte gern konkrete Lösungen anbieten, u. U. auch auf Gebieten, wo er nicht sachkundig ist. Vor allem Ratschläge, die in einem früheren Stadium erteilt wurden, erhalten denn auch leicht einen „Offene-Tür-Charakter", d. h. sie reichen kaum weiter als das, was sich der Patient auch schon hätte selbst sagen können. Es kann auch sein, daß Menschen in der Umgebung des Patienten vergleichbare Ratschläge erteilen, die den Patienten aber real nicht weiterbringen. Wenn sich der Hausarzt dazu entschließt, doch einen Rat zu geben, dann muß es also ein gezielter Ratschlag sein, der dem Patienten einen eindeutigen, möglichst für ihn neuen Zugang zu seinem Problem erschließt. Zugleich muß er real und in der Situation des Patienten realisierbar sein. Er darf nicht zu schwierig auszuführen sein und darf in der Lebens- und Arbeitswelt des Patienten nicht auf unüberwindliche Hindernisse stoßen. Im allgemeinen ist es ratsamer, gemeinsam mit dem Patienten nach Alternativen zu suchen, um bestimmte Probleme zu lösen, oder die möglichen Konsequenzen anzuschauen, die sich aus dem in der Abklärungsphase gewonnenen Einblick ergeben.

Es ist von essentieller Bedeutung, daß der Hausarzt dabei nicht mit allen möglichen glasklaren Lösungen kommt, sondern den Patienten anregt, aktiv mitzudenken. Beide inventarisieren gemeinsam die Möglichkeiten, einen Wandlungsprozeß in Gang zu setzen. Es ist dann Sache des Patienten, sich selbst für eine bestimmte

Alternative zu entscheiden und damit zu experimentieren. In einem späteren Gespräch kann er dann berichten, wie es gelaufen ist, und es können dann weitere Schritte erwogen werden.

Eine solche Strategie kann Teil eines gezielten Vorgehens sein, bei dem der Patient immer mehr auf eigene Faust an seinen Problemen arbeitet. Um dem Patienten möglichst viel Mitverantwortung bei der Lösung seiner Probleme zu überlassen, ist es sehr wichtig, ihm auch die Möglichkeit zu bieten, zu Hause daran zu arbeiten. Dies kann durch gezielte Aufträge oder Übungen geschehen. Es würde zu weit führen, einen Überblick über die Möglichkeiten zu geben, die dem Hausarzt hier zur Verfügung stehen. Dies würde darüber hinaus den Eindruck erwecken, als gäbe es Standardaufträge und -übungen für bestimmte Problemkategorien.

Das Auswählen einer bestimmten „Hausaufgabe" ist das Ergebnis einer kreativen Beratung zwischen Hausarzt und Patient, die auf dessen Problem zugeschnitten ist. Unerläßlich ist die aktive Teilnahme des Patienten. Der Hausarzt sollte darauf achten, daß der Patient schrittweise vorgeht, sich nicht zu viel vornimmt und keinen irrealen Vorsätzen nachläuft. Aus einer solchen Vorgehensweise ergibt sich, daß der Hausarzt, wenn der Patient später wieder in der Sprechstunde erscheint, auf vorangegangene Absprachen zurückgreifen kann. Er kann den Patienten befragen, wie er gearbeitet hat; was gelungen ist und was nicht. Damit kann er verhüten, daß die folgenden Kontakte zu einer Art „ritueller" Wiederholung der früheren Kontakte werden.

Eine wichtige Frage, die sich mancher Hausarzt nach dem Obengesagten stellen wird, lautet: „Wie weit muß ich dabei gehen? Wo liegt die Grenze zwischen der Aufgabe des Hausarztes und der des Psychotherapeuten?" Es ist klar, daß sich eine solche Grenze nicht exakt ziehen läßt. Alles dies hängt weitgehend ab von der Schwere und der Komplexität der signalisierten Probleme und von dem Aufgabenverständnis und von den Fähigkeiten, die der Hausarzt auf diesem Gebiete erworben hat.

Als *Beispiel* für einen solchen Grenzfall mag die Beaufsichtigung einer Entspannungstherapie gelten. Viele Beschwerden, mit denen der Hausarzt zu tun bekommt, sind solche, die mit dem falschen Umgang mit Spannungen zusammenhängen. Neben der Einflußnahme auf eventuelle Hintergrundfaktoren kann es in einer Reihe von Fällen indiziert sein, daß der Patient lernt, sich zu entspannen. Anstelle der Verordnung von Beruhigungsmitteln oder dem Ratschlag, alles ruhiger angehen zu lassen, werden einige Hausärzte den Patienten zum Physiotherapeuten oder in eine Yogagruppe schicken; viele Kollegen haben sich jedoch schon mit der Technik der Entspannungstherapie vertraut gemacht, andere fragen sich indes, ob dies noch zum Aufgabenbereich des Hausarztes gehört.

In jedem Falle ist klar, daß der Hausarzt, ob er will oder nicht, mit einer sehr großen Bandbreite von somatischen und psychosozialen Aspekten im Zusammenhang mit den ihm vorgetragenen Beschwerden konfrontiert wird. Als Mann der ersten Linie, der an erster Stelle um Hilfe gebeten wird, liegt für den Hausarzt in der Abklärung dieser Aspekte eine essentielle Aufgabe. Die Frage, ob er die Phase der Abklärung und v. a. die Phase der Veränderung selbst vollständig abwickelt, muß der Hausarzt von Fall zu Fall gewissenhaft abwägen. Die enge Zusammenarbeit mit bestimmten Therapeuten vergrößert die Wahrscheinlichkeit, daß die Abwägung angemessen ausfällt.

Motivierung und Überweisung an psychosoziale Instanzen

In bestimmten Augenblicken kann deutlich werden, daß die Hintergrundprobleme so komplex oder gravierend sind, daß der Hausarzt selbst damit überfordert ist. Es ist weiter möglich, daß in der Lebenssituation des Patienten so viele Krisenmomente zusammentreffen, daß mit einfachen Mitteln, wie Gesprächs-, Übungstherapie oder mit einer Broschüre wenig zu erreichen ist. Weiter kann es sein, daß Arzt und Patient nicht herausfinden, wie das Problem des Patienten zusammengesetzt ist.

In solchen Fällen kann der Hausarzt erwägen, den Patienten an einen Psychotherapeuten zu verweisen. Eine solche Überweisung verlangt viel Aufmerksamkeit für die Motivierung des Patienten (Wozu soll das gut sein?) und für die Vorarbeit (Was kann der Patient erwarten, was wird von ihm erwartet?). Der Hausarzt kann dem Patienten deutlich machen, daß ihm für das zugrundeliegende Problem Zeit und Sachkunde fehlen und daß diese Art von Problemen in erster Linie die Aktivität des Patienten selbst erfordern.

Es ist empfehlenswert, sich einen guten Überblick über die psychotherapeutischen Möglichkeiten in der unmittelbaren Umgebung zu verschaffen und - möglichst durch persönliche Kontakte - festzustellen, was man anbieten kann. Wir favorisieren einen mehr oder weniger festen Arbeitsverbund zwischen einem Hausarzt und einer psychosozialen Instanz, der die Bedürfnisse der ersten Linie vertraut sind.

Nun noch einige Bemerkungen zu Kontraindikationen der Überweisung zur psychosozialen Therapie. Mit Sicherheit ist es wenig sinnvoll, einen Patienten zu überweisen, wenn die Arzt-Patienten-Beziehung gestört ist. Empfindet der Arzt den Patienten als lästig, schwierig oder nörgelig, wird eine Überweisung wahrscheinlich wenig effektiv sein, wenn das dadurch belastete Verhältnis nicht angesprochen wird. Der Patient fühlt sich nicht ernstgenommen, er wird aber möglicherweise in die Überweisung einwilligen, wenn der Arzt darauf drängt. Die Eigenbeteiligung wird dann freilich nicht allzu groß sein.

Auch mit der Überweisung von Patienten, die schon eine lange Karriere bei verschiedenen Therapeuten oder Instanzen hinter sich haben, sollte man vorsichtig sein. Es besteht dann die Gefahr, daß der Patient auf ein psychosoziales Problem oder einen Sozialtherapeuten fixiert bleibt. Psychosoziale Fixierung hat ebenso nachteilige Folgen wie somatische Fixierung.

Diese Übersicht über die Möglichkeiten, mit psychosozialen Aspekten umzugehen, ist natürlich unvollständig. Sie soll nur klarmachen, daß sich der Hausarzt nicht die Haare zu raufen braucht, wenn er mit Hinweisen auf psychosoziale Probleme konfrontiert wird. Sie liefern Anknüpfungspunkte, um nicht nur seinen eigenen Anteil am Prozeß der somatischen Fixierung weitmöglichst zu begrenzen, sondern um solche Prozesse auch aktiv beeinflussen zu können.

Zusammenfassung

In diesem Kapitel wurde gezeigt, welche Möglichkeiten dem Hausarzt zu Gebote stehen, um auf psychosoziale Informationen beim Kontakt einzugehen. In jedem Fall ist Voraussetzung, daß er in der Lage ist, psychosoziale Aspekte zu sehen. Zur

Klärung der nichtsomatischen Seite der Beschwerden kann er diese Hinweise ansprechen. Gemeinsam kann er mit dem Patienten nach dem Kontext der Beschwerden suchen. Wobei er nicht nur die Ursachen erforschen, sondern genauso auf die Folgen der Unlustgefühle achten sollte. Dabei ist wichtig, die körperliche Seite nicht aus den Augen zu verlieren und somatische und psychosoziale Aspekte gut aufeinander abzustimmen. Wenn er genügend Informationen gesammelt hat, kann er diese für sich und den Patienten ordnen und die Beschwerden und alles, was damit zusammenhängt, erläutern. Zum Schluß werden einige psychosozial gerichtete Vorgehensweisen besprochen, die dem Hausarzt eine Hilfe bieten können beim Aufstellen eines Behandlungsplans, in dessen Mittelpunkt die Eigenleistung des Patienten steht.

Literatur

Diekstra R, Diekstra W (1976) Rationele therapie [Rationale Therapie]. Sweta & Zeitlinger, Amsterdam

Lange A, van der Hart O (1976) Gedragsverandering in gezinnen [Wandlungen im Familienverhalten]. Tjeenk Willink, Groningen

Orlemans J et al. (eds) (1978–1982) Handboek voor gedragstherapie [Handbuch der Verhaltenstherapie]. Van Loghum Slaterus, Deventer

Van der Velden K (ed) (1980) Directive therapie, dl 1 en 2 [Direktive Therapie, Teil 1 und 2]. Van Loghum Slaterus, Deventer

10 Dokumentation als Hilfe bei der Prävention somatischer Fixierung

Einleitung

In diesem Kapitel beschäftigen wir uns mit der Frage, in welcher Form die Kartei eine Hilfe bei der Prävention somatischer Fixierung darstellen kann. Wie wir in den vorhergehenden Kapiteln gesehen haben, kann der Hausarzt sein Zutun zum Prozeß der somatischen Fixierung minimieren durch gezieltes und systematisches Vorgehen, durch somatisch wie psychosozial angemessenes Handeln und durch einen guten Umgang mit der Hausarzt-Patienten-Beziehung. Bei jeder dieser Fertigkeiten kann der Rückgriff auf die Dokumentation eine wesentliche Hilfe bilden.

Das gezielte und systematische Vorgehen kann durch die Dokumentation verbessert werden, indem man ein Registriersystem benutzt, das den einzelnen Phasen der Beratung (s. Kap. 6) folgt. Zum Beispiel lassen sich mit Hilfe der sog. SOAP-Formel die Informationen folgendermaßen ordnen:

S = subjektiv: Befunde namentlich aus der Eingangsphase (allgemeine Orientierung über die Beschwerden und Abklärung des Anliegens des Patienten),

O = objektiv: Befunde aus der Phase der Problemabklärung (z. B. körperliche Untersuchungsergebnisse),

A = Analyse: Problemdefinition,

P = Plan: Vorgehen.

Wenn man der Dokumentation diese Formel (oder eine andere, z. B. die PIAP-Formel: Präsentation, Inventarisation, Analyse, Plan) zugrunde legt, dann kann man die Patientenkontakte gezielter und systematischer strukturieren. Ein klarer Aufbau eines Behandlungsablaufs über mehrere Kontakte hin ist kaum denkbar ohne adäquate Dokumentation. Sie unterstützt auch das somatische Vorgehen des Hausarztes. Dadurch, daß z. B. die Ergebnisse von Anamnese und Diagnostik (d. h. alles, was unternommen wurde, nicht nur positive Befunde) dokumentiert werden, verhütet man doppelte und also unnötige Arbeit oder vermeidet, daß man etwas vergißt.

Sehr wichtig ist die Dokumentation außerdem als Hilfe bei der Wahrnehmung und beim Sichtbarmachen von Hinweisen auf das Risiko somatischer Fixierung. Die Registrierung vornehmlich der psychosozialen Informationen systematisiert die Wahrnehmung des Hausarztes und untermauert so seine psychosozialen Maßnahmen. Sie verhindert, daß er immer wieder neu anfangen muß zu beobachten, und sie verhilft ihm zu einem integrierten Bild vom Patienten und damit zu der Möglichkeit, dem Anliegen des Patienten einen größeren, integrierten Rahmen zu geben.

Schließlich kann die Dokumentation eine Hilfe beim Umgang mit der Arzt-Patienten-Beziehung bieten, namentlich bei der Information des Patienten. Der Arzt kann es sich beispielsweise zur Gewohnheit machen, während er seine Aufzeichnungen zu Papier bringt, soweit wie möglich laut auszusprechen, was er notiert. Wichtige Informationen werden dann sowohl dokumentiert als auch dem Patienten gegenüber zum Ausdruck gebracht.

Die Vor- und Nachteile der Dokumentation

Das Dokumentationssystem ist so etwas wie die papierne Verlängerung des Gedächtnisses des Hausarztes. Papier ist geduldig, und das ist einerseits ein Vorteil, kann aber gleichzeitig ein bestimmtes Risiko darstellen. Ein Vorteil der Dokumentation besteht darin, daß man viel mehr Informationen aufschreiben als im Kopf behalten kann. Dadurch kann man verhindern, daß wichtige Informationen verlorengehen, und somit leistet die Dokumentation einen Beitrag zur Kontinuität der ärztlichen Behandlung. Auch kann die Information auf dem Papier viel übersichtlicher gespeichert werden als im menschlichen Gedächtnis. Mit einem Griff hat man eine aktuelle Übersicht über den Stand der Dinge bei einem bestimmten Patienten oder einer bestimmten Familie, und man kann dadurch Zusammenhängen mit anderen gleichzeitig ablaufenden Vorgängen leichter auf die Spur kommen. Ein anderer Vorteil der Dokumentation besteht in der leichten Übertragbarkeit der Informationen (beispielsweise an einen Partner in einer Gemeinschaftspraxis oder an einen Praxisvertreter). Auch dies verbessert die Kontinuität der Behandlung.

Demgegenüber steht das Risiko, daß die dokumentierten Informationen in die Hand Unbefugter geraten können, wodurch die Privatsphäre des Patienten in Gefahr gerät. Eine andere Gefahr besteht in der Etikettierung. Das bedeutet, daß der Hausarzt die Linie aus den Informationen über die Vergangenheit ohne weiteres weiter durchzieht und auf die Gegenwart und Zukunft projiziert. So erklärt der Arzt beispielsweise einen Patienten für überarbeitet, weil dieser das aufgrund der Kartei schon früher gewesen ist. Was für den Hausarzt lediglich ein Alarmsignal hätte sein müssen, wird so zu einer Vorhersage, die durch ärztliches Zutun dann auch tatsächlich eintrifft.

Diese Gefahren haften aber nicht dem Dokumentationssystem per se an, sie werden nur durch eine falsche Benutzung desselben verursacht. Auch ohne Dokumentation droht die Gefahr der Etikettierung: ebenso werden im Gedächtnis haftende Vorurteile perpetuiert. Die Dokumentation bietet freilich bessere Möglichkeiten, ein objektiveres und nuancierteres Bild vom Patienten zu zeichnen, und sie verhütet grobe Verallgemeinerungen. Mögliche Gefahren sollen jedoch nicht verschleiert werden, wir wollen vielmehr auf sie aufmerksam machen. Andererseits darf die Tatsache, daß mit der Dokumentation auch Risiken verbunden sein können, kein Vorwand sein, darauf zu verzichten: die Vorteile überwiegen die Risiken bei weitem.

Arten der Dokumentation

Bei (niederländischen) Hausärzten sind verschiedene Dokumentationssysteme in Gebrauch; einige benutzen eine Familienkartei (alle Patienten der gleichen Familie auf einer Karte), andere eine individuelle Kartei (jeder Patient hat seine eigene Karte, alphabetisch geordnet). Gelegentlich werden die Karten der einzelnen Familienmitglieder gemeinsam in einer Familienmappe untergebracht. Wenn der Hausarzt in einem festen Bezirk arbeitet, kann er die Karten auch nach Ortsteilen oder Straßen einordnen.

Eine unbeschriebene Karteikarte enthält eine Reihe horizontaler und vertikaler Rubriken und meist einen vorgedruckten Text. Jede dieser Rubriken ist für gewisse Daten bestimmt, je nach Vordruck. Eine allgemeine, aber wichtige Unterteilung ist die zwischen den Basisdaten und der laufenden Registrierung:

a) *Basisdaten:* Diese betreffen Patienteninformationen, die sich nicht oder kaum ändern. Hier ist Platz vorgesehen für die Personalien (Name, Anschrift, Geburtsdatum, Geschlecht, Beruf, Krankenkasse u. ä.). Der restliche Platz ist vorgesehen für Bemerkungen über wichtige Ereignisse im Leben oder für Merkmale des Patienten, soweit diese für eine kontinuierliche Behandlung immer relevant sind (z. B. chronische Krankheiten oder Krankheiten mit Restsymptomen).

b) *Laufende Registrierung:* Die hier notierten Informationen sollen relevante Befunde festhalten; sie ändern sich meistens und ihre Wichtigkeit kann von kurzer Dauer sein. Sie enthalten Bemerkungen über jeden Kontakt, den der Arzt im Laufe der Zeit mit einem Patienten hat.

c) *Problemliste:* Bei der sog. problemorientierten Dokumentation unterscheidet man noch eine Problemliste. Hier erscheinen sowohl medizinische als auch nichtmedizinische Probleme des Patienten, übersichtlich numeriert mit Datumangabe.

Innerhalb dieser allgemeinen Einteilung sind wieder weitere Unterteilungen möglich, je nach Art der Information. So stellt z. B. die oben erwähnte SOAP-Formel eine mögliche Form der laufenden Registrierung dar. Bei dieser Art von Unterteilung ist der Grad der Spezifität wichtig. Einige Spalten sind vorgesehen für sehr spezifische Daten wie Geschlecht und Geburtsdatum des Patienten oder das Datum der Beratung. Bei den meisten vorliegenden Dokumentationssystemen ist eine solch detaillierte Markierung nicht möglich, und man beschränkt sich auf allgemeine Daten wie „vorausgegangene Operationen" oder „körperliche Untersuchungsbefunde".

Dokumentation von Informationen hinsichtlich somatischer Fixierung

Wir wollen den Rest dieses Kapitels beschränken auf die Dokumentation von Befunden, die relevant sind für die Zielvorstellung der Prävention somatischer Fixierung. Dabei wird die Betonung auf der Erfassung von Hinweisen und psychosozialen Informationen liegen, die den Hausarzt in die Lage versetzen, die vorgebrachten Beschwerden in einem größeren Rahmen zu sehen. Wir werden dabei unterscheiden zwischen der Dokumentation der Basisdaten und der laufenden Registrierung, weil sich diese Abgrenzung in jedem Dokumentationssystem wiederfindet. Bei der laufenden Registrierung unterscheiden wir auf Abklärung und auf Änderung zielende Maßnahmen. Diese Abgrenzung folgt derjenigen aus den vorhergehenden Kapiteln und läßt sich leicht in jedem Dokumentationssystem unterbringen.

Dokumentation der Basisdaten

Die in der Rubrik „Basisdaten" dokumentierten Befunde vermitteln den allgemeinen somatischen und psychosozialen Kontext, in dem die vorgebrachten Beschwerden zu sehen sind. Es ergeben sich aber bestimmte Gefahren, z. B. wenn der Patient mit bestimmten suggestiven Termini klassifiziert wird (Hysteriker!) oder wenn sehr spezielle medizinische Informationen angegeben werden, die bei der Beurteilung der Beschwerden des Patienten in die Irre führen können (Anämie). Der Hausarzt tut deshalb gut daran, wichtige Daten möglichst wirklichkeitsgetreu, also ohne eigene Interpretation zu beschreiben. Als erste Basisdaten, die für jeden Patienten gelten, werden eine Reihe von Fakten über die Familie oder über Familienangehörige festgehalten (Familienkonstellation, Beruf, Arbeits- oder Schulverhältnisse, Geburts- und Sterbedaten), daneben eine Reihe von Umständen oder Ereignissen in Gegenwart oder Vergangenheit, die nicht jede Familie betreffen, aber sehr wohl eine mögliche Belastung darstellen, wie z. B.

- Zusammenwohnen mit Eltern oder Kindern,
- Kriegsopfer/KZ-Syndrom,
- Schichtarbeit,
- behindertes Kind,
- isolierte Wohnsituation.

Eine andere Möglichkeit, Hinweise aus den Basisdaten zu entnehmen, besteht darin, die laufende Registrierung (s. folgenden Abschnitt) während eines bestimmten Zeitraums zusammenzufassen. Die meisten Informationen der laufenden Registrierung sind nur eine kurze Zeit lang relevant. Wenn jedoch eine länger dauernde oder für den Patienten eingreifende Behandlung abgeschlossen ist, kann eine kurze Notiz über diese Periode dem Hausarzt dazu verhelfen, ein evtl. später folgendes Anliegen des Patienten besser beurteilen zu können. Diese Art der Zusammenfassung ist bereits häufig in Gebrauch, soweit sie medizinische Daten betrifft. Fakten wie vorangegangene Operationen oder dauernd behandlungsbedürftige chronische Erkrankungen, Untersuchungsergebnisse mit bleibenden Folgen u. ä. werden immer als Basisdaten festgehalten. Auf gleiche Weise kann man als Basisdaten registrieren, wenn in der Vergangenheit eine Behandlung stattgefunden hat, bei der eine (drohende) somatische Fixierung bei diesem Patienten oder bei dieser Familie eine Rolle gespielt hat. Eine einfache Möglichkeit bietet die Bemerkung „Cave Somfix"; dieser Warnhinweis kann durch eine kurze Zusammenfassung dessen, was sich in dieser Behandlungsperiode ereignet hat, oder mit Anmerkungen über besondere Umstände, die noch immer eine besondere Belastung darstellen, angereichert bzw. ergänzt werden.

Fortlaufende Registrierung

Die fortlaufende Registrierung besteht aus Anmerkungen über die tägliche Arbeit, die ihre Bedeutung dann erhalten, wenn man sie über einen längeren Behandlungszeitraum betrachtet. Bei jeder Beratung werden in Kurzform die wichtigsten Dinge notiert. Ein Teil davon können auch bestimmte Hinweise sein:

eher subjektive Eindrücke, keine harten, unabänderlichen Fakten, denn auch diese subjektiven Eindrücke spielen in der Interaktion zwischen Hausarzt und Patient durchaus eine wichtige Rolle.

Der erste Schritt, um auf übersichtliche und einfache Art und Weise anzugeben, daß bei einer Konsultation Hinweise registriert wurden, besteht darin, das Datum des Kontakts zu unterstreichen. Dies signalisiert dem Hausarzt bei späterer Gelegenheit, daß bemerkenswerte Hinweise vorlagen. Eine Mehrfachunterstreichung gibt einen möglicherweise schon seit einiger Zeit laufenden Prozeß somatischer Fixierung an. Diese einfache Art, Hinweise auf ein Risiko in der Kartei festzuhalten, ist sinnvoll und ausreichend, weil ja zunächst nur das unbestimmte Gefühl „dokumentiert" werden soll, daß mehr dahintersteckt, wenngleich keine konkreten Anhaltspunkte vorliegen, die man ansprechen kann. Diese Art Markierung ist weiter geeignet, sehen und registrieren zu lernen, v. a. für Hausärzte, die sich mit dem Aufspüren und Ansprechen von Hinweisen noch nicht vertraut fühlen.

Gleichzeitig mit dem Datum kann der Hausarzt mittels eines Codes den Charakter der Beratung angeben. Signalwert haben Kontakte, die außerhalb der normalen Sprechstunde erbeten werden und die abends, nachts oder am Wochenende stattfinden. Der Hausarzt kann für diese Art Kontakte den Code I (irregulärer Kontakt) benutzen. Inhaltlich kann der Hinweis registriert werden durch ein oder mehrere Stichwörter, die ebenfalls unterstrichen werden. Die Stichwörter müssen so wiedergegeben sein, daß der Hausarzt beim nächsten Mal etwas damit anfangen kann. Der Einfachheit und Übersichtlichkeit halber sollte man ein nicht zu umfangreiches Repertoire benutzen.

Um die laufende Dokumentation bei der Prävention somatischer Fixierung zweckmäßig einsetzen zu können, wird empfohlen, sich die unterschiedlichen Phasen des Behandlungsablaufs (s. Kap. 6) vor Augen zu halten.

Ein Hilfsmittel ist dabei die Dokumentation nach der SOAP-Formel. Die Art der Dokumentation wird jedem Schritt der Beratung angepaßt.

1. Maßnahmen zur Abklärung

In aller Regel nehmen die Maßnahmen zur Abklärung die meiste Zeit der Beratung in Anspruch (entsprechend den ersten 3 Buchstaben der SOAP-Formel: *S-O-A*).

a) Eingabe: Allgemeine Orientierung und Abklärung des Anliegens (S)

In dieser Phase steht die Frage im Mittelpunkt: Welche Beschwerden oder Probleme hat der Patient, weswegen erbittet er die Hilfe des Hausarztes, was erwartet er vom Arzt? Es geht dabei um die vom Patienten subjektiv empfundenen Beschwerden und Bedürfnisse und nicht um die Befunde des Hausarztes. Es ist deshalb gut, die Aussage des Patienten möglichst wörtlich, wenn auch in Kurzform, zu restrieren. *Beispiel:*

Kopfschmerzen; Angst vor Tumor; Bitte um Schlafmittel; Schmerzen in der Brust; Bitte um Überweisung.

b) Gezielte Problemklärung (O)

In dieser Phase geht es darum, zu klären, womit die Beschwerden oder Probleme des Patienten zusammenhängen und welche Faktoren diese beeinflussen. Hier werden mehr „objektive" Daten aus Anamnese, körperlicher oder anderweitiger Untersuchung sowie wichtige psychosomatische Informationen notiert.

Die Vokabel „objektiv" ist in diesem Zusammenhang einigermaßen irreführend. Sie suggeriert, daß lediglich objektiv wahrnehmbare Befunde, die mit geeichten Geräten (Temperatur, RR) meßbar sind, für die Dokumentation in Frage kommen. Dies war von den Autoren der SOAP-Formel jedoch nicht gemeint. Bei der gezielten Abklärung des Problems geht es um die Informationen, die sich aus der sachverständigen Sicht des Hausarztes als relativ Außenstehendem ergeben, während es in der Eingabephase um die Informationen geht, die spontan aus der subjektiven Erlebnissphäre des Patienten entspringen und in dessen Interpretation wiedergegeben werden. Weil der gezielten Abklärung des Problems eine so große Bedeutung in der Konsultation zukommt, werden wir hier ausführlicher verweilen und eine Reihe von Hinweisbeispielen bringen, die in der Kartei notiert werden könnten. Als Leitfaden gilt dabei die Rubrizierung von Hinweisen in Kap. 5.

Bei den Informationen zum Ablauf somatischer Fixierung im *inneren Zyklus* (also über die Art und Weise, wie der Patient selbst mit Krankheit, Problemen und Unlustgefühlen umgeht) kommt an erster Stelle großen und kleinen Problemen Signalwert zu, die für den Patienten und seine unmittelbare Umgebung zu einem bestimmten Zeitpunkt eine besondere Belastung darstellen:

- Schwierigkeiten am Arbeitsplatz,
- Beziehungsprobleme,
- drohende Kündigung,
- Schwierigkeiten bei der Verarbeitung des Todes des Partners.

Weiter sind hier von Bedeutung:
Art der Beschwerden und das Beschwerdeverhalten in der letzten Zeit:

- vage, funktionelle Beschwerden,
- harmlose Beschwerden,
- viele, wechselnde Beschwerden,
- therapieresistente Beschwerden.

Subjektives Erleben und Etikettierung der Beschwerden:

- Angst vor Herzinfarkt,
- Angst vor Tod und Sterben,
- häufiges Grübeln,
- depressive Reaktion auf Krankheit.

Verhalten angesichts der Krankheit:

- Unfähigkeit, die Verbindung mit Problemen anzusprechen,
- Invalidenverhalten,
- gewollte Krankenrolle.

Die Informationen zum Ablauf somatischer Fixierung im *äußeren Zyklus* (also zur Funktion der Beschwerden in den Beziehungen des Patienten zu seinem sozialen Umfeld) sind als Hinweisquelle für den Hausarzt weniger gut zugänglich als die des inneren. Der Patient erscheint gewöhnlich allein in der Sprechstunde: er bringt zwar seinen Körper und sein Verhalten mit, nicht aber sein Umfeld.

Die entsprechenden Informationen muß der Hausarzt dann auch oft erschließen oder ableiten aus dem, was der Patient mitteilt, es sei denn, es erscheinen mehrere Familienangehörige in der Sprechstunde, oder der Arzt sucht die Familie auf:

- große Besorgtheit der Mutter,
- Familie plötzlich in Panik,
- Familie hat einen Patienten nötig,
- Krankheitsgewinn,
- Patient erscheint, weil andere ihn dazu gedrängt haben.

Als Information zum Ablauf somatischer Fixierung im Hausarzt-Patienten-Zyklus (also hinsichtlich des Risikos der somatischen Fixierung, das sich aus der Art und Weise ergibt, wie Hausarzt und Patient ihre gegenseitigen Wünsche und Erwartungen einander deutlich machen) kann der Hausarzt notieren, in welcher Weise der Patient seine Beschwerden vorbringt:

- unsicheres Vorbringen,
- Patient ist verschlossen,
- Türklinkenphänomen,
- Was will der Patient eigentlich?

Er notiert auch, auf welche Weise ihn der Patient beeinflußt und welcher „Waffen" sich der Patient dabei bedient:

- Druck ausüben zur Überweisung,
- Dramatisieren,
- Abhängigkeit zeigen,
- überhöhte Erwartungen an mich,
- benutzt mich, um am Arbeitsplatz etwas zu erreichen.

In der Regel wird sich der Hausarzt der Manöver des Patienten eher bewußt sein als seines eigenen Waffengebrauchs. Die *eigenen Gefühle* gegenüber dem Patienten während des Kontakts liefern aber häufig Hinweise auf den Verlauf der Konsultation, und auch hierzu kann der Arzt eine kurze Notiz machen:

- Gefühl der Irritation,
- Gefühl der Ohnmacht,
- Unsicherheit,
- Wie soll es weitergehen?

Einen Teil der Problemklärung bildet die körperliche Untersuchung. Ganz allgemein kommen alle körperlichen Untersuchungsbefunde für die Dokumentation in Frage, einschließlich der Feststellung, daß ein pathologischer Befund *nicht* vorliegt. Oft sind eine Reihe von Untersuchungen auf einen Nenner zu bringen, z. B. wenn sie ein Organ betreffen („Lungen o. B.“). In anderen Fällen ist eine detaillierte Wiedergabe nötig („RR 155/100, Puls 96“). Die Dokumentation von körperlichen Befunden hilft dem Hausarzt, sich bewußt zu machen, welche Untersuchungen er durchführen muß und welche nicht. Gleichzeitig vermeidet er unnötige Doppeluntersuchungen zu einem späteren Zeitpunkt.

c) Problemdefinition (A)

Die Sammlung von Daten aus der Anamnese, das Aufnehmen und Besprechen von Hinweiszeichen, die körperliche und die Laboruntersuchung etc. werden zu gegebener Zeit zur Problemdefinition führen, einer „Analyse“ dessen, was der Hausarzt zu diesem Zeitpunkt weiß und denkt. Diese „Definition“ ist mehr oder weniger endgültig und beschließt vorläufig die Phase der Abklärung.

Wenn im Verlauf dieser Phase deutlich geworden ist, daß die vorgebrachten Beschwerden mit psychosozialen Gegebenheiten in Zusammenhang stehen, dann ist es wichtig, diesen Zusammenhang auch zu dokumentieren. *Beispiele:*

- Ulcus duodeni → Konflikt am Arbeitsplatz.
- Spannungskopfschmerz → Beziehungsproblem.

Der Pfeil kennzeichnet die Zusammenhänge. Eventuell kann man auch den Zykluscharakter der Probleme kurz wiedergeben. *Beispiele:*

Konflikt am Arbeitsplatz → Ulkus → Krankheitsgewinn, Konflikt entgangen → Probleme bei Wiederaufnahme der Arbeit → Zunahme der Beschwerden.

2. Auf Änderung zielende Maßnahmen

Bisher haben wir uns vorzugsweise mit der Bedeutung der Dokumentation für die Erkennung des Risikos der somatischen Fixierung beschäftigt. Daneben erfüllt die Registrierung noch eine andere Funktion. Wenn der Hausarzt, aus welchen Gründen auch immer, den Ablauf einer somatischen Fixierung bemerkt, kommt es darauf an, daß er neben oder anstelle der Aufmerksamkeit für die Somatik dem Patienten eine Alternative zu bieten weiß. Es ist wichtig, dabei nach einem Plan vorzugehen, den Arzt und Patient gemeinsam entwerfen. Ein solcher Plan erstreckt sich häufig über eine Reihe von Kontakten, so daß der Patient Gelegenheit erhält, zwischen den einzelnen Beratungen bestimmte Dinge zu überdenken oder Aufträge auszuführen. Die Dokumentation dieses Plans und seiner Ausführung sorgt dafür, daß beim Folgekontakt der Faden wieder aufgenommen werden kann. Der Hausarzt kann beispielsweise folgende Punkte kurz notieren:

a) Sind wichtige Hinweise besprochen worden? Was hat sich daraus an Konsequenzen ergeben?
b) (Falls der Hausarzt sich dazu entschließt, den Patienten wiederzubestellen, um tiefer in das Problem einzudringen:) Zu welchem Zweck soll der Patient wiederkommen?

c) Der Hausarzt kann dem Patienten verschiedene Aufträge mit auf den Weg geben, z. B. eine Broschüre zu lesen, eine Übung zu verrichten oder ein Problem mit jemand aus seiner nächsten Umgebung zu besprechen. Diese Aufgaben können festgehalten werden, so daß man darauf zurückkommen kann.

d) Schließlich kann der Hausarzt eine eventuelle Überweisung notieren sowie Dinge, die er selber erledigen muß, wie z. B. einen Psychotherapeuten oder Sozialarbeiter zu konsultieren, zwischenzeitliche Untersuchungen etc.

Die Dokumentation erfüllt in dieser Phase die Rolle einer Agenda im wahrsten Sinne des Wortes: sie gibt an, was zu tun ist. Dadurch, daß man vor Eintritt des Patienten diese Rubrik der Kartei durchliest, kann man den Faden vom vorigen Mal wieder aufnehmen. Man hat dann gleichzeitig einen Überblick, ob der Plan erwartungsgemäß abläuft. Wenn dies nicht der Fall ist, kann das rechtzeitig aus der Kartei abgelesen und mit dem Patienten besprochen werden.

Die Auswahl relevanter Informationen aus der Dokumentation

Wir haben bereits wiederholt auf den Nutzen einer übersichtlichen Dokumentation hingewiesen, gerade weil dem Hausarzt nur wenig Zeit bleibt, die benötigten Informationen aus der Kartei abzulesen. Häufig muß dies während der Konsultation oder zwischen zwei Konsultationen geschehen. Es gibt eine Reihe von Möglichkeiten, die den Hausarzt aus der Kartei rasch auf die möglicherweise drohende somatische Fixierung aufmerksam machen können:

a) An erster Stelle kann der Hausarzt auf Hinweise achten, die er unlängst notiert und unterstrichen hat und die mit dem Patienten noch nicht besprochen wurden. Der notierte Hinweis ist dann eine Warnung, daß der Hausarzt auf neue Signale achten oder daß er weitere Informationen gewinnen muß. Er kann sich dann immer noch entscheiden, einen passenderen Augenblick abzuwarten, um den Patienten mit den Hinweisen zu konfrontieren, z. B. wenn beide mehr Zeit haben oder wenn im Ablauf der somatischen Fixierung ein entscheidender Moment gekommen ist.

b) Außer aus den unmittelbar dokumentierten Hinweisen kann der Hausarzt aus seiner Dokumentation auch auf andere Weise wichtige Informationen gewinnen. Vieles von dem, was der Hausarzt dokumentiert, ergibt aus sich selbst heraus noch keinen Hinweis; ein solcher ergibt sich erst nach einiger Zeit, wenn sich ein gewisses *Verhaltensmuster* herausgebildet hat.
Muster lassen sich erkennen, wenn man bestimmte Befunde über einen längeren Zeitraum anschaut. In erster Linie deutet eine Reihe von Kontakten mit Signalwert innerhalb eines bestimmten Zeitabschnitts (durch Unterstreichen des Datums zu erkennen) auf einen möglichen Prozeß somatischer Fixierung hin. Weiter kann aus der Typisierung der Kontakte (Code I) hervorgehen, daß sich ein Patient oder seine Familie häufig außerhalb der normalen Zeiten meldet.

Auf diese Weise läßt sich auch das *Beschwerdeverhalten* des Patienten ablesen. Kommt er immer wieder mit vagen oder harmlosen Beschwerden oder ist in relativ kurzen Zeitabständen ein häufiger Wechsel der präsentierten Beschwerden zu erkennen, dann kann dies ebenfalls eine Vorbedeutung haben. Wenn man mit einer Familienkartei arbeitet, wenn also die Kontakte von Patienten aus ein und derselben Familie auf derselben Karte registriert sind, ist gleichzeitig ein eventuelles *familientypisches Verhalten* ärztlicher Inanspruchnahme zu entdecken. Verhalten mit Signalcharakter wäre z. B.:

- Ein Familienmitglied fällt deutlich aus dem Rahmen des Beschwerdemusters heraus. Dies kann Anlaß sein, der Frage näher nachzugehen, warum grade dieses Familienmitglied immer wieder Hilfe benötigt und ob diesem Krankheitsverhalten möglicherweise eine Funktion innerhalb der Familie zukommt.
- Eine andere Möglichkeit besteht darin, daß (nahezu) alle Familienmitglieder einen großen medizinischen Konsum aufweisen. Auch dabei ist es von Nutzen, die Funktion dieses Umstands innerhalb der Familie und die Folgen dieses Krankheitsverhaltens zu untersuchen.
- Ab und zu ergeben sich Gipfel beim medizinischen Konsum (einzeln oder familienweise). Im Nachhinein kann ein solcher Gipfel ggf. mit bestimmten streßerzeugenden Ereignissen in Zusammenhang gebracht werden.
  Wenn der Hausarzt das Konsumverhalten des Patienten und seiner Familie über längere Zeit (z. B. 1 Jahr) betrachtet, dann erhält er einen Einblick in die Umgangsweise des Patienten und der Familie mit Krankheiten.

c) Schließlich kann der Hausarzt seinen Notizen *Basisdaten* entnehmen. Dies gilt z. B. für die Bemerkung „Cave Somfix", Aufzeichnungen über durchgestandene Krisen und ihre Verarbeitung oder eine allgemeine Beurteilung über den Umgang mit Krankheit und Gesundheit (z. B. unangemessenes Krankheitsverhalten der Familie). Diese Information kann sehr wichtig sein unter der Voraussetzung, daß man vorsichtig damit umgeht und daß sie nicht zu Vorurteilen führt. Wir haben bereits auf die Gefahr hingewiesen, daß dem Patienten und seiner Familie mittels solcher Basisdaten ein Etikett aufgeklebt wird. Wenn man die vorgebrachten Beschwerden gegen den Hintergrund der Lebensumstände des Patienten stellt, so kann dies lediglich als Warnhinweis oder als Basis für eine Arbeitshypothese zu verstehen sein, die natürlich im weiteren Verlauf überprüft werden muß.

Wieviel Papier kostet das?

Möglicherweise ist aus dem bisher Gesagten der Eindruck entstanden, der Hausarzt müsse besonders viele Informationen dokumentieren, um einer Prävention somatischer Fixierung näher zu kommen. Dieser Eindruck täuscht. Erstens werden nur bei einem Teil der Patienten Hinweise bemerkt. Aber auch wenn vom Ablauf somatischer Fixierung die Rede ist im Kontakt mit einem bestimmten Patienten, so braucht die Dokumentation keine papierfressende Angelegenheit zu werden. Mit relativ wenigen Stichwörtern kann der Hausarzt viele Informationen festhalten. Auch braucht nicht jeder Hinweis immer notiert zu werden.

Der wichtigste Aspekt der Dokumentation von Hinweisen ist, daß sich der Hausarzt der Signale bewußt wird und dadurch bei künftigen Kontakten mit dem Patienten einen umfassenderen Blick für das somatische und psychosoziale Funktionieren des Patienten gewinnt.

Zum Abschluß dieses Kapitels wollen wir versuchen, dies anhand des Fallbeispiels 1 aus Kap. 1 und 2 (Kopfschmerzpatientin) zu illustrieren. Während des Urlaubs des Hausarztes wird der Vertreter abends dringend zu der Patientin gerufen. Der Vertreter hat die Frau vorher nicht gekannt, er ist ganz und gar auf die Notizen der Kartei angewiesen. Angenommen, der Hausarzt wäre überwiegend somatisch eingestellt und gewohnt, nur sehr summarisch zu dokumentieren. In der letzten Zeit war die Patientin dreimal in der Sprechstunde wegen Kopfschmerzen und Müdigkeit. Der Hausarzt hat den Blutdruck gemessen und das Hämoglobin bestimmt und beides in der Kartei festgehalten. Als Medikament hat er ihr Vitamin-B-Komplex mitgegeben. Bei der zweiten Beratung hat er sie zum Augenarzt überwiesen, weil ihr Sehvermögen nicht optimal schien. Beim dritten Kontakt hat er sie neurologisch untersucht, was nichts ergab. Er hat dies dann in der Kartei auch nicht vermerkt. Zur Linderung der Beschwerden hat er Dolviranzäpfchen verschrieben.

Die Hinweise, daß der Patientin ihre Kinder zuviel wurden und daß sie in Sorge war wegen der anhaltenden Kopfschmerzattacken, hat er vergessen. Seine Karteikarte sieht wie folgt aus:

Dokumentationsbeispiel 1

Name *Schmidt-Jansen*	Vorname *Monika*	Geb. *08.02.1952*
Anschrift *Lange Str. 8, Ahausen*		Beruf
Tel.	Kasse *AOK*	

BCG Variola Rubeola Morbilli Pertussis Diphth. Polio Tetanus	Blutgr. Rh Lues-R. Tub.-R.		Diphth. Hepatitis Morbilli Parotitis Polio Rubeola Scarlatina Tbc. Pertussis Varicellen M. Pfeiffer
	Allergien/Unverträglichkeiten		
	Operationen	Vorerkrankungen	
		Früherer Hausarzt	

Familie

Datum	Befunde	Labor	Diagnose	Therapie
06.02.	*Kopfschmerzen, müde,*	*RR 132/90,*	*Hb 7,6*	*Vit.-B-Kompl.*
27.02.	*Keine Besserung, Visus*	*5/6,*	*Hb 7,6*	*Augenarzt*
09.03.	*Keine Besserung*			*Dolviran-Supp.*

Wenn der Vertreter vorher die Karte zur Hand nimmt, dann sieht er, daß er zu einer Frau in den Dreißigern muß, die in der letzten Zeit dreimal bei ihrem Hausarzt gewesen ist wegen offenbar hartnäckiger Beschwerden. Die somatischen Befunde ergeben weiter wenig Anhaltspunkte für diese Beschwerden. Er trifft die Frau mit heftigen Kopfschmerzen an. Da er eine leichte Nackensteife feststellt und eine Arachnoidalblutung vermutet, überweist er sie als Notfall zum Neurologen.

Wir wollen nun davon ausgehen, der Hausarzt dieser Patientin sei in den drei Beratungen anders vorgegangen. Bei der ersten Beratung spürt er, daß sie der häuslichen Situation nicht gewachsen ist. Er geht darauf zu diesem Zeitpunkt zwar nicht ein, notiert diesen Hinweis aber in der Kartei genauso wie die Vereinbarung, daß sie in einem Monat wiederkommen soll. Gegen die Schmerzen gibt er ihr ein leichtes Analgetikum. Als sie drei Wochen später, also früher als verabredet, wiederkommt, versucht er, aufgrund des dokumentierten Hinweises eine Verbindung zu den Spannungen in ihrer häuslichen Situation herzustellen. Sie bestreitet, daß es irgendwelche Spannungen gibt, und deshalb macht der Hausarzt den Vorschlag, sie möge eine Woche lang aufschreiben, wann die Kopfschmerzen am schlimmsten sind. Nach einer Woche kommt aufgrund ihrer Aufzeichnungen ans Tageslicht, daß sie große Angst vor einem Hirntumor hat. Der Hausarzt reagiert darauf mit einer neurologischen Untersuchung, die ergebnislos verläuft. Er beruhigt sie, legt den Zusammenhang zwischen ihrer Angst und der Zunahme der Kopfschmerzen dar und gibt ihr dazu eine Patientenbroschüre mit.

Die Karteikarte könnte dann wie folgt aussehen (als Beispiel wurde dabei die SOAP-Formel benutzt): s. S. 141 oben.

Wenn der Urlaubsvertreter des Hausarztes dringend zu dieser Patientin gerufen wird, findet er in der Kartei eine Reihe somatischer Befunde, die zur Erklärung der Beschwerden wenig Anknüpfungspunkte liefern. Was er daneben auch sieht, ist, daß der Kollege, den er vertritt, in den vorausgegangenen Beratungen sich sowohl auf dem somatischen als auch auf dem psychosozialen Gleis bewegt hat und zu dem vorläufigen Schluß gekommen ist, daß sich die Kopfschmerzen in erster Linie durch die Angst vor einer ernsten Krankheit verstärken. Ihm wird klar, daß diesem abendlichen dringenden Besuch eine wegweisende Bedeutung zukommt für den weiteren Verlauf. Möglicherweise ist die Patientin von dem, was der Hausarzt mit ihr bei der letzten Konsultation besprochen hat, nicht überzeugt. Er nimmt sich vor, außer auf die somatische Seite der Beschwerden auch auf die Hektik in der Familie und auf ihre Beunruhigung einzugehen.

Zusammenfassung

In diesem Kapitel wurde gezeigt, wie der Hausarzt Informationen dokumentieren kann, die für die Prävention des Ablaufs somatischer Fixierung von Bedeutung sind. Es wurden die Vorteile und Gefahren einer solchen Registrierung von Hinweisen besprochen. Sowohl für die Basisdaten als auch für die laufende Registrierung wurden Beispiele von Stichwörtern aufgeführt, analog dem Hinweissystem in Kap. 5. Das Kapitel wurde abgeschlossen mit Ratschlägen für die Verwertung der registrierten Daten in der alltäglichen Praxissituation (Fallbeispiel).

Dokumentationsbeispiel 2

Name *Schmidt-Jansen*	Vorname *Monika*	Geb. *08.02.52*
Anschrift *Lange Str. 8, Ahausen*		Beruf
		Hausfrau
Tel.	Kasse *AOK*	

BCG	Blutgr.	Rh.	Lues-R.	Tub.-R.		Diphth.
Variola						Hepatitis
Rubeola	Allergien/Unverträglichkeiten					Morbilli
Morbilli	Operationen		Vorerkrankungen			Parotitis
Pertussis	*Append. '64*		*Mit 17 Überarbeitung*			Polio
Diphth.			*(Examen)*			Rubeola
Polio						Scarlatina
Tetanus			Früherer Hausarzt			Tbc.
						Pertussis
						Varicellen
						M. Pfeiffer

Datum	*(S)* Eingabe	*(O)* Gezielte Problemklärung	*(A)* Problemdefinition	*(P)* Plan
06.02.	*Kopfschmerz, müde*	*Wird mit den Kindern nicht fertig RR 132/90, Hb 7,6*	?	Aspirin 4X1 W.V. in 1 Monat
27.02.	*Schlechter, Kopfschmerz schlimmer*	*Spannungen werden verneint*	?	Beschwerdetagebuch, W.V. in 1 Woche
29.03.	*Kontrolle, keine Besserung*	*Unruhig, Angst vor Hirntumor; neurologisch o. B.*	*Angst-Beschwerden-Zyklus*	Beruhigung, Erläuterung, Broschüre, W.V. in 1 Woche

Literatur

Metcalfe D (1977) Probleemgeorienteerde registratie in de huisartsenpraktijk (Serie artikelen ontleend aan update). Bew. H. G. M. van de Velden. [Problemorientierte Dokumentation in der Allgemeinpraxis (Artikelserie entnommen aus Update). Bearbeitet von H. G. M. van der Velden]. Huisarts en Wetenschap 29: 15–18, 57–58, 103–105, 149–150, 191–194, 230–233, 271–272, 306–309, 351–354, 399–402

Probleemgeorienteerde registratie [Problemorientierte Dokumentation (Themaheft)]. (1977) Huisarts en Wetenschap 22: 3–47

11 Somatische Fixierung in einem breiteren gesellschaftlichen Kontext

Einleitung

Zum Schluß wollen wir unsere Aufmerksamkeit auf den Einfluß des gesellschaftlichen Kontextes auf den Ablauf der somatischen Fixierung richten. In den bisherigen Kapiteln wurde somatische Fixierung v. a. als ein Vorgang beschrieben, der in der Beziehung einzelner Menschen untereinander abläuft, besonders in Beziehungen zwischen miteinander kommunizierenden Menschen.

In solchen Beziehungen erhalten Beschwerden oder Probleme häufig eine Bedeutung oder Funktion, die die Genesung oder Lösung erschweren und die zugrundeliegenden Spannungen schwer erreichbar machen. Vor allem scheint die Einstellung des Hausarztes in dieser Angelegenheit von wegweisender Bedeutung zu sein für das Ausmaß, in welchem Menschen mit Beschwerden oder Problemen zu „Patienten" werden. Bei dieser Definition sind es also Individuen, die in ihren gegenseitigen Beziehungen dem Prozeß der somatischen Fixierung Gestalt verleihen.

Eine solche Sichtweise birgt die Gefahr der „Individualisierung", d. h. daß Beschwerden und Probleme, denen soziale oder gesellschaftliche Spannungen zugrunde liegen, auf „Probleme des Individuums" reduziert und gedeutet werden als persönliche Unzulänglichkeiten, während die strukturelle Basis der Probleme, die Fehler im sozialen System, außer Betracht bleiben. Beschwerden und Probleme lassen sich in einigen Fällen nämlich auch deuten als Ausdruck eines Widerstands gegen eine Situation, die als schicksalshaft, als aussichtslos oder unabänderlich empfunden wird (z. B. die Reaktion auf gesellschaftliche Arbeits-, Wohn- oder Lebensverhältnisse, die als unsicher, ungerecht oder unzulänglich empfunden werden). In einer solchen Lage kann die somatische Fixierung der einzig übrigbleibende Weg einer akzeptablen Form von „Anpassung" sein.

Wenn der Therapeut in einem solchen Fall die Beschwerden oder Probleme auf ein Gebrechen der Einzelperson reduziert, verkennt er die Mängel des sozialen Systems. Der gesellschaftliche Kontext, in dem sich ein Prozeß der somatischen Fixierung vollzieht, ist mitbestimmend für die Entstehung und den Fortbestand solcher Prozesse, aber genauso für die Möglichkeit, den Kreislauf zu durchbrechen.

In diesem Kapitel wollen wir versuchen, den Einfluß gesellschaftlicher Faktoren auf den Vorgang der somatischen Fixierung zu beschreiben. Es wird eine Reihe von Aspekten berührt, ohne daß wir ein umfassendes Bild geben können. Als erstes richten wir unsere Aufmerksamkeit auf die Wert- und Normsysteme, die das Zusammenleben inklusive des Gesundheitssystems in den Jahren seit dem Krieg in zunehmendem Maße beherrschen. Dann wollen wir sehen, wie diese Normen im Apparat des Gesundheitssystems ihren Niederschlag gefunden haben und wie dieses System durch Absprachen und gesetzliche Regelungen organisiert ist. Danach werden wir das gesamte Zusammenleben betrachten, in dem sich Entwicklungen abzeichnen oder abgezeichnet haben, die eine zunehmende Medikalisierung mit sich brachten. Zum Schluß gehen wir kurz auf die Möglichkeiten ein, die dem Hausarzt zu Gebote stehen, um den gesellschaftlichen Hintergrund, vor dem die somatische Fixierung abläuft, zu beeinflussen.

Das sozio-kulturelle Wert- und Normensystem von Krankheit und Gesundheit

Mit dem Anwachsen des Versorgungsstaates und der Zunahme der medizinischen Möglichkeiten ist in den vergangenen Jahrzehnten „Gesundheit" immer mehr zu einem Primat in der Gesellschaft geworden. Es ist immer mehr zur Norm geworden, alle Beschwerden und Probleme aus dem Leben fernhalten zu können und zu sollen. Unter anderem hat dies zu einer weitgehenden Herabsetzung der Schwelle für das somatische Gesundheitswesen geführt, verbunden mit einem enormen Anstieg der Nachfrage nach medizinischer Hilfe für immer geringfügigere Beschwerden.

Die Vergrößerung des Versorgungspaketes auf dem Gebiet des Gesundheitswesens hat außer zu vielen positiven Entwicklungen gleichzeitig zu einer Zunahme der Abhängigkeit von Hilfeleistungen und oft auch zu einem Abschieben von Verantwortung für die eigene Gesundheit auf das Gesundheitssystem geführt. Es ist beispielsweise frappierend, daß, obwohl einerseits die Gesundheit der Bevölkerung immer wichtiger geworden ist, andererseits risikoträchtige Lebensgewohnheiten nicht auszutreiben sind. Gesundheit wird immer mehr als etwas außerhalb des Menschen Stehendes aufgefaßt, für das man selbst nicht verantwortlich ist und auf das man also selbst keinen Einfluß nehmen kann und für das man die Hilfe anderer benötigt.

Ein anderer wichtiger Aspekt des soziokulturellen Normen- und Wertsystems betrifft die Tabusphäre rund um die psychosozialen Probleme. Fehlen bei der Arbeit ist nur dann legitim, wenn man an einer echten körperlichen Erkrankung leidet; psychosoziale Probleme werden als ein Anzeichen persönlichen Fehlverhaltens angesehen, körperliche Krankheit ist etwas, was einen von außen überfällt und das man selbst nicht beeinflussen kann. Es wird deutlich, daß solche gesellschaftlichen Normen und Werte auf das Krankheitsverhalten des Individuums und auf mögliche Abläufe von somatischer Fixierung einen großen Einfluß ausüben müssen.

Die geschilderte Entwicklung hat sich vollzogen in enger Wechselwirkung mit den Entwicklungen in der Medizin und dem Gesundheitswesen. Diese sind unter anderem gekennzeichnet durch eine zunehmende Technisierung und ein verändertes Menschenbild. In dem Verhältnis, wie das Vertrauen in die medizinische Technologie zunahm, nahm das Vertrauen der Menschen in die eigenen (individuellen) Möglichkeiten ab. Es ergab sich gleichsam ein Bild vom Menschen, der im wesentlichen krank ist oder in jedem Augenblick krank werden kann. Alle möglichen Ereignisse im menschlichen Leben wie Schwangerschaft, Geburt, Schmerz, Altern, Emotionen kann man als potentielle Krankheitszeichen ansehen, die die Gesundheit bedrohen und denen der Mensch aus eigener Kraft nicht die Stirn bieten kann. Gesundheit und Genesung sind aus dieser Sicht nur zu erreichen durch eine Unterwerfung unter permanente ärztliche Kontrolle. Diese Entwicklung im Wertsystem unserer Gesellschaft hat zur Verstärkung der ärztlichen Machtposition beigetragen, während dagegen das Vermögen der Menschen, ihr Leben selbständig zu bestimmen, abgenommen hat. Im folgenden werden wir sehen, wie diese Werte und Normen ihren Niederschlag in der Organisation des Gesundheitssystems gefunden haben.

Der Apparat des Gesundheitssystems

Innerhalb des Gesundheitswesens gibt es große Unterschiede zwischen den einzelnen Sparten hinsichtlich ihrer Spezialisierung und ihres Arbeitsbereichs, was u.a. zur Folge hat, daß dem Hilfesuchenden zahllose - direkte und indirekte - Eintrittsmöglichkeiten offenstehen.

Sowohl für den Patienten als auch für die Beschäftigten im Gesundheitswesen selbst ist das Ganze schwer überschaubar. Die Gefahr, daß Menschen den Weg verlieren oder sich in dem Labyrinth des Gesundheitssystems verirren, ist denn auch nicht abwegig, ebensowenig wie die Gefahr, daß sie in immer größere Abhängigkeit vom Gesundheitssystem geraten. Glücklicherweise gibt es in den Niederlanden die *Institution des Hausarztes*[1], der u.a. als Portier und Wegweiser innerhalb des Gesundheitssystems fungiert. Diese „Schleusenwärterfunktion" ist ein wichtiges Instrument, das dem Hausarzt bei der Prävention der somatischen Fixierung zu Gebote steht. Ein indikationsgerechtes und gezieltes Überweisungsverhalten kann unnötigen Verstrickungen und Abhängigkeiten im medizinischen Kanal vorbeugen. Es gibt aber eine Reihe von Faktoren, derentwegen dies nicht immer gelingt.

Somatisches und psychisches Gesundheitswesen

Der Aufbau des Gesundheitswesens basiert in den Niederlanden auf dem dualen Gedanken, daß der Mensch aus Körper und Seele besteht mit je ihrer eigenen Problematik. Analog hierzu kennen wir ein somatisches und ein psychisches Gesundheitswesen, die ziemlich unabhängig voneinander operieren. Es gibt nur wenige Therapeuten, die angeben, auf beiden Gebieten fachkundig zu sein, oder imstande sind, beide Blickwinkel zu integrieren.

Diese Tatsache verstärkt die Wahrscheinlichkeit eines einseitig somatischen Vorgehens, weil der somatischen Seite des Gesundheitswesens der größte Umfang, Anspruch und Einfluß zukommt. Außerdem werden die Menschen, wie wir gesehen haben, in erster Linie vorzugsweise mit ihren Beschwerden oder Problemen bei dem somatischen Teil des Gesundheitswesens anklopfen - wegen des Stigmas, mit dem psychosoziale Probleme behaftet sind.

---

1 Anm. des Übersetzers: Diese „Institution" bedingt unter anderem, daß der Zugang zum Facharzt auch für Privatpatienten nur mit einer Überweisung des Hausarztes möglich ist

Das Verhältnis Hausarzt-Spezialist

In bestimmten Fällen wird sich die Notwendigkeit ergeben, daß der Hausarzt einen Patienten zum Spezialisten zur weiteren Untersuchung oder zur Behandlung überweist. Es ist nicht nur die Art der Zusammenarbeit von Hausarzt und Facharzt, die oft zu wünschen übrig läßt und Kommunikationsstörungen im Gefolge hat, die an sich schon ein gewisses Risiko beinhalten, sondern auch die spezialistische Betrachtungs- und Vorgehensweise selbst ist nicht sehr geeignet, eine somatische Fixierung zu verhüten oder zu durchbrechen. Diese Vorgehensweise schließt nämlich ein, daß man die Ursachen bestimmter Krankheiten weitmöglichst ergründen oder ausschließen will, und dies bedeutet eben meist eine sehr umfangreiche Diagnostik. Hinzu kommt, daß Gebietsärzte weniger geneigt sind und vielleicht auch weniger in der Lage sind, psychosoziale Aspekte in die Behandlung einzubeziehen.

Deshalb besteht bei einer Überweisung zum Spezialisten die größere Wahrscheinlichkeit, daß ein Betroffener mehr als nötig in eine Patientenrolle gerät, sowohl infolge der vielen Untersuchungen als auch infolge der größeren Wahrscheinlichkeit einseitig somatischer Betrachtung.

Und wenn der Patient vom Facharzt ohne zwingende Notwendigkeit zur Kontrolle immer wieder bestellt oder von einem zum nächsten Facharzt weiterüberwiesen wird, dann vergrößert sich gleichzeitig die Wahrscheinlichkeit, daß er im medizinischen Kanal „hängenbleibt" und sich selbst immer mehr als krank empfindet. Auch seine Umgebung wird dies so empfinden. Leider hat der Hausarzt bei solchen Abläufen oft wenig Eingriffsmöglichkeiten.

In bestimmten Fällen sind Überweisungen doch notwendig, und selbst wenn eine Überweisung nach Meinung des Hausarztes unnötig ist, so ist es doch schwierig, sich gegen den Willen des Patienten zu stellen. Fachärzte werden vom Patienten nun einmal als die besseren Fachleute auf ihrem Gebiet angesehen.

Das Verhältnis des Hausarztes zu anderen Instanzen des Gesundheitswesens

Innerhalb und möglicherweise auch außerhalb der ersten Linie arbeitet der Hausarzt oft mit Kollegen und mit Vertretern anderer Disziplinen zusammen. Zuweilen hat diese Zusammenarbeit in bestimmten Organisationsformen Gestalt gewonnen (Gruppenpraxis, Gesundheitszentren, Fallbesprechungs- und Wahrnehmungsgruppen). Ist der Hausarzt einmal darauf eingegangen, die Hintergrundproblematik systembezogen zu besprechen, dann kann dies bedeuten, daß die Hilfe eines Psychotherapeuten in Anspruch genommen wird. Und so wie beim Hausarzt das Risiko besteht, daß er zur somatischen Fixierung beiträgt, so besteht auch beim Psychotherapeuten die Möglichkeit einer Art „psychosozialer" Fixierung, weil nun auch er für die Lösung der Probleme verantwortlich gemacht wird.

Die Ängste und Spannungen, die sich aus den notwendigen Veränderungen in der Lebenssituation des Patienten ergeben, und die dabei auftretenden körperlichen Mißempfindungen können weiterhin Anlaß sein, daß der Patient mal beim Hausarzt und mal bei anderen Hilfsinstanzen versucht, diese Veränderungen zu unterlaufen. Eine fehlende gegenseitige Absprache der verschiedenen Disziplinen untereinander bereitet dann einer somatischen Fixierung den Boden.

Nicht nur Ärzte und Helfer anderer Fachgebiete, auch hausärztliche Kollegen können, meist auf dem Wege der Vertretung, an einem Prozeß somatischer Fixierung beteiligt sein. Einige Patienten setzen ihren Hausarzt fortwährend unter Druck, ihnen eine somatische Lösung für ihre Beschwerden zu bieten. Auch wenn der Hausarzt nicht darauf eingeht und möglichst mehrgleisig vorzugehen versucht, sieht er sich häufig doch genötigt, die Betreuung des Patienten einem Vertreter zu überlassen.

Der Vertreterring bildet eines der wichtigen größeren Systeme, dessen wichtigsten Teil der Hausarzt darstellt. Ist man als Hausarzt darauf eingegangen, den Ablauf einer somatischen Fixierung zu stoppen oder teilweise zu durchbrechen, dann besteht immer noch die Möglichkeit, daß durch Notfallbehandlung oder Urlaubsvertretung der Prozeß eine nicht gewünschte Richtung nimmt; weil z. B. der vertretende Arzt mit der Situation des Patienten nicht vertraut ist, weil er ein Vorgehen praktiziert, das dem Problem einer eventuellen somatischen Fixierung nicht gerecht wird, oder weil er „sicherheitshalber" noch einige Untersuchungen ausführt, Medikamente verordnet oder sich zu einer Überweisung entschließt. Durch Untersuchungen wurde festgestellt, daß die Vertretung in vielen Fällen so organisiert ist, daß eine gegenseitige Abstimmung des Vorgehens zwischen dem Hausarzt und seinem Vertreter sehr zu wünschen übrig läßt. Dies kann von großem Einfluß sein auf Prozesse somatischer Fixierung.

Zusammenfassend läßt sich sagen, daß der Hausarzt nur eines der möglichen Glieder einer therapeutischen Kette darstellt. Dadurch sind seine Möglichkeiten der Einflußnahme auf einen Prozeß somatischer Fixierung begrenzt. Dies wird v. a. deutlich, wenn Arzt und Patient gegensätzliche Meinungen, Wünsche oder Erwartungen an ihren Kontakt knüpfen. In vielen Fällen fühlt sich der Patient dann genötigt, bei anderen Ärzten oder Hilfsinstanzen Zuflucht zu suchen. Wenn diese dann eher bereit sind, auf die Wünsche des Patienten einzugehen, dann besteht die Wahrscheinlichkeit der Tempobeschleunigung beim Prozeß der somatischen Fixierung.

Auswirkungen des Krankenversicherungssystems

Wie bei jeder Form von Dienstleistung, so fließt auch bei der ärztlichen Hilfeleistung das Geld vom Hilfesuchenden zum Anbieter. In einigen Fällen fließt das Geld direkt vom Patienten zum Arzt, in den meisten Fällen verläuft dieser Fluß indirekt über Regierung, gesetzliche oder private Krankenkassen.

Diesem Geldfluß liegen zwei unterschiedliche Prinzipien zugrunde. Zum einen gilt das Leistungssystem, d. h. man zahlt für die empfangene Leistung, zum anderen das Abonnementsystem, d. h. daß der Patient im Tausch gegen einen im voraus festgelegten Beitragssatz das Recht auf ärztliche Hilfe erwirbt, ungeachtet des Umfangs der Hilfe. Diese beiden widersprüchlichen Prinzipien kommen in der Praxis nebeneinander vor, und dieser Umstand kann in bestimmten Situationen das Risiko somatischer Fixierung vergrößern. Anders als in der Bundesrepublik Deutschland bezahlen in den Niederlanden die Krankenkassen für ihre Versicherten an den Hausarzt ein festes Honorar, ungeachtet des Umfangs der ärztlichen Tätigkeit. Die Fachärzte werden entsprechend ihrer Leistung auf dem Überweisungsschein honoriert. Die Überweisung eines Kassenpatienten kann also zu einem bestimmten Zeitpunkt für den Hausarzt weniger Arbeit bei gleichem Verdienst bedeuten. Für den Facharzt dagegen ist der Überweisungsschein ein Stimulus, den Patienten länger festzuhalten. In diesem Fall bietet eine Überweisung für beide Parteien einen Vorteil, während sich die Chance, daß ein Patient mehr als nötig zum „Kranken" wird, vergrößert.

Ein anderes Beispiel bildet die Privatversicherung, bei der der Patient wohl für fachärztliche, nicht aber für hausärztliche Leistungen versichert ist. Solch ein Patient wird einen Besuch beim Hausarzt vielleicht so lange wie möglich hinauszögern; wenn er sich dazu aber genötigt sieht, ist es für ihn finanziell vorteilhafter, möglichst früh auf eine Überweisung zu dringen. Für den Hausarzt ist es dagegen attraktiver, den Patienten unter seiner Obhut zu behalten.

Diese Art von Faktoren stellt also eine potentielle Bedrohung der Rolle des Hausarztes als Schleusenwärter des Gesundheitssystems dar. Außer der Krankenversicherung gibt es Versicherungen, die den krankheitsbedingten Verdienstausfall decken (Lohnfortzahlung, Krankengeld). Obwohl diese gesetzlichen Regelungen den Zweck haben, die Folge von Krankheit und Arbeitsunfähigkeit aufzufangen, werden sie doch nicht immer so angewandt. Dadurch, daß sich das Gesundheitssystem zunehmend Beschwerden gegenüber sieht, die Ratlosigkeit hervorrufen, und daß außerdem zunehmend Probleme und Abweichungen von sozialen Normen als Krankheit definiert werden, werden immer mehr Menschen „Sozialversicherungsfälle" und geraten so in Abhängigkeit vom Gesundheitssystem, was soviel bedeutet wie somatische Fixierung im großen Stil. Am deutlichsten wird dies in der Invalidenversicherung. Diese kann für den Patienten ein Zufluchtsort sein für eine als unlösbar empfundene Lebens- oder Arbeitslage, während die gleiche Invalidenversicherung auch in großem Umfang benutzt wird, um Arbeitslosenprobleme zu lösen (z. B. nach den Zechenstillegungen in Süd-Limburg) oder um Vorsorge zu treffen für (ältere) Arbeitnehmer, die den Anforderungen der Arbeitswelt nicht mehr gewachsen sind. Auf diese Weise werden zahllose Menschen für „krank" erklärt, und so ist die Rentenversicherung zu einem Instrument geworden, volkswirtschaftliche Probleme zu individuellen Problemen werden zu lassen, wodurch somatische Fixierung in weitem Umfang gefördert wird.

Gesellschaftliche Einflüsse auf den Prozeß somatischer Fixierung

In der Einleitung haben wir bereits auf die Bedeutung gesellschaftlicher Faktoren für die Entwicklung des Prozesses der somatischen Fixierung und für die Gefahr der Individualisierung hingewiesen. In diesem Abschnitt wollen wir zwei Gesichtspunkte in der Entwicklung des gesellschaftlichen Zusammenlebens näher erläutern.

Der erste Gesichtspunkt betont den zunehmenden Mangel an Halt und Unterstützung des einzelnen durch seine Umgebung, wodurch er immer weniger imstande ist, plötzlich auftretenden Problemen und Veränderungen die Stirn zu bieten.

Der zweite Gesichtspunkt betrifft die Weiterentwicklung des Gesundheitswesens vor dem Hintergrund der gesellschaftlichen Gesamtentwicklung. Hier liegt die Betonung auf der Rigidität der gesellschaftlichen und besonders der ökonomischen Strukturen, die die Menschen in ihrer Kreativität einschränken und durch die ihnen die Möglichkeit genommen wird, für ihr Leben und damit also auch für ihre Gesundheit selbst verantwortlich zu sein.

Wir werden auf diese beiden Gesichtspunkte näher eingehen, namentlich auf die krankmachenden gesamtgesellschaftlichen Einflüsse.

Mangelnde Hilfe für den Patienten von seinem Umfeld

Jeder Mensch bildet einen Teil eines breiteren Lebenssystems, „soziales Umfeld" genannt, bestehend aus Personengruppen, mit denen man Kontakte pflegt und mit denen man sich verbunden fühlt. In primitiveren Gesellschaften überlappen diese Gruppenverbände einander: Familien-, Stammes- oder Dorf-, Sippschafts- und Arbeitsbeziehungen z. B. fallen zusammen. Die Verbindungen in solchen Systemen sind gewöhnlich dauerhaft und haben vielfältige Auswirkungen.

Das komplexe Zusammenleben bei uns ist durch die Tatsache gekennzeichnet, daß die sozialen Systeme sich weniger überlappen, daß eine Beziehung in einem System nicht mehr mit den Beziehungen in anderen (Sub)systemen zusammenhängt. Dadurch, daß in der heutigen westlichen Industriegesellschaft die verschiedenen sozialen Gruppenverbände voneinander gelöst nebeneinander bestehen, verläuft die Interaktion der Menschen untereinander weniger nach festen Regeln und Mustern als früher. In dauerhaften sozialen Gruppierungen üben deren Mitglieder ständig einen gewissen Druck aufeinander aus, um die Einhaltung der Gruppennorm zu erzwingen, um miteinander in Verbindung zu bleiben und um sich nötigenfalls gegenseitig zu helfen. Ist ein soziales System weniger dauerhaft, dann ergeben sich größere Normabweichungen, dann sind soziale Kontrolle und gegenseitige Hilfe kein kontinuierlicher Prozeß, sondern haben einen bruchstückhaften Charakter. Die Unsicherheit des einzelnen Mitglieds vergrößert sich dadurch, daß keine Kommunikation hinsichtlich des gesellschaftlich gewünschten Verhaltens stattfindet oder hinsichtlich der Erwartungen bei bestimmten Situationen.

Die Entwicklung in unserer westlichen Gesellschaft ist im letzten Jahrhundert vorzugsweise in der Richtung verlaufen, daß die einzelnen Subsysteme (Verwandtschaft, Familie, Nachbarschaft, Schule etc.) zunehmend auseinanderdriften, wobei in diesen Subsystemen selbst der innere Zusammenhang, die soziale Kontrolle und die gegenseitige Hilfe stark abgenommen haben.

Denken wir beispielsweise an den Fortfall der Nachbarschaftshilfe im Nachbarschaftssystem. Entsprechende Untersuchungen haben ergeben, daß diese Entwicklung sich u. a. in einer zunehmenden Isolierung von Frauen mit kleinen Kindern äußert.

Es hat sich aber nicht nur vieles an der Qualität der Beziehungen innerhalb der einzelnen Systeme geändert. Es ist auch ersichtlich, daß der einzelne in sehr unterschiedlichem Maße über Beziehungen zu Mitgliedern eines Subsystems verfügt, die ihm in schwierigen Zeiten Hilfe bieten. Größere Unterstützung seitens des sozialen Umfelds vergrößert i. allg. die Wahrscheinlichkeit, daß eine Krise gut verarbeitet wird, was sehr dazu beiträgt, einen Prozeß der somatischen Fixierung zu vermeiden. Untersuchungen haben ergeben, daß die Wahrscheinlichkeit von Gesundheitsstörungen z. B. nach einer Kündigung geringer ist, wenn aus dem sozialen Umfeld Hilfen zu erwarten sind, als wenn dies nicht der Fall ist. Bei Herzinfarktpatienten scheint die Rekonvaleszenz schneller zu verlaufen, wenn der Patient auf familiäre, nachbarschaftliche und kollegiale Hilfe und Unterstützung rechnen kann.

In vielen Fällen haben eingreifende Ereignisse (wie eine akute lebensbedrohliche Krankheit) auch Auswirkungen auf die Gesundheit der Familienmitglieder.

Verfügt eine Familie über gute Kompensationsmöglichkeiten, dann werden solche Ereignisse besser verarbeitet als ohne diese Möglichkeiten. Es hat sich z.B. gezeigt, daß nach einer lebensgefährlichen Erkrankung in einer Familie die übrigen Familienmitglieder um so mehr ärztliche Hilfe in Anspruch nehmen, je weniger Hilfsmöglichkeiten sie in ihrem Lebensmilieu vorfinden.

Nahezu alle Lebensbereiche haben sich erweitert und sind mobiler geworden. Der damit verbundene dauernde Wechsel von Kontakten und die dauernden Änderungen in der Zusammensetzung der Subsysteme haben dazu geführt, daß die aus dem sozialen Umfeld zu erwartende Hilfe immer geringer geworden ist. Für viele Menschen ist die Familie noch als eine der wenigen intimen Gruppen übriggeblieben, ihr ist damit eine schwere Bürde zugefallen, der sie längst nicht immer gewachsen ist. Es gibt Hinweise dafür, daß mit als Folge der oben zitierten Entwicklung der Bedarf an professioneller Hilfe, v.a. auch an hausärztlicher Hilfe, in den Nachkriegsjahren stets größer geworden ist. Professionelle Helfer müssen die Hilfen bieten, die anderweitig nicht vorhanden sind, und dies führt natürlich zu einer enormen Abhängigkeit. Doch sind in der heutigen Gesellschaft wieder Tendenzen erkennbar, die darauf abzielen, die Hilfsmöglichkeiten des eigenen Umfelds zu verbessern. Wir kommen gleich noch darauf zurück.

Entfremdung als Folge politisch-ökonomischer Strukturen

Ein anderer Gesichtspunkt geht davon aus, daß die Krise im Gesundheitswesen, als deren Ausfluß die somatische Fixierung zu sehen ist, zurückzuführen ist auf eine Krise innerhalb des gesamten Zusammenlebens und v.a. auf eine Krise der politisch-ökonomischen Strukturen. Die zunehmende Technisierung und Bürokratisierung der Gesellschaft und die hauptsächlich auf Profit gerichtete Produktionsweise der kapitalistischen Gesellschaft haben zur Folge, daß der großen Mehrheit der Bevölkerung keine Mitbestimmung und Kontrolle über die eigene Arbeit und ihre Produkte zukommt. Dieser Mangel an Mitbestimmung und Kontrolle führt zur Entfremdung von der eigenen Persönlichkeit und Wesensart, die ihrem Wesen nach kreativ ist. Der Mensch verlor seine Unabhängigkeit und Autonomie und wurde sowohl bei der Produktion als auch beim Konsum zum Sklaven der politisch-ökonomischen Strukturen. Gesellschaftliche Konflikte (Arbeitskonflikte, Streiks, Selbsthilfeaktionen zur Verbesserung der Wohn-, Arbeits- oder Lebensverhältnisse, die Aktionen der Friedensbewegung) sind Ausdruck von Frustration und Unzufriedenheit angesichts dieser Zustände.

Die gesamtgesellschaftliche Krise kann sich auf die Gesundheit des einzelnen in dieser Gesellschaft auswirken. Die durch eine solche Krise erzeugten Spannungen können zu körperlichen Beschwerden und Mißempfindungen Anlaß geben. Das Gesundheitssystem bekommt mit diesen Beschwerden und Krankheiten zu tun, behandelt werden hingegen in den meisten Fällen die individuellen Probleme, mit anderen Worten, die persönlichen Unzulänglichkeiten, das Versagen des einzelnen. Dabei bleibt das Versagen des sozialen Systems außer Betracht. Ähnlich wie in der Gesellschaft insgesamt, so macht sich auch im Gesundheitssystem eine zunehmende Bürokratisierung und eine immer stärkere Betonung der Technologie bemerkbar, die dafür sorgt, daß dem Menschen eine immer geringere Selbstbestimmung über den eigenen Körper (und was mit ihm zu geschehen hat) zukommt.

Der einzelne wird seinem eigenen Körper entfremdet, und er wird hinsichtlich der Vorsorge für seinen Körper zunehmend vom Medizinsystem abhängig. Da immer mehr soziale Probleme als „Krankheit" abgestempelt werden, wird der Einflußbereich des Gesundheitssystems immer größer. Wenn irgendwelche Schwierigkeiten auftreten, muß das Gesundheitswesen eine vorübergehende Arbeitsruhe legitimieren und für Abhilfe sorgen. So ist denn auch von einem enormen Wachstum des Gesundheitswesens in den letzten Jahrzehnten die Rede. Die Kosten sind in dem Maße gestiegen, daß sie immer schwerer aufzubringen sind, ohne daß diese Investititionen die Nachfrage gedrosselt hätten oder der Gesundheitszustand der Bevölkerung besser geworden wäre.

Ein so expansives, bürokratisch und technologisch orientiertes Medizinsystem macht seine Klienten zu passiven Konsumenten, die zunehmend weniger in der Lage sind, mit ihren Schwierigkeiten und Mißempfindungen umzugehen. Auf diese Weise leistet das Gesundheitssystem im großem Maßstab dem Prozeß der somatischen Fixierung Vorschub, für den es dann keine Lösung gibt.

Die Einwirkung des Hausarztes auf gesamtgesellschaftliche Vorgänge

Es ist verständlich, wenn einen als Hausarzt nach der Lektüre der vorangegangenen Abschnitte das Gefühl befällt, daß alles Engagement zur Verhütung oder zum Durchbrechen eines Prozesses somatischer Fixierung eine vergebliche Mühe darstellt, weil die Gegenkräfte, die dafür sorgen, daß immer mehr Bürger im medizinischen Kanal landen, stärker sind. Wir sind aber der Meinung, daß der Hausarzt nicht so machtlos ist wie es auf den ersten Blick scheint.

Erstens kann man annehmen, daß sich der Prozeß der somatischen Fixierung, der sich im Zusammenleben entwickelt, während des Kontakts zwischen dem Arzt und seinem Patienten deutlich Gestalt annimmt. Das Verständnis dieses Prozesses ist nicht möglich, ohne die Individuen zu betrachten, die damit befaßt sind. Gerade in der Hausarzt-Patienten-Beziehung kann der Arzt, der sich seiner gesellschaftlichen Rolle und seiner Stellung im Gesundheitssystem bewußt ist und die Folgen seines Handelns reflektiert, seinen Anteil an der somatischen Fixierung soviel wie möglich zu minimieren trachten, und er kann versuchen, so schwierig das auch ist, das die Arzt-Patient-Beziehung überspannende System zu beeinflussen, in welchem er einen bestimmten Platz einnimmt. Als Schluß dieses Kapitels werden wir hierfür einige Beispiele liefern.

Der Kontakt des Hausarztes zu anderen Disziplinen

Wie wir gesehen haben, birgt die An- oder Abwesenheit anderer Hilfsinstanzen und v. a. die Einschaltung eines Vertreters bestimmte Gefahren. Wenn mit der Versorgung bzw. Behandlung eines Patienten mehrere Personen befaßt sind, sei es der Hausarzt, ein Sozialarbeiter, Gemeindeschwestern, Physiotherapeuten oder Mitarbeiter des sozialpsychiatrischen Dienstes, ist es immer wichtig, über die Bemühungen der anderen Instanzen genau im Bilde zu sein. Die beste Gewähr hierfür bietet eine mehr oder weniger feste Absprache oder ein Teamverband. Dies ist möglich in einem Gesundheitszentrum, in dem verschiedene Disziplinen zusammenarbeiten, oder in einer Gruppenpraxis mit regelmäßigen Beratungen mit Vertretern anderer Disziplinen.

Auch der einzeln arbeitende Hausarzt kann Vorsorge treffen, daß sich in seinem Dorf, im Nachbarort oder in der Region eine feste Zusammenarbeit mit den vorhandenen Hilfsinstanzen bildet. Dies erfordert gegenseitige Zuweisung, einen Informationsaustausch und ein gemeinsames Vorgehen und bewirkt gleichzeitig, daß die verschiedenen Partner einen besseren Einblick in die jeweiligen Möglichkeiten und Arbeitsweisen gewinnen.

Dies gilt insbesondere auch für die Zusammenarbeit mit Praxisvertretern. Im Rahmen der Prävention der somatischen Fixierung ist es sehr wichtig, daß der vertretende Arzt eingehend mit den Problemen, die sich während der Vertretung ergeben können, vertraut gemacht wird. Natürlich ist das nicht in jedem Falle möglich, es können sich jederzeit unvorhergesehene Situationen ergeben. Es ist jedoch gut, den Vertreter über die Fälle in Kenntnis zu setzen, bei denen sich der Prozeß der somatischen Fixierung in einem kritischen Stadium befindet oder bei denen der Hausarzt eine bestimmte Strategie verfolgt.

Wichtig ist jedoch vor allem, daß unter den sich vertretenden Hausärzten die Arbeitsweise der Kollegen und ihre Einstellung bezüglich somatischer Fixierung bekannt ist. Dafür sind natürlich regelmäßige Besprechungen, bei denen z. B. symptomatische Fallbeispiele zur Sprache kommen, unentbehrlich. Ein solcher Vertreterring sollte nicht zu groß sein, die Mitglieder sollten sich ziemlich häufig treffen, und zwar in einer Atmosphäre, in der der eigene Praxisstil und Unterschiede zu anderen Kollegen besprochen werden können. Innerhalb der Gruppe kann vereinbart werden, wie man sich verhält, wenn sich während der Vertretung Hinweise auf einen Prozeß der somatischen Fixierung ergeben, z. B. Rücküberweisung an den erstbehandelnden Hausarzt.

Hausarzt und Fachärzte

Auf die mit einer Überweisung verbundenen Risiken haben wir an verschiedenen Stellen dieses Buches hingewiesen. In Kap. 8 (über das somatische Vorgehen) wurde angegeben, wie der Hausarzt nach Ausschöpfen seiner eigenen Möglichkeiten überlegt überweisen kann: die Maßnahme muß eindeutig begründet sein und mit einer eindeutigen Zielsetzung geschehen, zum gegebenen Zeitpunkt und zu einem Spezialisten, dessen Arbeitsweise man kennt, und mit einem Überweisungsbrief, in welchem neben wichtigen Informationen über den Patienten klar angegeben ist, was man vom Facharzt erwartet. Durch die Bitte, den Patienten umgehend zurückzuüberweisen und nicht weiter zu behandeln oder unter Kontrolle zu behalten, kann man versuchen, ein Festfahren des Patienten im Medizinbetrieb zu verhindern.

Neben der gezielten Frage an den Spezialisten, zu dem der Patient überwiesen wird, ist es ebenso wichtig, daß man als Hausarzt auch nach der Überweisung den

Finger am Puls behält und dafür Sorge trägt, daß die aufgeworfenen Fragen auch eindeutig beantwortet werden. Wenn man zunächst selbst die Möglichkeiten von Röntgen und Labor ausschöpft, läßt sich eine Überweisung evtl. umgehen, oder aber man kann dem Facharzt eine ganz spezielle Frage stellen. Dennoch werden in vielen Fällen solche Maßnahmen nicht ausreichen, um einen vom spezialistischen Apparat induzierten Prozeß somatischer Fixierung auszuschließen. Um den Patienten davor zu bewahren, kann der Hausarzt versuchen, seine eigene Schwelle zu den ärztlichen Spezialisten dadurch niedriger zu legen, daß er zu bestimmten Fachärzten mittels persönlichen Kontakts eine gute Beziehung herstellt. Man weiß dann, an wen man überweist und man kann nötigenfalls ein gemeinsames Vorgehen festlegen. Auf örtlicher oder Stadtteilebene, können Hausärzte (z. B. durch eine lokale Gruppe des Berufsverbandes oder durch einen Vertreterring) mit bestimmten Fachärzten oder Krankenhäusern, mit denen man zusammenarbeitet, in Kontakt treten.

Bei solchen gemeinsamen Besprechungen können die Hausärzte ihre Wünsche deutlich machen, und man kann über bestimmte Vorgehensweisen Vereinbarungen treffen. Die Drohung, die Dienste eines bestimmten Fachkollegen nicht mehr in Anspruch zu nehmen, kann in einem solchen Gespräch eine wirkungsvolle Waffe für den Hausarzt sein. Im günstigsten Falle gelingt es, auch dem Facharzt ein Gespür zu vermitteln für das Risiko der somatischen Fixierung und für die Folgen, die sich für bestimmte Patienten ergeben können, nachdem sie an ihn überwiesen wurden.

Der Hausarzt und die gesamtgesellschaftlichen Probleme

Als einzelner Helfer wird der Hausarzt nur wenig Einfluß auf die Wandlungen im gesellschaftlichen Leben und auf die Kräfte haben, die die somatische Fixierung fördern. Dennoch ist der Hausarzt nicht vollkommen machtlos.

Zum Beispiel kann er Begleitumstände erkennen, die für den Patienten eine zusätzliche Belastung darstellen und die zu häufigerem Arztbesuch Anlaß geben. Es geht dabei um Hinweise auf Probleme, die über die Ebene des einzelnen Patienten und seiner Familie hinausgehen. Dazu ist außer einer guten Dokumentation auch ein Einblick in die örtliche Situation und in das Milieu, aus dem die Mehrzahl der Patienten kommt, nötig. *Beispiele:*

a) Dem Hausarzt kann zum Bewußtsein kommen, daß seine Praxisbesucher vergreisen und daß dies besondere Probleme mit sich bringt (Trauerarbeit, Einsamkeit etc.).

b) In seinem Einzugsgebiet können viele Gastarbeiter wohnen, die ein ganz eigenes Krankheitserleben haben, zudem Sprachschwierigkeiten; beides zusammen kann als die somatische Fixierung fördernder Faktor in Betracht kommen.

c) Es kann sein, daß viele Patienten, die in die Praxis kommen, in einem bestimmten Betrieb arbeiten, in dem die Arbeitsbedingungen oder Sanierungspläne für Unruhe und Spannung sorgen, die dem Hausarzt in der Sprechstunde in Form von körperlichen Mißempfindungen präsentiert werden.

d) Wenn der Hausarzt in einem Stadtteil tätig ist, in dem viele junge Familien mit kleinen Kindern wohnen, dürfte dieser Umstand eine völlig eigene Problematik mit sich bringen.

Außer die Auswirkungen von Lebens-, Wohn- oder Arbeitsbedingungen zu berücksichtigen und diese Dinge, wenn in der Sprechstunde körperliche Beschwerden vorgebracht werden, anzusprechen, kann der Hausarzt überlegen, welche Möglichkeiten ihm zu Gebote stehen, diese „Hintergründe" zu beeinflussen. In erster Linie kann er seine Eindrücke an geeignete Personen oder Instanzen weiterleiten. Er kann ausführende oder politische Beschlußorgane auf Gemeinde-, Regional- oder selbst auf Landesebene anregen, bestimmten sozialen Problemen ihre Aufmerksamkeit zu widmen.

Weiter kann er versuchen, zusammen mit anderen Hilfsinstanzen und oft auch mit Vertretern des Gesundheitsamts oder Sozialarbeitern, die gegenseitige Hilfe und Unterstützung von Menschen, die in Schwierigkeiten sind, anzuregen. An vielen Orten unseres Landes wird heutzutage mit Initiativen der ersten Linie experimentiert, etwa mit Selbsthilfegruppen, Patientenvereinen, Kampagnen zur gesundheitlichen Aufklärung, Versehrtenvereinen, Gesundheitsläden etc. Ziel aller dieser Initiativen ist es, die Abhängigkeit der Menschen vom Apparat des Gesundheitswesens zu verringern. Der Hausarzt kann bei der Anregung solcher Aktivitäten eine Schlüsselrolle spielen, ohne daß er gleich selbst mit der Gründung solcher Gruppen anfangen muß. Durch seine Schleusenwärterfunktion ist er vorzüglich in der Lage, Probleme in einem bestimmten Stadtteil oder in einer Ortschaft zu überblicken, und somit stellt er für viele eine wichtige Informationsquelle dar. Außerdem ist er für die Menschen, die mit den Problemen zu tun haben, oft ein wichtiger und akzeptabler Helfer, dessen Initiativen auf dem Gebiete der Selbsthilfe und der gegenseitigen Unterstützung möglicherweise besseren Widerhall finden können, dem es eher gelingt, Menschen mit dem gleichen Problem (Körperbehinderte, Menschen mit einer bestimmten Krankheit oder Behinderung etc.) miteinander in Kontakt zu bringen. Er kann Ansprechpersonen suchen, die die praktische Organisation und die Durchführung solcher Aktivitäten auf sich nehmen. Und er kann in Absprache mit der Gemeindeschwester, dem Sozialarbeiter oder dem Gesundheitsamt dafür sorgen, daß notfalls auch professionelle Hilfe gegeben werden kann.

Wenn es sich um Probleme handelt wie Wohnungsnot, krankmachende Umweltverschmutzung, streßerzeugende Arbeitsbedingungen, kann man als einzelner Hausarzt nicht viel tun. Der ärztliche Stand stellt aber seit altersher in unserer Gesellschaft einen wichtigen Machtfaktor dar: die Aussagen der Ärzteschaft finden Beachtung. Diesen Einfluß sollte man als Gruppe auf örtlicher oder landesweiter Ebene einsetzen und unüberhörbar auf Lebensverhältnisse hinweisen, die Krankheit fördern oder somatischer Fixierung Vorschub leisten.

Das Gesundheitswesen erfüllt in vielen Fällen eine soziale Kontrollfunktion gegenüber den Mitgliedern der Gesellschaft, und dies geschieht im Interesse eben dieser Gesellschaft. Es ist möglich, daß man als Hausarzt auf der Seite der Mächtigen in dieser Gesellschaft steht. Das kann bedeuten, daß man sich schon deshalb in einer gewissen Konfrontation mit einzelnen Patienten befindet. Jeder Hausarzt sollte sich seine Position in diesem Kräftespiel gut vor Augen halten und sich darüber klar sein, daß er als Familienarzt, als ständig beanspruchte Hilfsperson die Belange des Patienten zu vertreten hat, mit anderen Worten, daß er als „Anwalt" seiner Patienten bei deren Kontakt mit den gesellschaftlichen Kräften fungieren sollte.

Zusammenfassung

In diesem Kapitel wurde auf die Auswirkungen gesellschaftlicher Faktoren auf den Prozeß der somatischen Fixierung eingegangen. Dabei kamen die Muster soziokultureller Werte und Normen hinsichtlich Krankheit und Gesundheit, die Organisationsform des Gesundheitswesens, die Zusammenarbeit des Hausarztes auf der einen Seite mit den Bereichsärzten, hausärztlichen Kollegen und anderen Hilfsinstanzen andererseits und die gesetzlichen Vorschriften für die Finanzierung von Krankheit und Arbeitsunfähigkeit zur Sprache. Weiter sind wir eingegangen auf den zunehmenden Mangel an Halt und Hilfe aus dem sozialen Umfeld, der dafür verantwortlich ist, daß der Mensch das Gesundheitssystem immer häufiger benötigt, sowie auf die ansteigende Bürokratisierung und Technisierung der Gesamtgesellschaft und des Gesundheitswesens, die zu mehr Abhängigkeit und Entfremdung von sich selbst und vom eigenen Körper führen.

Das Kapitel schließt mit einer kurzen Übersicht über die Möglichkeiten, die dem Hausarzt zu Gebote stehen, um die Auswirkungen der gesellschaftlichen Faktoren zu begrenzen.

Literatur

Crane J, Legeay S (1979) Dimensions of crisis in American health care: Towards a general theory of crisis in health care. Soc Sci Med 13: 387

Crawford R (1978) You are dangerous to your health: The ideology and politics of victim blaming. Int J Health Serv 8: 179

Van Eijk J (1980) De verwerking van enkele levensgebeurtenissen en steun uit sociale netwerken [Die Verarbeitung bestimmter Ereignisse und die Hilfe des sozialen Netzwerks]. Gezondh Samenlev 1: 83

Van Eijk J et al (1978) De weekenddienst van huisartsen in Nederland [Wochenenddienst von Hausärzten in den Niederlanden]. Med Contact 33: 73

Leenen H (1979) Patient, sociale verzekeringsarts en sociaal verzekeringsstelsel [Patient, Kassenarzt und Sozialversicherung]. Tijdschr Soc Geneeskd 57: 863

Navarro V (1978) The crisis of the western system of medicine in contemporary capitalism. Int J Health Serv 8: 179